形体雕塑与脂肪移植操作图谱

Liposuction

主　编　（韩）朴晋用（Jin Yong Park）
　　　　FARBE Plastic Surgery Clinic
　　　　Daegu
　　　　South Korea

主　译　刘强　田海峰

副主译　高兰斌　郑志龙　赵江海

北方联合出版传媒（集团）股份有限公司
辽宁科学技术出版社
·沈　阳·

First published in English under the title
Liposuction
by Jin Yong Park
Copyright © Springer Nature Singapore Pte Ltd., 2018
This edition has been translated and published under licence from
Springer Nature Singapore Pte Ltd.

©2023 辽宁科学技术出版社
著作权合同登记号：第06-2022-129号。

图书在版编目（CIP）数据

形体雕塑与脂肪移植操作图谱 /（韩）朴晋用（Jin Yong Park）主编；刘强，田海峰主译 . —沈阳：辽宁科学技术出版社，2023.4
ISBN 978-7-5591-2846-1

Ⅰ. ①形… Ⅱ. ①朴… ②刘… ③田… Ⅲ. ①脂肪组织—移植术（医学）—图谱 Ⅳ. ①R622-64

中国版本图书馆CIP数据核字（2022）第245343号

出版发行：辽宁科学技术出版社
　　　　　（地址：沈阳市和平区十一纬路25号　邮编：110003）
印 刷 者：辽宁新华印务有限公司
经 销 者：各地新华书店
幅面尺寸：210 mm × 285 mm
印　　张：20.5
附　　件：4
字　　数：450千字
出版时间：2023年4月第1版
印刷时间：2023年4月第1次印刷
责任编辑：凌　敏
封面设计：刘　彬
版式设计：袁　舒
责任校对：黄跃成

书　　号：ISBN 978-7-5591-2846-1
定　　价：248.00元

投稿热线：024-23284363
邮购热线：024-23284502
邮　　箱：lingmin19@163.com
http://www.lnkj.com.cn

主译

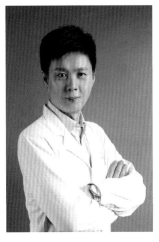

刘强，兰州五星嘉琳整形美容医院院长
韩国整形外科学会会员
中国整形美容协会医美与艺术分会会员
中国整形美容协会脂肪医学分会会员
中国整形美容协会中西医结合分会会员
兰州市医疗美容协会会员
西北医美联盟会员
毕业至今一直从事整形美容工作，先后在韩国英格整形美容医院、日本圣心整形美容医院深造学习。

擅长精细化双眼皮，综合眼周年轻化手术，面部脂肪移植术，以及颌面部美容手术、身体塑形手术。

《激光美容与皮肤年轻化抗衰老方案》译者。
《PRF在美容再生医学中的临床应用》译者。
《眼整形修复及手术操作》副主译。

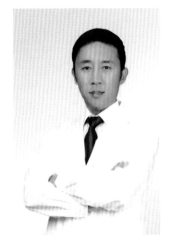

田海峰，兰州五星嘉琳整形美容医院院长

1998年毕业于兰州大学医学院，从事整形美容工作20余年，拥有数万例整形手术经验，凭借高超的技术及高尚医德受到顾客及同行敬重。曾就职于上海海军医院，并在北京黄寺美容外科医院进修。为扩大业务视野，还一度赴韩工作3年。多年来，遍访国内整形名院名家，以及日本、韩国、美国等国专家，以"大医精诚"精神勇攀整形技术高峰；师从韩国鼻、眼整形名家，深刻领会韩派整形之精华，融汇东方人体美学艺术之神韵，开创自成一家的设计、整形技术理念，在西北地区整形界颇受好评。

副主译

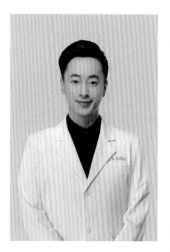

高兰斌，主治医师 博士
兰玉医疗美容创始人（三家）
曾获欧盟整形新星奖
中国整形美容协会环亚美容整形分会会员
中国整形美容协会脂肪分会会员
中国整形美容协会微整形年轻化分会会员
中国整形美容协会乳房委员协会分会会员
中国整形美容协会面部综合管理专业委员会委员
中国整形美容协会皮肤综合抗衰专业委员会委员
江南三星整形外科专聘微整形医师
韩国 IFace 荣誉医师
鲁脂道医生集团委员
国际脂肪大会委员
中国整形美容协会脂肪技术与美学设计分会会员
中国大众文化协会美容整形技术与艺术专委会常务委员
中国大众文化协会美容整形技术与艺术专委会鼻部分会秘书

擅长脂肪类手术、鼻部手术、线雕的应用。
获得脂肪个人专利 3 项、线雕个人专利 1 项、鼻部手术专利 1 项、专利器械 1 套。

《眼整形及手术操作》副主译。
《实用眼科学》副主译。
《脱细胞真皮基质微整形美容学》独立副主编。
发表论文 4 篇。

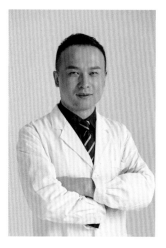

郑志龙，兰州美示医疗美容医院院长
中国医师协会整形医师分会认证医师
中华医学会整形外科学会会员
中华医师协会美容与整形医师分会会员
艾尔建授权注射医生

擅长脂肪体雕、眼周整形、注射整形、鼻整形、抗衰治疗等。

大学毕业后进入显微外科工作，后转入整形外科工作近 10 年，有着丰富的整形外科临床经验、娴熟的工作技巧、较高的审美标准、超前的思想认识。在脂肪体雕、眼部整形、鼻部整形、面部整形、注射整形方面取得较高水准的称赞与满意度。在脂肪体雕及眼周整形方面有很深造诣，始终关注医美前沿知识与技术，多次参加知名教授的论坛，不断更新学习整形理念。利用先进技术和科学革新掌握了在整形外科手术中创伤小、恢复快、疼痛轻、出血少等精细手法，对比传统的整形美容方式具有得天独厚的优势。紧跟时下流行整形美容方案，其眼部整形、脂肪体雕、自体脂肪移植项目获得市场上爱美群体的热捧，崇尚和谐自然美，手术以精细、美观为特色。

《眼整形修复及手术操作》副主译。

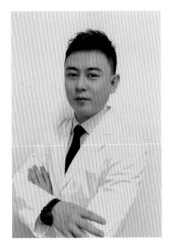

赵江海
兰州梦艺霖医疗美容院长
成都市武侯区美妍汇医疗美容院长
乔雅登兰州首批注射医生
甘肃省整形美容协会会员
西北医美联盟特邀讲师

从事整形美容外科 10 余年，多次赴国内名院和韩、日等国进修。
师从中国著名眼部整形及修复专家刘志刚教授，在刘志刚教授的熏陶下，主攻眼周精细化手术，以"睁眼有神，闭眼无痕"为基础，形成了自己的一套以自然态、精细化、恢复快为特点的手术方式，提出了"去人工化"的眼周手术理念，追求更有神、灵动的眼睛，并一直为此而努力，让做过每一台眼周手术的眼睛都像天生的一样，难以找到"手术的痕迹"。

擅长眼周精细化手术、轻中度上睑下垂矫正，内外眦，重建下睑生理曲线，眼周修复术，面部五官精雕，常规面部及身体手术。

《眼整形修复及手术操作》主译。
《激光美容与皮肤年轻化抗衰老方案》译者。
《肉毒毒素注射美容理论与实践手册》译者。
《PRF 在美容再生医学中的临床应用》译者。

译者

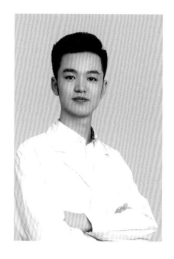

罗涛涛
兰州姜医生医疗美容外科。

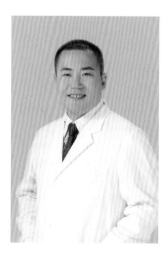

加晓东
兰州唯星颜整形美容医院

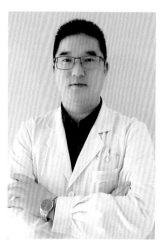

陶俊生
武威市凉州医院

前言

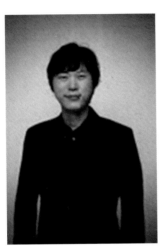

我经常说我的爱好有钓鱼、画画和吸脂，其中吸脂是我最喜欢的，更是我的日常工作。事实上，我把我的所有热情都贡献给了吸脂这一工作。

在过去15年的吸脂实践中，我积累了丰富的临床数据和研究成果，当然也经历过一些考验和失误。然而，在我的实践中总是缺乏一些东西，因为没有一本关于吸脂的好的教科书可以用来参考，以更有条理地学习操作过程。因此，我着手编写了这本书。

通过这本书，我希望能为读者提供有用的学习资料，提高临床操作技能，减少其他外科医生的错误。

我最初打算把学习资料分成几卷编写，但最终我还是决定把所有内容浓缩进一本书。如果有很多人觉得我的这本书有趣并对他们的工作有用，那么我希望将来修订时分两卷出版。

此外，我的诊所的外科套房总是向来自世界各地的医生开放。如果您强烈地希望了解更多关于吸脂的知识，我欢迎您来体验实际的操作，并参加实践教学课程。

在这本书中，我根据15年的经验，尽我最大的努力提供实用的方法，这将有助于规范现实工作中的操作程序。我也相信这本书将非常有助于外科医生学习新的吸脂术，帮助有经验的外科医生提高他们的操作技能。

我要衷心感谢我亲爱的妻子，她一直是我最重要的支持者，也感谢我可爱的女儿朴闵熙，她帮助我用英语翻译了这本书。

韩国大邱　朴晋用

邮箱：jin8275@naver.com

目录

第一部分：吸脂术

1 吸脂史

肿胀液吸脂史

"Tumescent"一词来源于拉丁语，意思是肿胀或正在肿胀。

1977 年，来自意大利的 Fisher 博士（图 1.1）介绍了新术语"吸脂"。欧洲皮肤科医生在那段时间对吸脂术也进行了深入的研究。在此之前，由于没有进行适当的吸脂，许多使用"干"技术和"湿"技术接受吸脂术的患者在手术中死亡。

1978 年，法国皮肤科医生 Illouz 博士，开始使用含有肾上腺素的低渗溶液进行吸脂，这被称为"超湿"技术。1987 年，在 *American Journal of Cosmetic Surgery* 上首次发表了引入的肿胀技术。著名医生 Jeffrey A. Klein 是这项技术的主要研究人员。

肿胀技术使人可以在局部麻醉下进行抽脂而无须采用全身麻醉。这可以看作是安全吸脂的起点，可减少出血和减轻疼痛。肿胀液中使用的代表性药物是 1∶100,000 肾上腺素、碳酸氢钠（$NaHCO_3$）和 2% 利多卡因。肾上腺素减慢、降低了利多卡因的吸收，并增加局部麻醉作用的持续时间。$NaHCO_3$ 减轻了利多卡因引起的疼痛。利多卡因是一种酸性物质，最大安全剂量为 35mg/kg。因此与单独使用利多卡因相比，肿胀液更加安全。

此后，人们开发了包括 VASER 在内的手动设备和超声抽吸设备。2000 年以后，人们研制出了美国的 Microaire、比利时的 Lipomatic 等电动振动设备和空气振动设备（已更名为 EVA），这使得现代吸脂术有了长足的发展。

在韩国，医生根据自己的偏好使用手动设备或振动设备。脂肪超声乳化设备和二极管激光器用于协助吸脂。

© Springer Nature Singapore Pte Ltd. 2018

J.Y. Park, *Liposuction*, https: //doi.org/10.1007/978-981-10-6860-7_1

图 1.1　本书作者和
Fisher 博士的合影

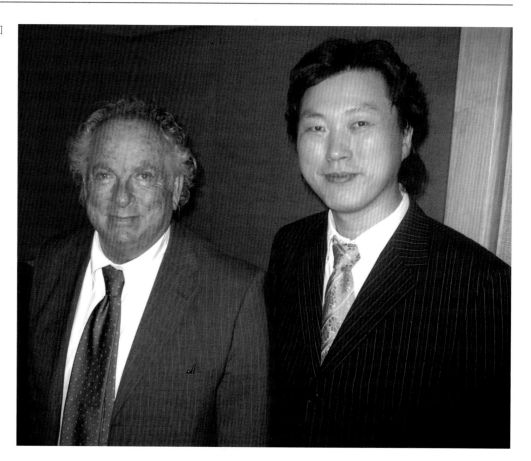

2 注意事项和并发症

2.1 吸脂并发症的分类

（1）无美感。
（2）有美感。

在大多数情况下，根据操作的熟练程度可能会出现美观问题，这些可以通过良好的外科技术训练来预防。然而，对于非美观方面的并发症，进行吸脂手术的医生应该了解所有可能发生的并发症。我将根据我自己的临床经验逐一进行阐释。

2.2 常见和次要并发症

（1）血清肿。
（2）血肿。
（3）局部皮肤坏死。
（4）药物的过敏反应。
（5）瘢痕。
（6）皮肤表面不规则。
（7）色素沉着和色素减退。
（8）术中或术后晕厥。
（9）淤青。
（10）麻木或神经损伤。
（11）暂时性药物不良反应。
（12）吸脂后晕厥。

上述并发症通常发生在吸脂术中。医生一定要充分了解它们，以便在出现并发症时采取适当的方式

© Springer Nature Singapore Pte Ltd. 2018
J.Y. Park, *Liposuction*, https：//doi.org/10.1007/978−981−10−6860−7_1

应对这些情况。

2.3 罕见和严重并发症

(1) 肺栓塞，深静脉血栓形成（DVT）。

(2) 腹部脏器损伤。

(3) 静脉输液过多，失血过多。

(4) 体温过低。

(5) 严重感染。

(6) 严重药物过敏反应。

(7) 吸入性肺炎。

(8) 心搏骤停，致命性心律失常。

(9) 永久性神经损伤。

(10) 脑损伤（低氧血症）和癫痫发作。

通过掌握关于吸脂术和外科手术的相关医学知识，可以避免罕见和严重并发症的发生。例如，如果避免采用全身麻醉，则发生肺栓塞的可能性为 0。

如果采用适当的吸脂技术，并在吸脂设备上安装套管，当套管接触肌肉时，立即停止操作，则可以防止腹部脏器损伤。

2.4 其他并发症

2.4.1 已报道的并发症

(1) 带状疱疹。

(2) 缺血性视神经病变。

(3) 中毒性休克综合征。

(4) 过敏性接触性皮炎。

据报道，吸脂术后很容易发生皮炎。有些病例可能发生非常危险的并发症，因此手术后应始终彻底检查患者的术后恢复情况。

2.4.2 利多卡因的毒性

利多卡因的毒性反应常见。应注意的是利多卡因的身体吸收时间、达到血药浓度峰值的时间和效果维持时间。还应了解碳酸氢钠的剂量，它会增加利多卡因的血液浓度。如果发生利多卡因的毒性反应，医生应该知道如何处理。

2.5 血清肿

- 血清肿通常发生在手臂部位。
- 症状：皮肤变硬、疼痛及肿胀。

2.5.1 原因

(1) 吸脂层过浅→损伤皮下淋巴丛。
(2) 在局部区域长时间过度吸脂，造成皮下空洞。

2.5.2 预防

(1) 通过几个切口交叉抽吸。
(2) 尽可能深入地开始吸脂。
(3) 避免在重点部位过度吸脂。
(4) 避免肿胀液不足，止血不足。
(5) 超声吸脂术中容易发生血清肿，应注意。
(6) 药物：停止服用阿司匹林和布洛芬。

手臂吸脂有较高的血清肿发生率，通常发生在术后 1~2 周。在血清肿发生的区域，皮肤变硬、疼痛及肿胀。

因此，应在术后 1~2 周进行超声检查。使用注射器进行抽吸，减轻疼痛，改善肿胀及硬化。

大约 10 年前，我遇见过 2 例血清肿的疑难病例：

(1) 早期治疗的决策：过去我一直犹豫，我是应该用注射器，还是通过引流来抽吸？现在，当出现血清肿时，我会毫不犹豫地用注射器进行抽吸。

(2) 如果注射器抽吸后 1 周内血清肿没有改善，我以前很担心，有没有形成包膜？我应该使用抗生素，如四环素，它能溶解包膜？会发生炎症吗？我应该让患者服用抗生素吗？现在，我不担心这些问题了。大多数症状会在抽吸后 1~2 周得到改善，不需要使用抗生素。

我总结了我处理血清肿的经验，如表 2.1 所示（图 2.1~图 2.4）。当有较大的血清肿时，需要进行充足的抽吸。在有血清肿的部位，要检查血清肿的数量和深度，使用超声定位可以很容易地进行抽吸。

表 2.1　血清肿

发生的时间	术后 1 周
期限	平均术后 2 周有改善
进展情况	在大多数情况下，它会在 2 周后通过间歇性抽吸得到缓解
发生率	平均低于 5%（如手臂）
发生的原因	当行手臂全层 360° 抽吸时，手臂部位的炎症可能会加重；因此，它会导致更大范围的皮肤硬化。当皮下脂肪去除到 3mm 以下时，皮肤淋巴丛可能会受到损伤
治疗	·如果血清肿抽吸量小于 2mL →血清肿可能在 2 周内消失，不需要再次抽吸 ·如果血清肿抽吸量大于 2mL →用 10mL 注射器抽吸后，每 3～4 天检查一次血清肿的改善情况，必要时再次进行抽吸
结论	术后 3 周，炎症可能会快速改善。硬化可能在此期间迅速改善，导致血清肿消退

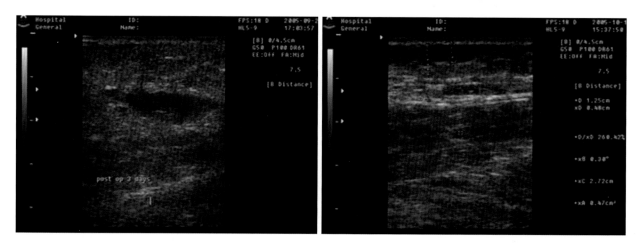

图 2.1　如果血清肿较小，不治疗也可好转

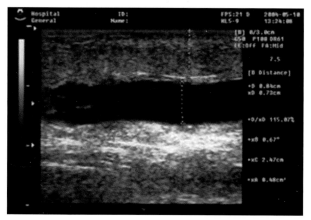

图 2.2　抽吸前

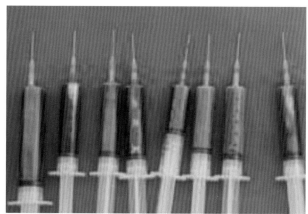

图 2.3　抽吸的内容物

图 2.4　抽吸后

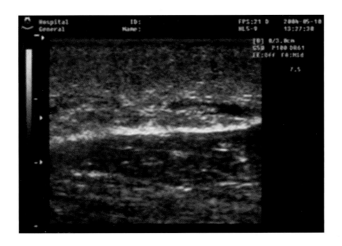

2.6　血肿

在大多数情况下，血肿的发生取决于手术技术。如果没有适当和充分地输注肿胀液，在脂肪层上进行吸脂时，可能会出现出血和血肿。

我见过一个患者在其他诊所做了吸脂术，手术后 6 个月血肿仍然存在。

我有 2 例患者手术后出现了血肿。

第一例的情况是，一名女性患者在侧腹吸脂后，出现了一个婴儿拳头大小的血肿，加压包扎 2 周后血肿消失。

回顾分析后我发现，这个病例的侧腹脂肪含量少，因此吸脂是在肌肉层附近进行的。这可能导致肌肉上方的区域出血。

我认为，如果在肌肉上方注入足量的肿胀液，那么血肿就不会发生。现在我的治疗中很少发生这种情况，因为肿胀液的输注可采用多方向、多位置（MDMP）注射的技巧，使肌肉上方有足量的肿胀液。

第二例发生血肿的情况是，因为患者在手术后的第 2 天洗澡了。

该患者接受了比基尼区吸脂术，效果良好，她将胶带贴在切口处进行了一次沐浴，而忽略了医生术后不允许洗澡的医嘱。在这种情况下，患者的侧腹也出现了血肿，并在 2 周后有所改善。

当我在其他诊所进行超声检查时，我遇见过超过 5 例的腹部和大腿血肿。

在脂肪溶解过程和二极管激光吸脂过程中，血肿的发生率较低。

2.7　瘢痕

最常见的并发症是切口区留下的瘢痕。瘢痕可能留在任何区域，如在手臂、腹部和大腿吸脂时，患者皮肤上出现瘢痕疙瘩。手臂上的瘢痕最少见。

当使用吸脂套管时，切口部位对皮肤的摩擦可以减少，如果切口长 2 ~ 3mm，在大多数情况下不会留下瘢痕。因此，最重要的一点是最大限度地减少切口部位的瘢痕，在切口部位使用套管以尽量减少器械与皮肤的摩擦。

瘢痕可以分为增生性瘢痕和凹陷性瘢痕，此两类也可同时出现。

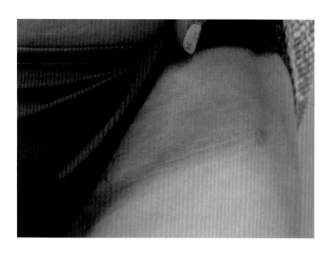

图 2.5　切口处的瘢痕逐渐消失

对于瘢痕的治疗，用等离子激光的效果好。

如愈合时瘢痕变大，建议再次进行切除，然后再缝合。

对于瘢痕疙瘩的治疗，曲安奈德注射液有暂时的作用，但可能会再次复发。

1 年后，在吸脂术后切口部位出现的红色瘢痕会消失。术后 2 年，红斑消失，瘢痕缩小。

瘢痕恶化或瘢痕看起来明显的部位是皮肤接触衣服的部位。

1 年前，一名女性做了大腿吸脂术。大腿切口处的瘢痕逐渐消失（图 2.5）。臀部外侧有瘢痕疙瘩。我做了一次切除手术并再次缝合（图 2.6、图 2.7）。

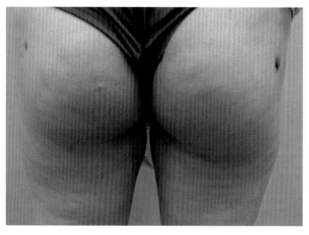

图 2.6　切口处的瘢痕疙瘩

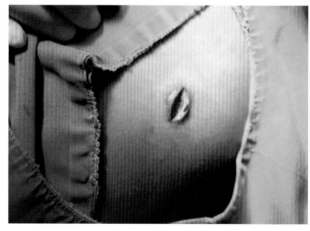

图 2.7　切除切口处的瘢痕疙瘩

2.8　色素改变（色素沉着及色素减退）

2.8.1　色素沉着

（1）炎症后色素沉着（PIH）主要发生在切口区域。它很少发生在已经吸过脂的皮肤上。

（2）理论：①真皮和真皮 – 表皮交界处的创伤引起的炎症后变色和瘢痕。②表皮和真皮之间的黑色素细胞破裂导致黑色素小体分泌到乳头状真皮层→被巨噬细胞吞噬。

（3）色素沉着的程度主要取决于患者的皮肤类型。

（4）进展：手术 1 年后开始消退。2 年后，大多数情况下都会消失。然而，在某些情况下，皮肤色素沉着可能不会有改善。

（5）处理：使用增白剂（羟基醌），激光治疗，观察。

图 2.8 展示大腿外侧的大面积色素沉着。患者在其他诊所做了吸脂手术。这种色素沉着可能是由于在脂肪浅层过度抽吸所致。我认为色素沉着可能在几年后仍然存在。在过度吸脂的情况下，直接进入高压氧舱治疗有利于术后恢复。

2.8.2 色素减退

10 年前，在二极管激光辅助吸脂流行时，当激光在脂肪层的浅层局部辐射太多，永久性破坏皮肤黑色素时，就会出现色素减退，造成永久性损害的可能性很大。

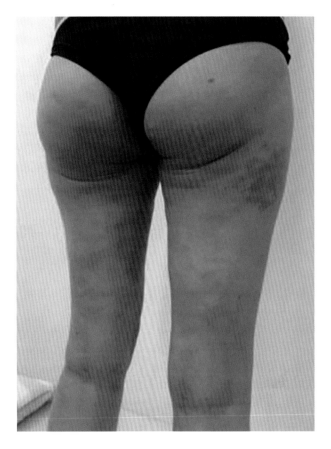

图 2.8 大腿吸脂后皮肤色素沉着

2.9 感染

为了防止吸脂过程中发生感染，需要静脉注射头孢类抗生素 6 天。

可能发生蜂窝织炎，但术后很少发生感染。

以下严重感染很少发生：

（1）坏死性筋膜炎。
（2）中毒性休克综合征。

2.9.1 减少感染的方法

（1）引流，不宜采用加压包扎。
（2）尽量避免皮肤接触套管。
（3）经常更换消毒手套。
（4）如果可能的话，减少手术时间。
（5）消毒连接套管的吸入管路。
（6）消毒所有手术工具，包括套管。应经常检查灭菌条件，包括进行细菌培养，并保留书面记录。

（7）手术前擦洗时，用肥皂加消毒剂。

（8）应建议患者每天洗澡。

（9）避免在靠近会阴的区域做切口。

（10）术中静脉注射抗生素，术后 6 天应口服头孢类抗生素。

2.9.2　吸脂后查血白细胞水平的变化

我所在机构拥有全自动全血细胞计数（CBC）检测设备，在手术前后均进行检测。我已经通过 CBC 看到许多病例手术前后白细胞（WBC）水平的变化。

与手术前水平相比，WBC 水平在术后 24h 内增加了 2 次。这并不意味着感染，这是一个正常的过程。在 24h 后，WBC 水平恢复到几乎正常的水平。

因此，不应仅通过 24h 内 WBC 水平来诊断感染。

2.9.3　感染个案报道

- 一位 36 岁的女性做了手臂吸脂手术。
- 术后 2 周，取得了令人满意的效果。
- 没有感染的迹象。
- 手术后 2 周，患者找到我处，因为她左臂有肿胀、压痛、疼痛、发热表现，她的体温是 38.3℃。

（1）血液检查：白细胞 16,020；血沉（ESR）56。

（2）超声检查：显示蜂窝织炎。

（3）诊断：蜂窝织炎。

（4）治疗：静脉注射抗生素，冰敷。

（5）进展情况：次日，随访 CBC，WBC 7250，ESR 54。静脉注射抗生素治疗 5 天后，给予抗生素处方治疗 7 天。

（6）结论：手术后，我给该患者开了 6 天的抗生素。她连续 6 天无感染症状。术后第 7 天，超声观察无血清肿。然而，感染突然发生在术后第 14 天，从而表明感染可能发生在术后几周。

2.9.4　临床吸脂术后腹膜炎错误诊断病例报道

一名 34 岁的女性接受了腹部吸脂术（使用 2300mL 的肿胀液，去除 1400mL 的脂肪）。

- 穿塑身衣 1h 后，患者主诉下腹部剧烈疼痛。
- 她的体温为 38.5℃，体格检查有压痛和反跳痛。
- 她的 WBC 为 21,800，立即被送到一所大型综合医院就诊。

2.9.4.1　进展

从腹部的 CT 来看，腹腔内有一些游离的气体和直径约 5cm 的子宫肌瘤。

她因腹膜炎住院接受抗生素治疗。

第二天，WBC 为 12,350。2 天后，WBC 为 9080。

住院次日体温等生命体征正常。

患者 4 天后出院。

图 2.9 为在某大型综合医院所摄的 CT 图像，由夜班放射科医生诊断为腹膜炎。

他们认为箭头指示游离气体。然而，我并不认为腹部肌肉层显示的低密度区域是游离气体。在简单的 X 线观察中没有发现游离气体。

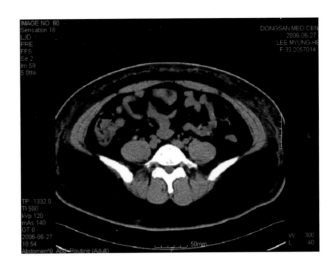

图 2.9　据某大型综合医院的 CT 图像诊断为腹膜炎。箭头指示游离气体

2.9.4.2　注意事项

(1) 未明确发现游离气体可诊断为腹膜炎。随访 WBC 水平 15h 时明显下降。这不符合腹膜炎的诊断。

(2) 众所周知，白细胞水平增加可能超过 24h（在我的诊所，白细胞水平为 15,000 ~ 20,000）。

(3) 腹部疼痛可能发生于吸脂术本身。如果很难诊断腹膜炎，应避免开腹手术。

2.9.5　感染的具体病例

(1) 1 例使用未灭菌设备所致，是由于灭菌器故障。

(2) 1 例患者未服用抗生素。

2.10　可增加出血的药物或其他

- 阿司匹林。
- 布洛芬。
- 华法林。
- 维生素 E。
- 酒。
- 一些草药。

我建议患者在吸脂术前 2 天停止服用阿司匹林或非甾体抗炎药。对于患有强直性脊柱炎等疾病，已服用止痛药数年的患者，应停止服用止痛药数天，并进行血液检查（出血时间、凝血时间）看是否有出血迹象。

2.11 体温过低

37℃的肿胀液有助于局部麻醉并减少出血。

2.11.1 据身体温度可出现的症状

（1）低于 35℃：需进行医疗急救的症状。

（2）低于 30℃：引起室颤。

（3）低于 26.6℃：无意识。

（4）低于 25℃：昏迷。

2.11.2 低温可能导致下列症状

（1）心律失常。

（2）败血症。

（3）出血。

（4）延迟利多卡因代谢。

（5）乳酸酸中毒。

（6）缺氧。

（7）淀粉酶升高。

（8）增加伤口感染的风险。

2.11.3 预防低温的准备

（1）在操作台安装加热设备。

（2）除了主加热器外，还额外配备加热器。

（3）制作肿胀液时使用温热生理盐水。

（4）夏天有空调时给患者保暖。

2.11.4 肿胀液的温度

2.11.4.1 Kaplan B，May RL.Dermatologic Surgery 1996；22 (8)：707-709

（1）标题：*Comparison of room temperature and warmed local anesthetic solution for tumescent liposuction*。

（2）内容：温 40℃肿胀液：显示其可明显减轻疼痛。

（3）原理：不明确。

（4）意见：

- 神经末梢对寒冷很敏感；因此，加热的溶液可能会减少刺激。
- 扩散得更快，具有促发作用，从而迅速抑制痛觉。

2.11.4.2　Toledo LS. Refinements in facial and body contouring 1999:53

（1）标题：*Refinements in facial and body contouring*。

（2）内容：接近正常体温的 37℃的肿胀液更适合。

2.12　晕厥

2.12.1　血管迷走性晕厥

维持血压（BP）和脑血流的生理机制暂时失效。

（1）全身动脉血管扩张。

（2）心动过缓。

2.12.2　吸脂后晕厥和头晕

吸脂术后 25h 内，发生率为 5%～10%，轻度血液稀释状态。在吸脂术中，外科医生应注意以下 2 种血流动力学变化：

（1）轻度液体超量。

（2）轻度血液稀释。

吸脂后晕厥和头晕症状通常发生在手术后 12h 内。
其他促成因素有：

（1）术后引流时在棉垫上看到血迹。

（2）去除站立位下肢的加压包扎，术后压力骤减。

（3）排尿性晕厥。

预防晕厥和头晕的措施有：

（1）有病史时：给予阿托品 0.3 ~ 0.4mg。

（2）配制：阿托品 1mg+ 生理盐水 9mL。需要时注射 5mL。

（3）在大腿吸脂后，应在下体运动一段时间后去掉加压包扎后再去厕所，患者应该慢慢站起来。

2.12.3　进手术室后晕厥

（1）原因：焦虑。

（2）症状：全身乏力，头晕。

（3）预防：缓解紧张情绪。

2.12.4　吸脂术后

（1）通常发生在术后第 2 天（当去除加压包扎时）。

（2）减压后体位性低血压。

（3）血性引流引起的情绪刺激。

（4）小便后突然站起来。

（5）预防：提前给患者进行充分解释。

2.12.5　我对晕厥的临床看法

吸脂过程中在血液稀释条件下注入的肿胀液增加了身体的负荷，这可能会引起头晕。

血液中利多卡因水平的升高可能导致晕厥的发生率增加。

术后 12h 内达到利多卡因血药浓度峰值水平。当液体超量消失时，晕厥等症状得到改善。

因此，吸脂后的 12h 可以看作是治疗的黄金时间，你必须意识到这一点，在严重晕厥和低血压的情况下给予适当的治疗。

在急诊室，补液不当可能会使患者的病情恶化。

（1）手臂吸脂：因为通过腋下区域加压包扎会增加血液流动的压力，导致晕厥的发生。因为胸部受压，也可能发生恶心和呕吐等症状。

（2）吸脂后当患者去掉加压包扎后站起来时，大腿的血流量突然增加，可能会发生体位性低血压。

预防

去掉加压包扎前，患者应摄入足量的水，然后再去掉。患者去掉加压包扎后不应直立。以上提及的措施在患者出现症状时可以用来预防，当患者休息一下，然后站起来时，可通过移动腿增加血流。

治疗

当症状出现时，如果患者躺下休息，这些症状可以在 5~10min 得到改善。

2.13 肺栓塞

2.13.1 概述

肺栓塞（PES）通常发生在采用全麻的情况下、当过度的静脉镇静时、手术前后进行不必要的补液以及过度的吸脂时。

2.13.2 危险因素

危险因素包括有深静脉血栓形成（DVT）病史，外伤，超重，长期不动，静脉曲张，遗传，妊娠，肿瘤，感染，口服避孕药、雌激素，吸烟，低温，年龄超过 40 岁。

2.13.3 我的临床意见

当我研究国内外发表的文献时，我找不到任何关于麻醉引起 PES 的病例报告。然而，我认为这可能是因为这类病例尚未报告。

一个明显的事实是，当没有采用全麻时，没有发生 PES 的风险。

对此的预防是应该采用局部麻醉，适当和充分地给予肿胀液，避免过多的加压包扎，并穿着适当压力的塑身衣。

2.13.4 原因

（1）脂质转化形成微栓子。

（2）这种情况发生在脂肪组织进入血液循环系统中时，导致这种情况的原因是静脉损伤。

根据一篇论文（Cohen L, Engdahl R,Latrenta G. Hypoxia after abdominal and thigh liposuction: Pulmonary Embolism or Fat Embolism? Eplasty. 2014;14:ic19）显示，栓子可以以微栓子和脂肪组织的形式进入肺部、大脑、肾脏和眼睛。

2.13.5 其他

当我还是只有 2 年临床经验的住院医师时，遇到一位在吸脂后第 2 天被诊断为 PES 的患者。该患者在全麻下行吸脂术。患者于住院第 3 天死亡。我现在仍然记得，患者在临死前非常痛苦和费力地呼吸。我强烈建议在进行吸脂时避免采用全身麻醉。

根据 Hanke 在 1994 年进行的一项研究［Hanke CW, Bernstein G, Bullock S. Safety of tumescent liposuction in 15,336 patients. National survey results. Dermatol Surg 1995;21(5):459 - 462］显示，66 名美国皮肤科医生研究了吸脂并发症，针对 15,336 名患者，他们在局部麻醉下使用肿胀液进行吸脂，没有进行全身麻醉，结果无严重并发症或 PES 报道，仅发现轻微并发症。

2.14 吸脂后水肿

2.14.1 原因

（1）淋巴回流受阻，多发生在进行了缝合外部加压包扎的切口部位。
（2）过多的毛细血管。

2.14.2 风险因素

（1）淋巴损伤：使用吸脂套管诱发淋巴管堵塞。淋巴系统负荷过大，间质液体压力过大导致淋巴管堵塞。
（2）液体渗漏：由于大量吸脂创伤引发的毛细血管损伤，从而导致血浆蛋白渗漏。
（3）手术后直接缝合，影响了带血的麻醉液的引流，并且水肿液会大量积聚在皮下。
（4）炎症介质：通过红细胞和其他炎症介质加速毛细血管的渗透性和血清蛋白的渗漏。
（5）蛋白质分解。
（6）血液稀释。

2.14.3 我对水肿的临床见解

吸脂后各种炎症反应和淋巴腺堵塞会引起肿胀和水肿。
我认为体液引流不是必须做的。相反，我建议患者穿一件塑身衣。
在 10～15 年前，医生在手术后直接对切口进行加压包扎，并在第 2 天缝合切口；现在，医生在手术后立即缝合切口，并让患者穿上一件塑身衣。然而，肿胀和水肿的发生率没有显著性差异。
在塑身衣下发生的肿胀可以通过 12h 的穿着和 12h 的休息来解决。

2.15 利多卡因相关并发症

安全警示：
7mg/kg 利多卡因是最大安全剂量。
商业瓶装利多卡因与肾上腺素：

35mg/kg 利多卡因肿胀液（最大稀释：小于 1.5g/L=0.15%）非吸脂局部麻醉时肾上腺素的最大安全剂量。

50mg/kg 利多卡因肿胀液（最大稀释：小于 1.5g/L=0.15%）吸脂时肾上腺素的最大安全剂量。

Klein JA. 肿胀技术 2000：1。

2.15.1　利多卡因的剂量

35mg/kg 利多卡因肿胀液是非常安全的剂量。

轻微的并发症，如恶心和呕吐。不到 2% 的患者在剂量为 55mg/kg 利多卡因肿胀液（血利多卡因水平：低于 3μg/mL）的剂量下出现恶心和呕吐症状。10% 的患者在剂量为 60mg/kg 利多卡因肿胀液的剂量下发生恶心症状。

超过 30% 的患者在剂量为 70～100mg/kg 利多卡因肿胀液的剂量下出现恶心症状。

2.15.2　并发症的症状

（1）胃肠道：恶心、呕吐。

（2）中枢神经系统（CNS）：轻度嗜睡，头晕，紧张，恐惧，欣快，神志不清，视物模糊或复视，耳鸣。

（3）呼吸系统：呼吸抑制，呼吸停止。

（4）心血管：心动过缓，外周血管扩张，低血压，心肌收缩力减弱，传导抑制。

2.15.3　利多卡因毒性的临床观察

上述所有的胃肠道和中枢神经系统的并发症，在我所诊治的患者中均出现过，如低通气，15 年前的一次发作除外。我采用安全剂量的利多卡因，小于 35mg/kg，但因为我的错误，我遇到了所有的利多卡因毒性症状。

我将 20mL 的碳酸氢钠与 1L 的肿胀液（利多卡因 30mL）混合。我认为如果在吸脂过程中使用大量碳酸氢钠，患者的疼痛会减轻。然而，我的吸脂经验不足，这个想法是非常错误的。

当碳酸氢钠量加倍时，血液中的利多卡因水平会迅速升高，并引起利多卡因毒性症状。

在这段经历之后，我将碳酸氢钠的量减至一半。我把 10mL 的碳酸氢钠混合在 1L 肿胀液中（利多卡因 30mL），发现未发生利多卡因毒性症状。

如果检测血液中的利多卡因水平，则可在 1～2 周时得到检测结果。因此，该结果不能用于临床和手术前检查。

2.15.4　治疗

2.15.4.1　轻度症状
（1）观察就足够了。
（2）心电监护，吸氧，少量静脉补液。
（3）测量血压和血红蛋白（Hb）。
（4）如果有需要的话，拍胸部 X 线片。

2.15.4.2　低血压和严重症状
（1）在严重的情况下注射血管加压素，如多巴胺。
（2）需要静脉输液（注意不要过量）。
（3）将患者转移至急诊室。

2.15.5　根据利多卡因在血液中的浓度判断可能出现的症状

（1）血中利多卡因浓度 3～6mg/L 时会出现头晕、嗜睡、耳鸣、口周感觉异常、舌头麻木等症状。

（2）血中利多卡因浓度 5～9mg/L 时出现中枢神经系统症状及肌肉骨骼症状：颤抖、肌肉抽搐、震颤。

（3）血中利多卡因浓度超过 10mg/L 时出现中枢神经系统症状，如抑郁、昏迷等。

（Samdal F, Amland PF, Bugge JF. Plasma lidocaine levels during suction-assisted lipectomy using large doses of dilute lidocaine with epinephrine. Plast Reconstr Surg. 1994;93(6):1217 - 1223）

2.15.6　细胞色素 P450 3A4 抑制剂对下列药物的代谢有影响

- 麻醉剂：丙泊酚。
- 抗心律失常药物：胺碘酮。
- 抗生素：环丙沙星、克拉霉素、红霉素。
- 抗抑郁药：阿米替林、氯米帕明氟西汀、氟伏沙明、帕罗西汀、舍曲林。
- 抗组胺药 H2 阻滞剂：西咪替丁。
- 抗真菌药物：氟康唑、伊曲康唑、酮康唑、咪康唑。
- 抗肿瘤药物：他莫昔芬。
- 抗癫痫药物：卡马西平、苯妥英（Dilantin）、丙戊酸（Depakene）。
- 苯二氮䓬类：阿普唑仑、地西泮、氟拉唑仑、咪达唑仑、三唑仑。
- 钙通道阻滞剂：地尔硫䓬、非洛地平、尼卡地平、硝苯地平、维拉帕米。
- β 受体阻滞剂：普萘洛尔。
- 降胆固醇药物：西伐他汀（Baycol）、阿托伐他汀、洛伐他汀、辛伐他汀。

- 免疫抑制剂：环孢素。
- 蛋白酶抑制剂 / 抗病毒剂：二乙基二硫氨基甲酸酯、奈韦拉平、奈非那韦、利托那韦、沙奎那韦。
- 其他：奥美拉唑。

2.15.7 利多卡因毒性：病例报告

- Klein JA, Kassarjdian N. Lidocaine toxicity with tumescent liposuction. A case report of probable drug interactions. Dermatol Surg. 1997;23(12):1169－1174。

39 岁，80kg，接受了 2 次吸脂术。

2.15.7.1 病史
（1）5 年前，患者接受了抗癌治疗，包括化疗和骨髓移植。
（2）因焦虑症、恐慌症和抑郁每日服用舍曲林（Zoloft）200mg。

2.15.7.2 首次吸脂
（1）利多卡因 59mg/kg。
（2）吸脂量 2700mL。

2.15.7.3 第 2 次吸脂（1 个月后）
（1）利多卡因 58mg/kg。
（2）手术于上午 11：20 开始，下午 1 点结束，患者于下午 5：20 回家。
（3）利多卡因注射后 10h，患者出现恶心、呕吐等症状。
（4）轻度意识障碍，构音障碍，焦虑，短时记忆障碍。
（5）患者有轻微的苍白症状，心电图检查：正常。利多卡因血液水平：6.3mg/L。

2.15.7.4 诊断及进展
患者有轻度利多卡因毒性症状，观察后，症状好转，第 2 天早上出院回家。

2.15.8 利多卡因中毒：我所在诊所的病例报告

女性，37 岁。168cm，54kg，血压 125/81mmHg，Hb 125g/L。

在腰部和上腹部进行了吸脂术。

肿胀液注入：2700mL（利多卡因 30mL，肾上腺素 1mg，碳酸氢钠 20mL）。她没有吃任何其他药物，术后 14h，她来到诊所进行复诊和肌张力障碍治疗。

心电图正常，BP 120/80mmHg，脉搏（PR）72 次 /min，Hb 125g/L，胸部 X 线片正常，神经系统检查正常。

（1）诊断：利多卡因中毒（过量使用碳酸氢钠增强了利多卡因毒性）。

（2）治疗：静脉补液，观察，心电监测、血压监测。

2.16　心律失常

（1）窦性心律不齐，罕见的频发室性早搏（PVCs，包括罕见的二联征）。

可以进行手术。使用肿胀液通常不会导致心律失常。

然而，当使用超过 3000mL 的肿胀液时，应谨慎进行手术。

（2）如果脉搏小于 50 次 /min。

当脉搏小于 60 次 /min 时，我们称之为心动过缓。当脉搏小于 50 次 /min 时，我建议在手术期间进行心电监护。

（3）脉搏小于 40 次 /min 时：

不建议进行手术。

如果继续进行手术，手术应在有麻醉师和药物齐全的情况下进行，以防万一。

（4）心电图。

术前应进行心电图检查。

（5）频繁 PVC。

服用抗心律失常药物后可进行手术。

（6）我的手术中发生严重心律失常的病例：

患者是位年轻的女性。她服用治疗厌食症的药物已经 6 个月了（我想她服用的药物中含有麻黄素）。手术前 7 天她停止服用。术前进行心电图检查，显示正常窦性心律。当注入 1000mL 的肿胀液时，出现心动过缓症状。我立即停止手术，并将患者转移到心脏外科。心动过缓是一种急症，是一种可能导致患者死亡的心律失常。

（7）发生心动过缓时，可使用的药物：

　（a）阿托品：从 0.5mg 开始静脉推注，每 5min 0.5mg，可以用到 3mg。我也有过在手术中注射阿托品治疗心动过缓的经历。

　（b）多巴胺：这是当血压低并伴有心动过缓时注射的主要药物。它是儿茶酚胺的组成部分，具有 α 和 β 肾上腺素效应。它对提高心率和收缩血管是有效的。

（8）心动过速。

心动过速意味着脉搏超过 100 次 /min。在接受吸脂手术的患者中，有许多患者超重，并有高血压和心动过速症状。

当术前检查有高血压和心动过速症状时，患者应服用 β 受体阻滞剂类高血压药物，检查血压和 PR 正常后方可进行手术。

如果在吸脂过程中出现血压正常时心动过速，手术可以在 PR 低于 120 次 /min 时进行。

如果 PR 在 120 次 /min 以上，在吸脂过程中应注意。

在大多数情况下，与手术前相比，PR 增加。

如果在手术过程中出现心动过速的症状，在私立医院治疗是非常困难的。

注射腺苷和胺碘酮等，应参考心电图上的 QRS 范围来使用，但非心内科医生选择注射和计算注射量是很不容易的。因此，我认为进行的心电图检查是手术前最重要的步骤。

2.17 低血压

（1）收缩压低于 80mmHg，不建议进行手术。如果进行手术，外科医生应该准备急救药物，避免过度吸脂。

（2）手术前必须进行心电图检查。

（3）操作前检查血压 2 次以上。

（4）当血压低于 90mmHg 时：准备急救药品（麻黄碱）。麻黄素 10～15mg，可以根据具体情况进行注射。

（5）吸脂后低血压。如果患者因吸脂后低血压引起休克症状而不得不到急诊室就诊，应该优先使用多巴胺，而不是注射肾上腺素。肾上腺素仅对血管收缩引起的血压升高有效。使用多巴胺是重中之重。

进行吸脂术的医生必须记住多巴胺这种药物。

2.18 高血压

（1）手术前应检查血压 2 次以上。

（2）当收缩压低于 140mmHg 时，可以安全进行吸脂术。

（3）当收缩压在 140mmHg 以上时，建议在服用高血压药物后再操作。

（4）我更喜欢的一个处方是，单独使用倍他乐克或钙通道阻滞剂，或两者联合使用。

（5）由于对手术的焦虑，BP 会应激性地增高。如果需要，患者可以在手术前服用镇静剂。患者可在手术前一天晚上或手术当天上午服用。

2.19 甲状腺疾病

当患者有甲状腺疾病时，如果甲状腺激素水平正常，可以进行手术。术前必须检查促甲状腺激素（TSH）和游离 T4 和 T3 的水平。检查 TSH 水平是最重要的。如果 TSH 水平在正常范围内，可以进行吸脂术。

在患有甲状腺功能减退症（甲减）的情况下，如果患者是服用甲状腺激素药物（左旋甲状腺素，复方甲状腺素），甲状腺激素水平调整到正常范围内，吸脂术是可以进行的。患者应在手术前一天服用药物。

如果在术前检查中首次发现甲状腺功能减退，患者应服用甲状腺激素药物并进行甲状腺手术。

1 个月后进行激素检查，确认是否在正常范围内再决定是否进行手术。

1 个月后，如果激素水平没有调整到正常范围内，应改变用药剂量，并在 2 周后进行甲状腺激素水平测试。然后查看结果，以决定手术是否可以进行。

每天服用 1 片 T3 药物是很好的，这是 40 岁以下女性调整甲状腺功能最重要的药物。为了达到药物的最大效果，最好在睡觉前服药。然而，有许多患者在早上服药，因为这样比较方便。

40 岁以上的女性，每次服用 T3 和 T4 联合用药 1 片。

与甲状腺功能减退相比，甲状腺功能亢进症（甲亢）患者不易将激素水平维持在正常范围内。

如果甲状腺功能正常，使用最少的药物，如果停用甲状腺药物后有缓解，则可以进行吸脂术。

若患者首次诊断为甲状腺功能减退，且甲减程度不严重，用药 1 个月后复查甲状腺激素水平。如果水平正常，则可以进行吸脂术。

我们看到，如果服用 1 ~ 2 片甲状腺激素药物可以使甲状腺激素水平正常化，甲状腺功能减退就不是太严重。

由于 TSH 激素的正常范围为 0.5 ~ 5.0μIU/mL，因此，如果 TSH 水平超过 0.03μIU/mL，则患者处于甲亢的早期阶段。

甲状腺炎引起的激素水平可能暂时升高。因此，甲亢应与 Graves 病相鉴别。

我通过彩色多普勒检查甲状腺、甲状腺激素测试和怀疑甲状腺疾病时的甲状腺炎测试来确认疾病的诊断。然后，应允许患者服用适当的药物。在此之后，检查甲状腺激素水平，再次确定是否能进行手术。

如果患者患有甲状腺功能亢进症，则在大手术期间或在极端压力下有发生甲状腺危象的风险。根据我的个人经验，在吸脂过程中发生甲状腺危象的可能性很低。

如果甲状腺功能减退症患者在正常范围内服用一种 T3 水平很低的甲状腺药物，在吸脂后会出现出血或其他并发症，如血肿、血清肿和感染，则允许暂时增加甲状腺药物的剂量（表 2.2）。

表 2.2　我所在诊所的甲状腺疾病病例

病例	• 28 岁的女性。2007 年 5 月 • 身高 153cm，体重 72.2kg，体重指数 30.8 • BP 169/98mmHg，PR 115 次/min，Hb 142g/L • 心电图：窦性心动过速 • 她想尽快接受手术。她住在离我所在诊所 3h 车程的地方 • 我建议她服用 β 受体阻滞剂（50mg），然后进行全面的血液检查 • 服药 3 天后，BP 139/85mmHg，PR 80 次/min • 从验血结果看 　TSH：低于 0.03μIU/mL；T3：198ng/dL（正常范围 80 ~ 190ng/dL） 　游离 T4：2.39μg/dL（正常范围 0.8 ~ 2μg/dL）
诊断	1. 甲亢 2. 高血压
进展情况	1. 服用了甲状腺药物 + 高血压药物。 2. 在 1 个月后，观察到甲状腺激素水平和血压恢复到正常水平 3. 1 个月后，手术顺利进行

2.20　贫血

（1）伴贫血：建议患者术前服用贫血药：

每天服用 1 粒药时，血红蛋白水平每天可升高 1g/L。

事实上，血红蛋白水平平均每天增加 0.5g/L（我所在诊所的平均值）。

例如：

在 Hb 100g/L 的情况下，每天服用 1 粒铁剂，1 个月后，Hb 预计是 115g/L。

在服用 2 片药的情况下，1 个月后，Hb 预计为 130g/L。

（2）由于出血很少，当去除 2000mL 脂肪时，Hb 在术后第 2 天减少 5 ~ 10g/L（血液稀释的时间效应）。与第 1 天相比有所增加（根据我的临床结果）。

（3）不能手术的血红蛋白水平尚未见报道。

（4）由于每个临床病例的出血量不同，检查每个临床病例的 Hb 下降水平是很重要的。

（5）当 Hb 水平低于 90g/L 时，我不进行手术。

接下来的两项研究是关于吸脂过程中的出血：

（1）患者 Klein TA. 当用吸脂法去除 1000mL 脂肪时，失血 9.7mL。（Klein JA. Tumescent technique for local anesthesia improves safety in large volume liposuction. Plast Reconstr Surg. 1993: 92(6);1085 – 1098）

（2）在一项研究中，对 1990—2005 年接受大量吸脂（5000mL）的 62 名患者进行了研究，其中 5 名患者接受了输血。术前血红蛋白测试非常重要。血红蛋白水平必须在 120g/L 以上。（Choudry UH, Hyza P, Lane J, Petty P. The importance of preoperative hemoglobin evaluation in large volume liposuction: lessons learned from our 18–year experience. Ann Plast Surg. 2008;61(3): 230 – 234）

我的临床意见

（1）根据操作技术不同，每个诊所吸脂术的出血情况可能不同。最大限度地减少出血的最佳方法是适当地注入肿胀液。

（2）当有适当的肿胀液输注而不做全身麻醉时，出血量不会太大。

（3）吸脂 2 天后，由于血液稀释，血红蛋白水平可暂时降低。

（4）出血量可能有差异，主要取决于所使用的手术设备。

2.21 烧伤患者的吸脂术

病例显示，烧伤患者受影响区的皮下脂肪层比未受影响区增加 20% ~ 30%。

吸脂术后可能会有恢复延迟问题，因为皮肤上有烧伤所产生的瘢痕。如果烧伤面积不太大，可以仔细进行吸脂。

我研究了一篇关于烧伤患者吸脂的论文，但在工作中没有遇到这类病例。有一篇论文报道，使用肿胀液对烧伤患者的吸脂有好处。

图 2.10 ~ 图 2.12 显示烧伤患者吸脂术前后。

• 15 年前，一名 24 岁的女性烧伤了右大腿

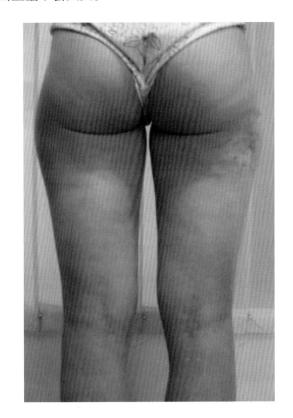

图 2.10 术前

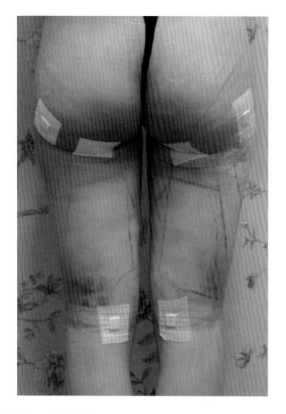

图 2.11　术后即刻

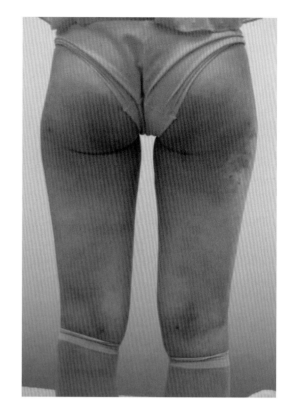

图 2.12　术后 1 个月

外侧。

- 从超声检查看，烧伤侧大腿皮肤比对侧大腿皮肤增厚超过 20%。
- 进行大腿外侧和内侧吸脂。
- 肿胀液注入：1800mL；吸脂量：1500mL。

2.22　吸脂并发症病例报告的虚拟讨论（表 2.3）

2.22.1　查体及附加检查

用听诊器检查，神经检查，检查手术区域和引流情况，胸部 X 线片检查。

2.22.2　可能的诊断

(1) 利多卡因中毒。

(2) 因液体超量、肺水肿、休克引起的血液稀释或低氧血症。

表 2.3　案例

术前	• 女，27 岁，身高 160cm，体重 65kg • 吸脂 • 体检：BP 110/70mmHg，PR 72 次 /min，Hb 125g/L • 其他血液检查和心电图正常，服药 • 肿胀液注入：4200mL • 吸脂量：3200mL
术后	• 术后 9h，患者因嗜睡、耳鸣、构音障碍、头晕而来门诊就诊 • 心电图正常，BP 70/50mmHg，PR 95 次 /min，Hb 116g/L

2.22.3　可能的治疗方法

（1）如果 Hb 和心电图正常，神经检查正常，氧饱和度正常：没有发生肺水肿的证据。

- 首先诊断为利多卡因中毒。
- 利多卡因血液水平检查。
- 心电图和血压监测。
- 如果血压增高，症状改善：观察。
- 如果持续低血压，考虑静脉注射多巴胺或将患者移至急诊室。

（2）肺水肿发展并且氧饱和度降低：

- 做出因液体超负荷引起的肺水肿和低氧血症的诊断。
- 注射多巴胺和利尿剂，并供给氧气或将患者移至急诊室。
- 当做出利多卡因毒性反应等不正确的诊断时，仅在静脉补液后观察患者，而不考虑肺水肿，可能会因为肺水肿恶化出现突然休克。

3 面部吸脂

面部吸脂部位可分为脸颊和下颌两个区域。面部脂肪量和皮肤弹性是面部吸脂最重要的决定因素。掌握面部各个区域的知识是必需的。在某些情况下，即使患者想要做面部吸脂，也是不适合进行手术的，这可以通过用手指捏脸颊的脂肪来检查。脸颊上有大量的脂肪，但由于皮肤弹性的丧失，实际的脂肪量并不大，这种情况下不适合进行面部吸脂。

3.1 面部吸脂所需设备

图 3.1 展示了面部吸脂所需的设备。

- 980nm 二极管激光器（Belody 激光器）。
- 脂肪超声乳化设备（Ultra–Z）。
- 吸脂设备（EVA）。
- 手动吸脂和注脂套管。
- 肿胀液输液泵。

图 3.1 吸脂需要用的 EVA、Ultra–Z 和 Belody 激光器

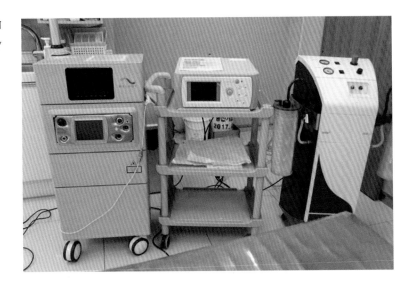

© Springer Nature Singapore Pte Ltd. 2018

J.Y. Park, *Liposuction*, https://doi.org/10.1007/978–981–10–6860–7_3

3.2　术前拍照

　　图 3.2 和图 3.3 展示了患者面部以 45° 角度旋转，低头的照片。在 45° 和 90° 的角度可以更清楚地看到人脸边界。

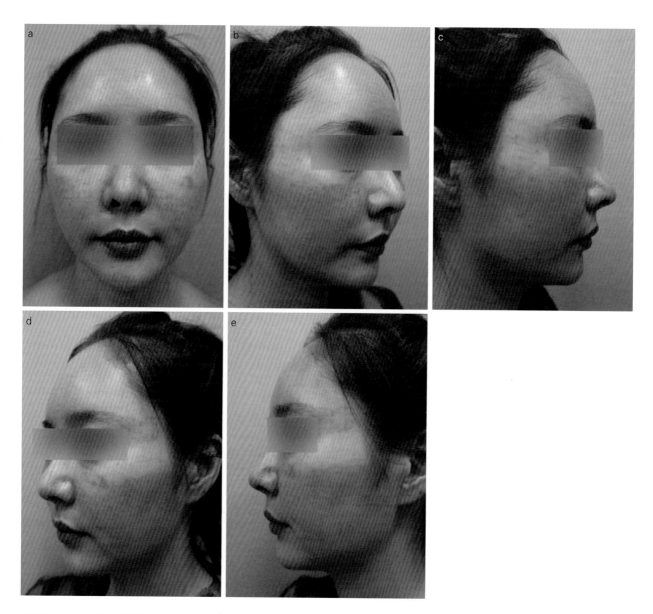

图 3.2　（a ~ e）面部以 45° 角度旋转拍摄的照片（5 张照片）

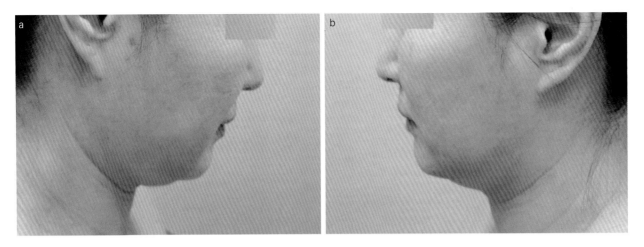

图 3.3 （a、b）患者低头时拍摄的照片（2 张照片）

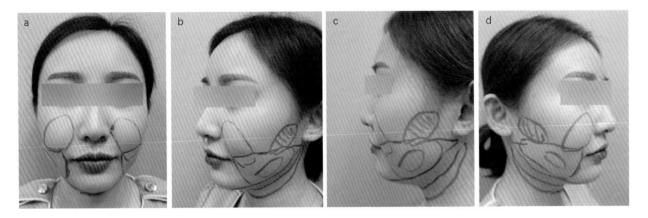

图 3.4 （a ~ d）术前设计（4 张照片）

3.3 术前设计

图 3.4 所示的是术前设计：

（1）抽吸鼻唇沟上缘的部分区域。

（2）下脸颊和下颌区域为主要吸脂区域。

（3）标记显示有凹陷的区域，这是标记为不做吸脂的区域。

从脸颊的下部到深颊的区域发现了大量的脂肪。这个区域用一个小的圆形标记突出显示。

3.4 麻醉

最初，注射 0.4mL 氯胺酮，然后注射 6 ~ 7mL 丙泊酚。之后，我间歇性使用丙泊酚，每 4min 注射 4mL。

以上用量为平均剂量。在某些情况下，我每 2min 注射 4mL 丙泊酚，或在手术过程中再注射 0.4mL 氯胺酮 3～4 次。

在某些情况下，我只在肿胀液输注时使患者处于麻醉状态，并在吸脂过程中唤醒患者。

3.5 消毒和手术准备

用碘伏对面部进行消毒，用无菌手术巾铺单，用无菌手术巾包裹头发。
我使用记号笔标记以进行面部设计，然后在术后将面部擦拭干净（图 3.5、图 3.6）。

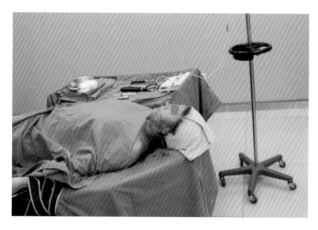

图 3.5 为手术做准备

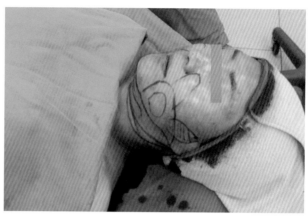

图 3.6 接受手术的患者的面部

3.6 安排操作工具

准备额外消毒的手术单和碘伏溶液。将要使用的工具摆放整齐（图 3.7）。

图 3.7 放有操作仪器的无菌台面

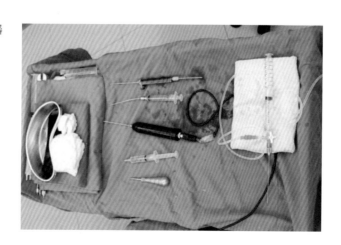

3.7 肿胀液的组成

生理盐水 1L+ 肾上腺素 1mg+2% 利多卡因 30mL+ 碳酸氢钠 10mL。

- 下颌：注入约 200mL 的肿胀液。
- 下脸颊：注入约 200mL 的肿胀液。
- 下颌 + 下脸颊：注入 300 ~ 400mL 的肿胀液。

3.8 输入肿胀液的方法

3.8.1 手动输液法

采用手动输液方式安装弹簧至 10mL 螺口注射器，将它连接到三通上（图 3.8）。采用这种方法，可以很容易地注入 200 ~ 400mL 的肿胀液，这是一个相当大的量（图 3.9）。

在进行面部吸脂时，我通常采用手动注射肿胀液的方法。

3.8.2 肿胀液输液泵

当该泵位于手术台底部时，可在清洁状态下使用（图 3.10）。

当手臂或腹部吸脂一起进行时，如果使用一套输液泵注入肿胀液，可以减少时间。也可以进行快速和精确的肿胀液输注，因为它可保持匀速和一定的压力，这使肿胀液更均匀地注入脂肪层。

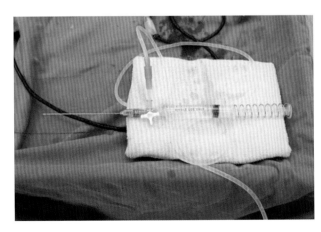

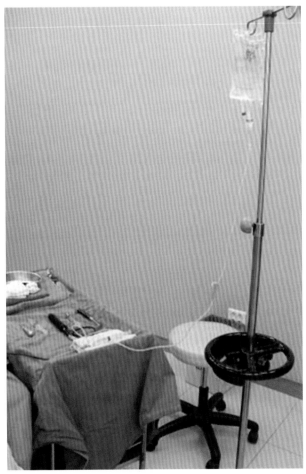

图 3.8 螺口注射器连接到三通

图 3.9 与肿胀液相连

图 3.10 肿胀液输液泵位于手术台底部

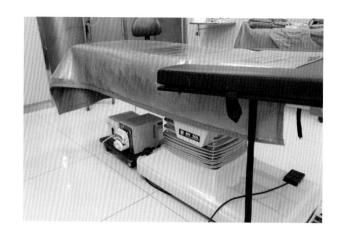

3.9 准备肿胀液

3.9.1 用作肿胀液的注射剂的贮存

我建议将用于制作肿胀液的注射剂放置在不同的地方，并在手术完成后丢弃它们。

这样建议的原因是医师可能错误使用注射剂，虽然这种情况很少发生。例如，注射用肾上腺素和林可霉素看起来很像。此外，他们可能会错误地使用生理盐水（没有注射的肿胀液）。

当你将注射剂放置在不同的地方使用时，你可以通过检查那些使用过的注射剂来避免错误注射（图 3.11）。

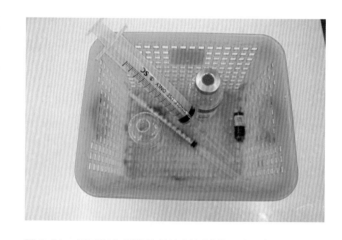

图 3.11 用于制作肿胀液的注射剂被放置在一起

3.9.2 肿胀液的温度

37℃以上的肿胀液可以减轻疼痛，为患者带来舒适感。

有些人错误地认为冷肿胀液比热肿胀液更有止血作用。然而，很明显，使用温的肿胀液实际上有助于手术顺利进行。

加热柜可以用来加热肿胀液，或者在操作前 10min 将肿胀液容器放置在温水中（图 3.12）。

将碘伏一起加热也是很好的方法，其用于给患者消毒。

图 3.12　将肿胀液和碘伏放入温水中

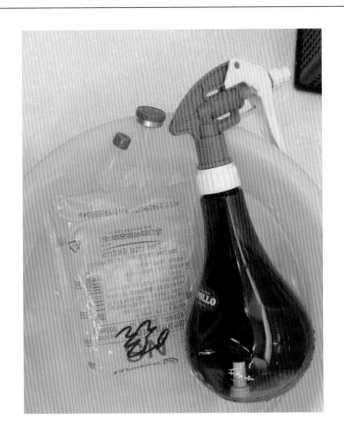

3.10　肿胀液注入孔

脂肪可以通过一个用医用锥制成的孔进行抽吸，而无须使用 MES（图 3.13）。在这种情况下，是不需要缝合的，也不会有瘢痕。

当使用振动抽吸设备，如 EVA 时，切口大小为 2mm。

- 孔的位置：在下颌线以下，每边一个孔。

  一个在下颚中部；

  一个在鬓角附近；

  一个围绕鼻唇沟。

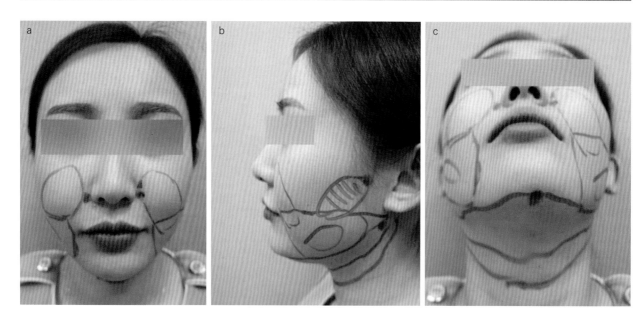

图 3.13 （a ~ c）红色孔，用于输注肿胀液和吸脂

3.11　切口部位麻醉

我使用 10mL 注射器在切口区域用肿胀液进行局部麻醉（图 3.14）。

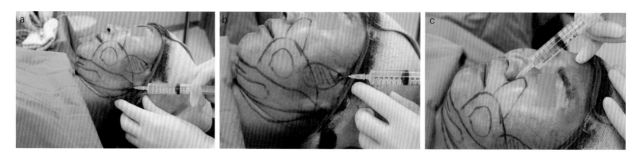

图 3.14 （a ~ c）在切口处用肿胀液进行局部麻醉

3.12　用锥子打孔

图 3.15 展示了一个使用锥子制作的孔。

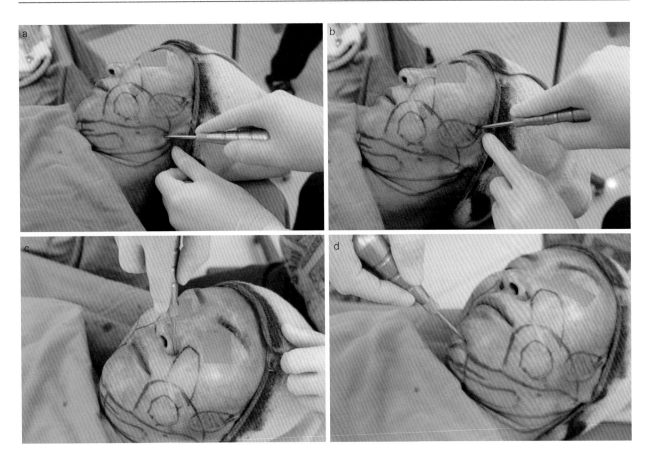

图 3.15 （a～d）用锥子打孔（4 张照片）

3.13 肿胀液注入

肿胀液的输注从最深的脂肪层开始，然后逐渐进入浅层。

在面部吸脂中，尽可能靠近皮肤注入肿胀液是很重要的，因为它不容易去除黄色脂肪而不会引起出血，这种情况在面部吸脂中比在身体吸脂中更多见。

因此，需要通过向皮肤附近的脂肪注入足够量的肿胀液来减少出血量，那里有皮下神经丛。

在下颌区域，需要尽可能深地插入套管，以注入肿胀液。

在下颌区域吸脂是面部最容易操作的部分，当尽可能多的脂肪被去除时，可以达到良好的吸脂效果。

肿胀液应通过多个方向注入（图 3.16、图 3.17）。

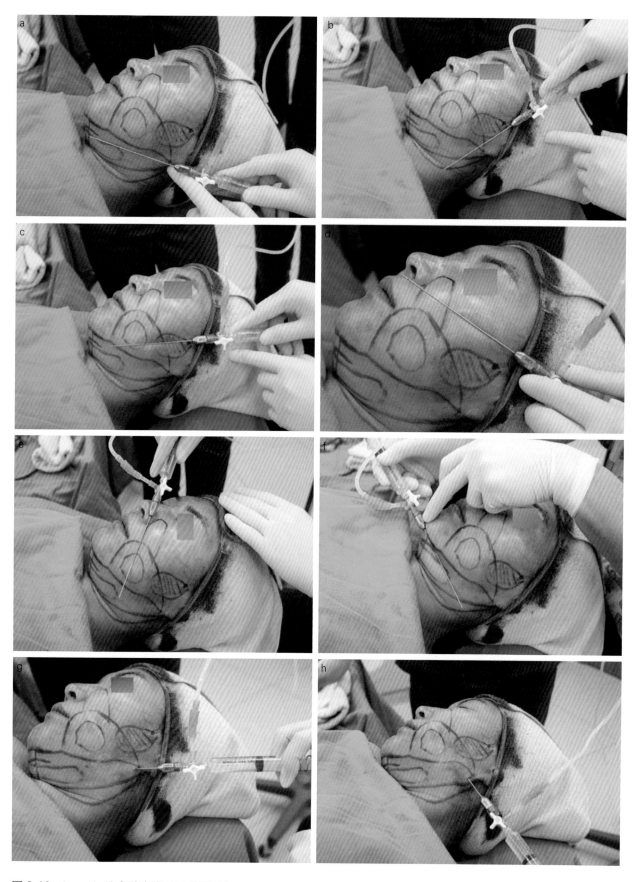

图 3.16 （a～l）注入肿胀液（12 张照片）

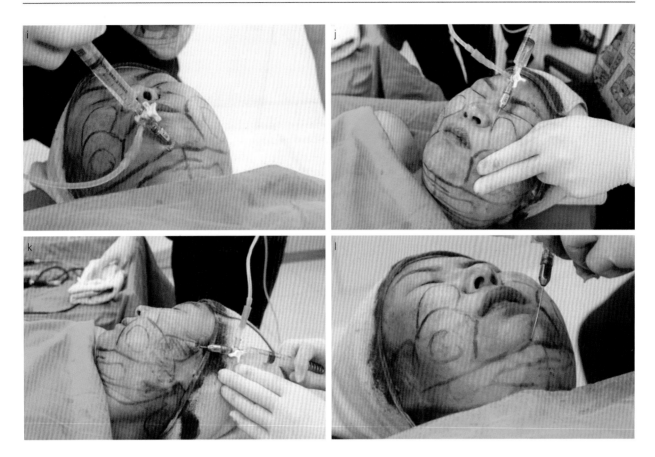

图 3.16 （续）

图 3.17 在面部注入
足够量的肿胀液

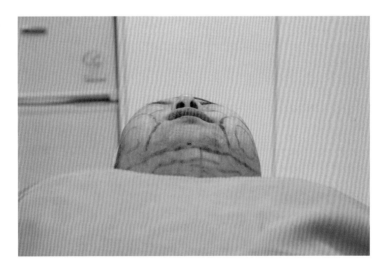

3.14 脂肪超声乳化设备

Ultra-Z 是一种非常有用的面部吸脂设备（图 3.18、图 3.19）。对于超声乳化后的脂肪，可以更容易地进行面部抽吸。

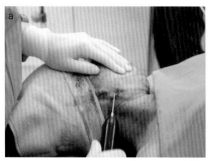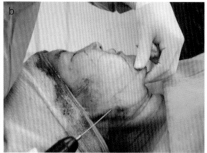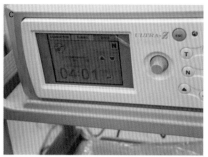

图 3.18 （a ~ c）进行 Ultra-Z 治疗（3 张照片）

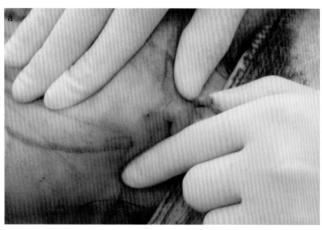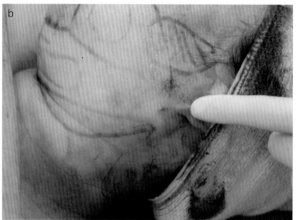

图 3.19 （a、b）脂肪乳化并在 Ultra-Z 处理后从孔中溢出（2 张照片）

此外，如果脂肪移植后有脂肪团，则使用 Ultra-Z 乳化肿块是有效的。

有时，如果脂肪团用 Ultra-Z 乳化而不抽吸，可以取得良好的效果。

在进行面部吸脂时，下颌区的 Ultra-Z 治疗时间约为 3min，脸颊区为 5min。

3.15 吸脂术

在面部吸脂的过程中，应避免在一个孔过度抽吸，脂肪应通过几个孔交叉抽吸出来，以减少皮肤不平整的发生率和操作时间（图 3.20）。

当用一个过细的套管抽吸时，脂肪滴有可能会被卡在套管中。因此，我使用的套管直径为 1.6mm。

套管规格（图 3.21 ~ 图 3.24）：

（1）EVA 吸入套管：宽 2.5mm × 长 20cm。

（2）手动吸脂针：宽 1.6mm × 长 12cm。

（3）肿胀液输入针：宽 1.2mm × 长 10cm。

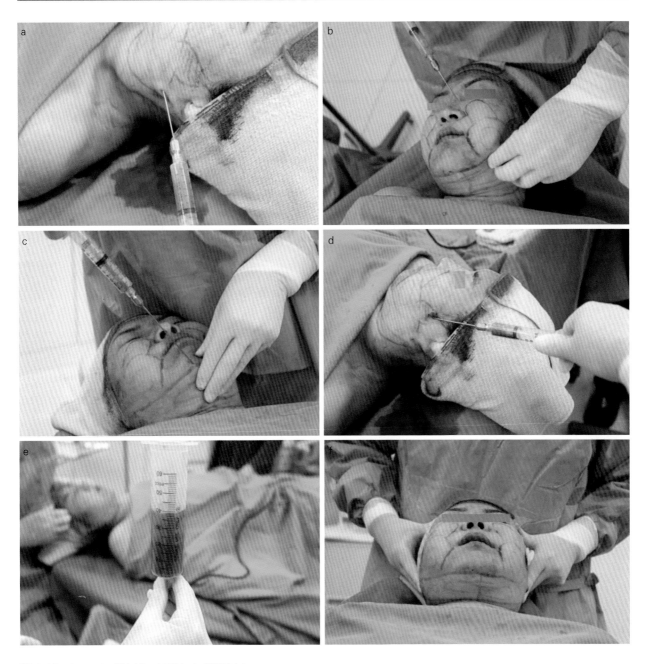

图 3.20 （a ~ f）进行人工吸脂（6 张照片）

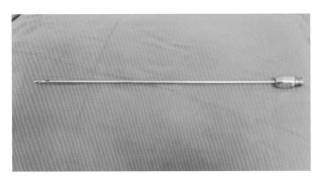

图 3.21　电动真空吸入套管

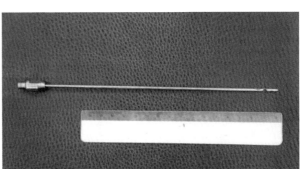

图 3.22　EVA 吸入套管

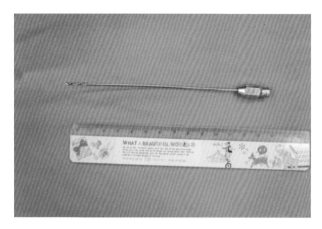 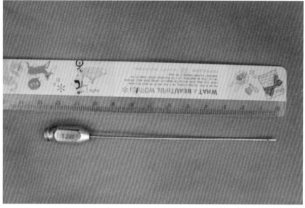

图 3.23　手动吸脂针　　　　　　　　　　　　图 3.24　肿胀液输入针

3.16　Belody 激光器提升

这是一种 980nm 的二极管激光器。它不是用一个波长范围乳化脂肪，而是用激光通过真皮刺激皮肤来提拉皮肤。

吸脂后可以使用 Belody 激光器帮助提升皮肤（图 3.25）。

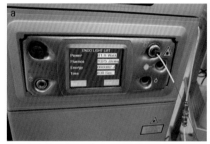 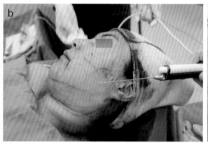 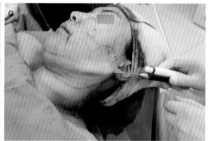

图 3.25　（a ~ c）使用 Belody 激光器提升皮肤（3 张照片）

3.17　术后操作和敷料

吸脂后没有瘀伤，肿胀是由于注入肿胀液所致（图 3.26）。

手术当天可能会有溶液从孔中流出；因此，应该在孔上放纱布，并在纱布上加压包扎（图 3.27）。

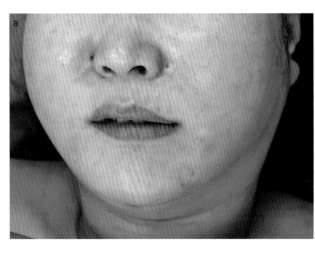
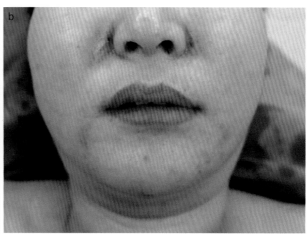

图 3.26　（a、b）面部吸脂手术后即刻（2 张照片）

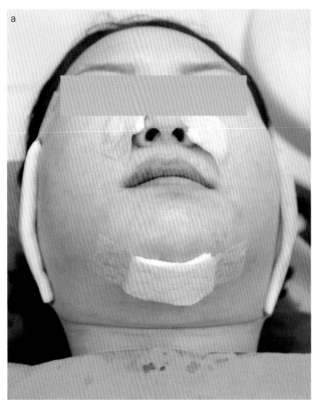
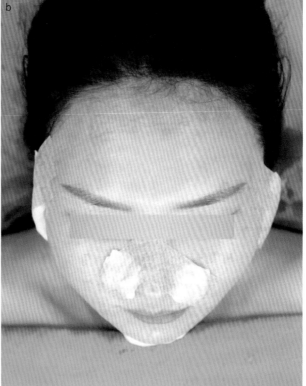

图 3.27　（a、b）面部吸脂后用的敷料（2 张照片）

3.18　术后管理

3.18.1　下颌绷带

　　如果下颌绷带压力太强，在下颌绷带以下的组织可能会出现瘀伤。因此，应避免过强的压力。应在手术后持续佩戴下颌绷带 12h。在此时间之后，建议每天佩戴时间少于 12h（图 3.28）。

持续超过 24h 的压迫会损伤皮肤。

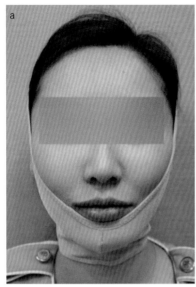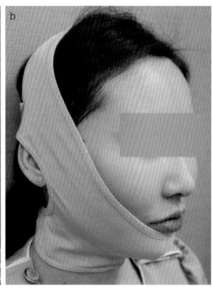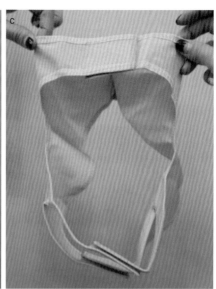

图 3.28 （a ～ c）患者佩戴下颌绷带和下颌绷带的图片（3 张照片）

3.18.2　术后管理

（1）换药：术后次日。

（2）缝合：在大多数情况下，不需要缝合。然而，如果缝合线是尼龙 7-0 缝合线，则可以在 5 天后拆除。

（3）使用面部超声治疗，从术后 1 周开始，1 周进行 1 ～ 2 次。

（4）手术后 2 周可加用电动脂肪分解装置治疗法（Endermologie）治疗。

（5）射频（RF）治疗不适用于面部。射频的深度加热可以延缓术后炎症区域的恢复。

3.19　吸脂量

在面部，少量抽脂 20mL 可以带来相当好的效果。

一些医生遇到第一次进行面部吸脂时可能会怀疑，如果去除不到 20mL 的脂肪，它是否会有效。然而，这个量一定会产生效果。

当脂肪去除超过 50mL 时，我们假设大量的脂肪从面部被吸走。患者可以对此非常满意。

在面部吸脂超过 100mL 时，这是一个很大的量。

3.20　并发症

（1）血清肿和血肿：很少发生。

（2）淤青：可能会发生。

（3）神经损伤：很少发生。

（4）不对称。

（5）在切口处留下瘢痕。

（6）皮肤下垂：可能发生在术后。

（7）炎症。

（8）皮肤不平整：可能发生，抽吸脂肪没有在多个方向进行。

3.21　手术前后对比

病例1　一名45岁女性，面颊和下颌共吸脂45mL（图3.29~图3.33）。

当比较手术前后的照片时，就可以看到有皮肤提升效果，双下巴也消失了。

该患者也进行了Belody激光器提升。如果吸脂后皮肤有下垂，则可以进行面部提升手术。

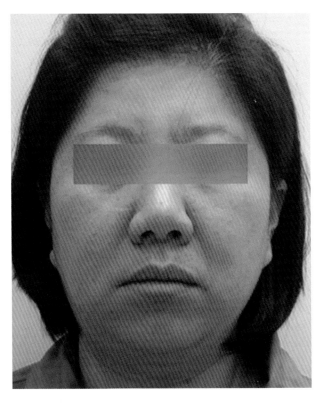

图3.29　术前（正面）

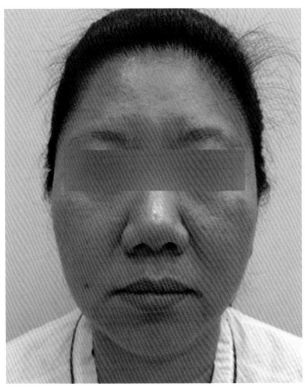

图3.30　术后1个月（正面）

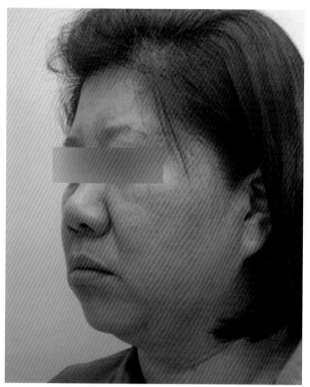

图 3.31　术前（45°侧面）

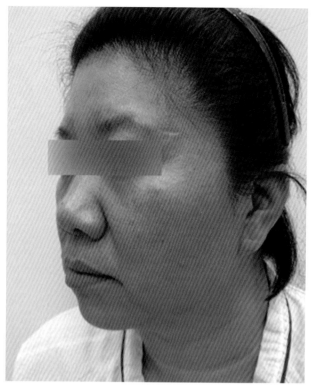

图 3.32　术后 1 个月（45°侧面）

病例 2　一名 45 岁女性，面颊和下颌共有 27mL 脂肪被去除（图 3.34、图 3.35）。

这是患者术后第 2 天的照片。没有淤青，但肿胀正在形成。此后肿胀加剧，术后 10 天发生皮肤硬化。这应该向患者解释，这需要得到治疗。

术后第 2 天的肿胀不会影响患者的日常生活。

面部吸脂效果应在 2 个月后通过手术前后照片的比较来观察。

案例 3　一位 27 岁的女性，双侧面颊和下颌共吸脂 60mL（图 3.36、图 3.37）。

抽吸 60mL 的脂肪意味着面部去除大量的脂肪。有了这个吸脂量，即使在手术后的第 2 天，也可以看出面部更小。

病例 4　一名 24 岁女性，面颊和下颌共吸脂 15mL（图 3.38、图 3.39）。

即使吸脂量小于 20mL，也能取得满意的效果。

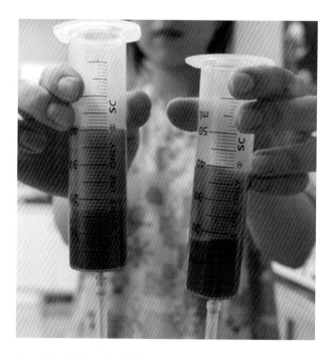

图 3.33　面部去除的脂肪

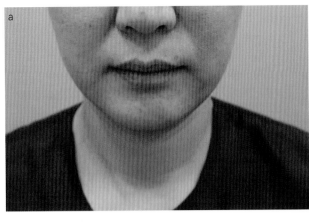
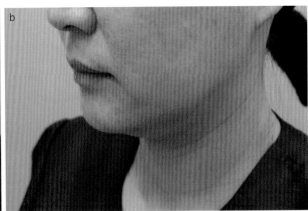

图 3.34 （a、b）术前（2 张照片）

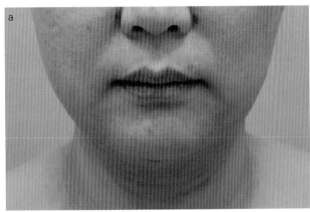
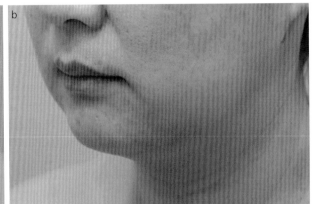

图 3.35 （a、b）术后（2 张照片）

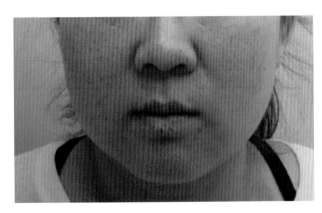

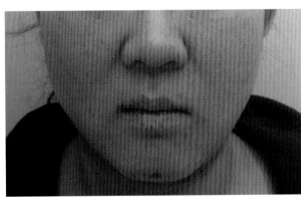

图 3.36 术前

图 3.37 术后

案例 5　一名 23 岁的女性，面颊和下颌共吸脂 35mL（图 3.40 ~ 图 3.42）。

大约 35mL 的脂肪从她的脸上被吸除，这对她的面部来说是相当大的量。患者对此效果满意。

病例 6　一名 37 岁女性，面颊和下颌共吸脂 25mL（图 3.43、图 3.44）。

在某些情况下，患者抱怨手术后他们的脸看起来太瘦了，这确实是做到了。在面部吸脂的情况下，患者的满意度应该通过亲自观察患者的面部来评估，而不是看手术前后的照片。

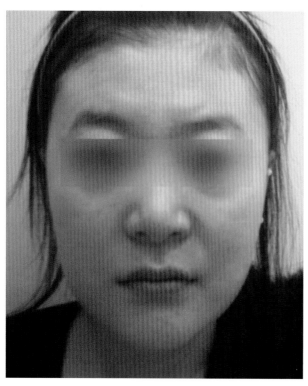

图 3.38　术前

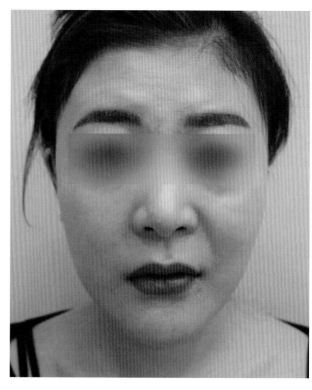

图 3.39　术后 3 个月

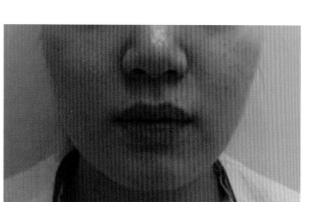

图 3.40　术前

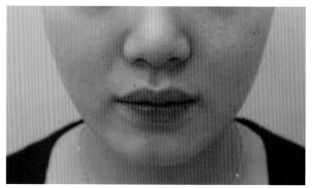

图 3.41　术后 3 个月

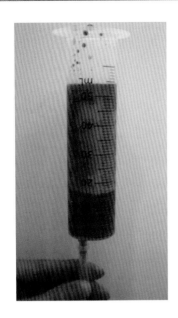

图 3.42　去除的脂肪

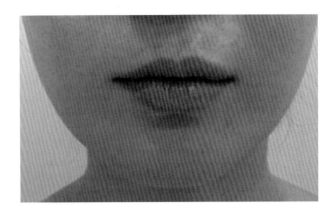

图 3.43　术前

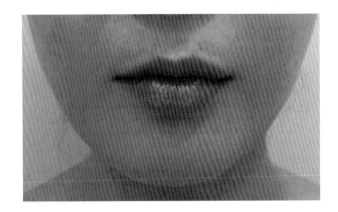

图 3.44　术后 3 个月

4 手臂和腋窝的吸脂

最好看的手臂拥有美丽的线条，这种线条是可以精确打造出来的，且在进行吸脂后可以保持一段时间。图 4.1 展示的这位患者，她在手臂吸脂后穿着婚纱。我在本章介绍了手臂吸脂的经验。

手臂吸脂可以带来最满意的效果，但也可以导致最不满意的效果。目前仍有少量诊所在进行旋转手臂 360° 吸脂的同时从腋窝前后吸脂。当旋转手臂 360° 进行充分的吸脂时，与其他区域相比，可以带来非常满意的效果。

图 4.2 和图 4.3 展示了在我的诊所进行手臂吸脂的模特手术前后的对比。

满意的手臂吸脂的关键不在于避免吸脂，而在于进行主动吸脂。

这意味着进行旋转手臂 360° 吸脂，同时从腋窝前后和腋下去除脂肪。

在这里我非常详细地解释了多方向、多位置（MDMP）方法在旋转手臂 360° 吸脂中的使用。

如图 4.4 和图 4.5 所示，进行了比较，可以清楚地看到满意度的差异。

在我的诊所咨询部工作的 7 名员工中，有 6 名免费进行了手臂吸脂术。

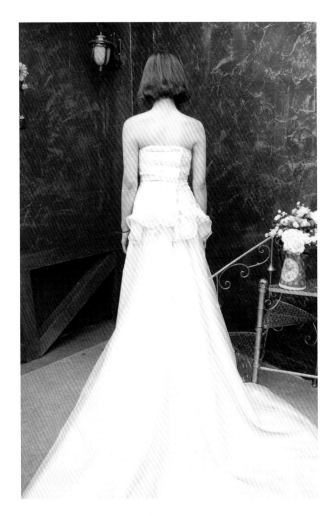

图 4.1 患者接受了手臂吸脂术

如果读者想看到我进行的手臂吸脂术的效果，可以来我的诊所，看看那些员工的手臂。

我为我的手臂吸脂技术感到骄傲，我的家人也接受了我的手臂吸脂术。

希望所有进行吸脂的医生通过学习我 16 年的经验都有信心为大家带来好的效果。

有几种方法可以成功地进行手臂吸脂，我想在本章中详谈这些方法。

© Springer Nature Singapore Pte Ltd. 2018

J.Y. Park, *Liposuction*, https://doi.org/10.1007/978-981-10-6860-7_4

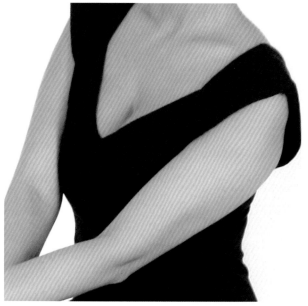

图 4.2　术前

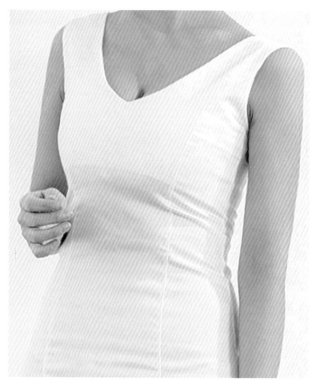

图 4.3　术后

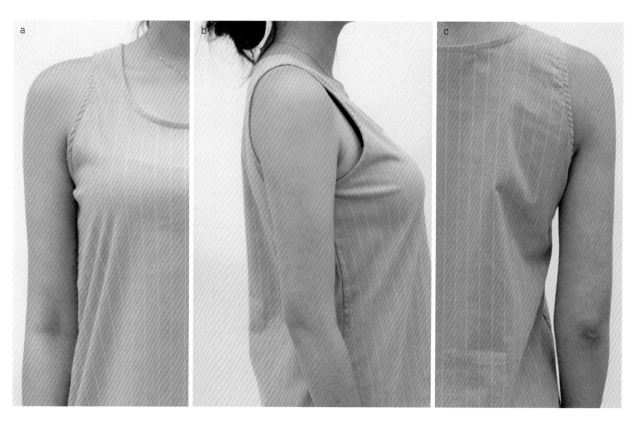

图 4.4 （a ~ c）我的诊所的员工，接受了手臂吸脂术（3 张照片）

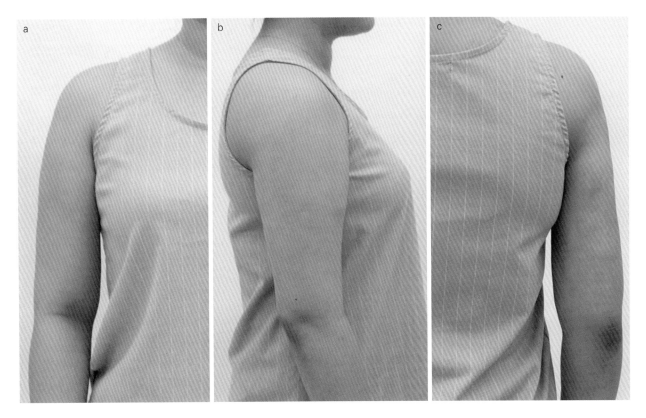

图 4.5 （a ~ c）在另一家诊所进行手臂吸脂的患者（3 张照片）

我个人喜欢画人体的图画。图 4.6 是一幅我 2012 年画的作品。我总是通过画画在脑海里勾勒一个美丽的女人的身体。

图 4.6 （a、b）我 2012 年画的作品（2 张照片）

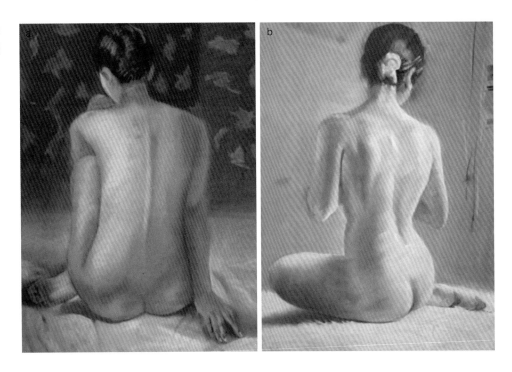

4.1　术前拍照

拍摄不同角度的照片进行前后对比（图4.7）。

照片应从特定角度拍摄。这使得比较手术前后的效果更方便。

操作区域应包括在照片范围内，可以在不同的位置清楚地看到。

我有一个单反相机、一个佳能6D，但我使用3个无镜相机来拍摄图片。

我使用它是因为它能方便地设置相机的亮度和图片的大小，而不用过多考虑角度或深度。

医生最好有一个特定的摄影室。

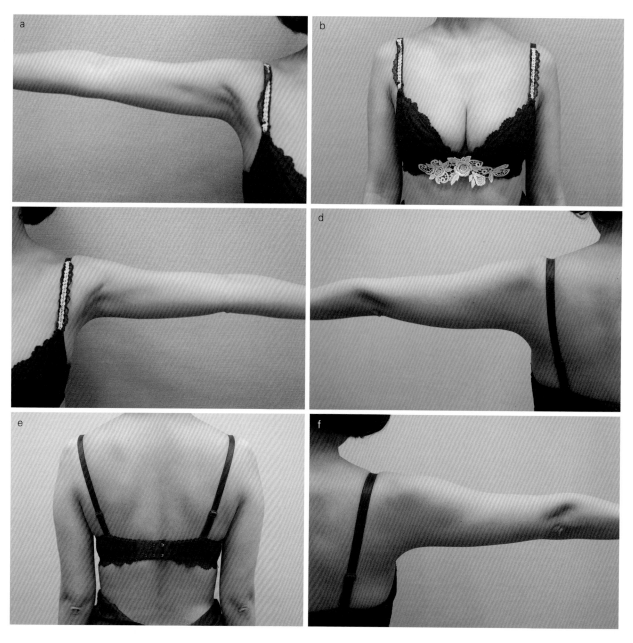

图 4.7　（a～l）在手臂吸脂术前的拍摄体位（12张照片）

图 4.7 （续）

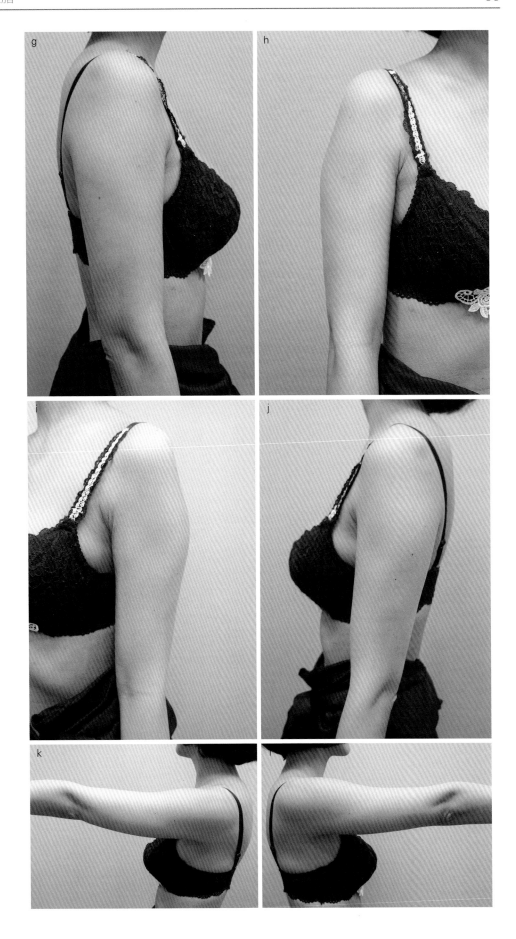

4.2　观察手臂的形状

每个个体都有不同的手臂形状：

- 发达的肌肉和较少的脂肪。
- 发达的肌肉和大量的脂肪。
- 少肌肉和多脂肪。
- 少肌肉和少脂肪。

重要的是告知患者，观察患者的手臂，他们有什么样的手臂形状和预期的手臂线条、吸脂量，以及预期的手臂周长能减少多少。

如果有吸脂经验，外科医生可通过视觉观察来估计手臂的周长，而不是使用卷尺。

单靠眼睛测量就能得到正确的周长，养成估计手臂周长的习惯，然后用卷尺检验。

4.3　术前设计

4.3.1　为手臂做的设计

手臂设计要考虑到手臂的形状和手臂线条。

应该做一个360°设计，因为手臂吸脂是通过旋转手臂360°来去除脂肪的。

设计时不包括手掌是不合适的，因为这可能是影响效果的最主要原因，为什么手臂的横向部分有凸起，因为抽吸不足。

我也曾经在设计上遇到困难，15年前每次设计手臂都要花5min以上。现在，我使用我自己的方法设计手臂，只需要2min。因此，我建议读者建立自己的设计方法。通过看我的手臂设计图片来设计自己患者的手臂（图4.8、图4.9）。

标记腋前部。然后，画一个通过肱二头肌前面到肘部内侧的设计。

当手臂抬起90°时，手臂肱二头肌以下的脂肪下垂，标记边界。使用斜线标记此边界。

当患者在手术过程中仰卧着，这个下垂区域的边界会变小。在术前标记的这部分应注意不要去除太多的脂肪。

在上臂内侧及副乳区，应该设计一个吸脂区，此处手术面积大于前臂部分。这是为了有足够的抽吸量。

红点表示腋窝切口。这个红点只是为了方便而标记的，并且在实际设计时没有标记此红点。

图4.10展示了肘部吸脂不足。这可能与在术前的设计中没有充分标记吸脂区域，导致这一区域抽吸不足有关。

设计应从腋后下方的胸罩线区域开始。通过沿手臂上臂和手臂肱二头肌外侧部分向下延伸，从这里到肘部进行标注设计。

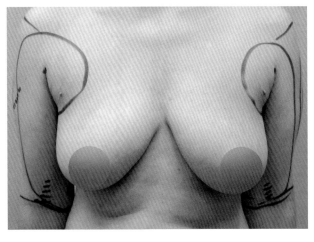

图 4.8　手臂前部的设计

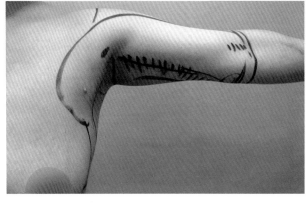

图 4.9　在手臂举起 90°内时的设计

在一个圆圈中标记三角肌的面积。当三角肌和肱三头肌的边界是粗体时，用斜线标记这个区域。与三角肌面积和肱三头肌面积相比，以后应该从这个边界区域去除较少的脂肪。

边界区域比其他区域有更多的脂肪。

换句话说，在三角肌区域和肱三头肌区域较边界区域需要去除更多的脂肪。这使得手臂线条流畅，而不会使肌肉更加显形。

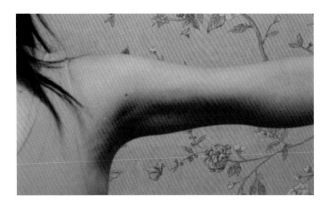

图 4.10　因肘内、臂内抽吸不足而再次进行手术的患者

有三角肌和肱三头肌发达的患者需要被告知，这两个肌肉可能在吸脂后隆起。幸运的是，随着想拥有发达肌肉的健康手臂的人数不断增加，当我提前解释这一点时，他们很容易同意接受这一点。

图 4.11 和图 4.12 显示了吸脂效果不好的手臂，那里的抽吸不足，这两名患者通过再次手术使抽吸不足的区域得到改善。

当抬起手臂时，在不同的位置可以看到脂肪和肌肉的不同线条（图 4.13）。在设计吸脂时要考虑这些因素。

带有蓝色斜线标记的区域显示了脂肪量减少的部分，当手臂抬起时，这一区域在肱三头肌下凹陷。这里应该去除较少的脂肪。前面提到的部分上面有圆圈的区域是一个抽吸部分，当手臂抬起时，随着肌肉位置的改变，脂肪被推高。这种向上推的脂肪需要移除，因为手臂是抬起的，手术后抬起的手臂的线条看起来是流畅的。

4.3.2　为肥胖患者做的设计

图 4.14 显示了为去除大量脂肪患者所做的设计。

图 4.11 （a、b）设计
（2 张照片）

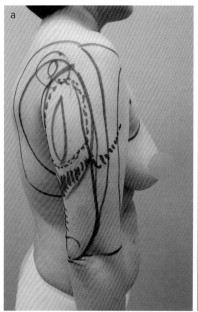
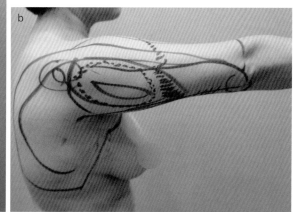

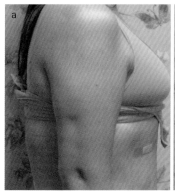
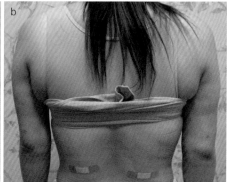
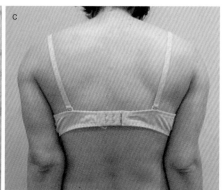

图 4.12 （a ~ c）设计（3 张照片）

图 4.13 （a、b）显示
手臂抬起时肌肉边界的
图片（2 张照片）

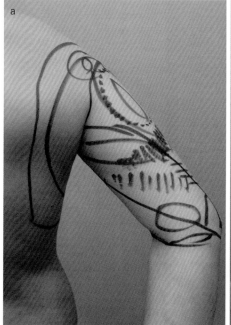
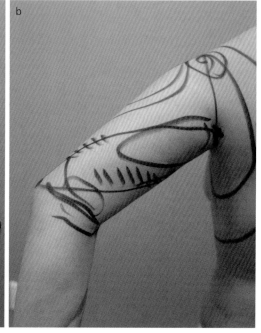

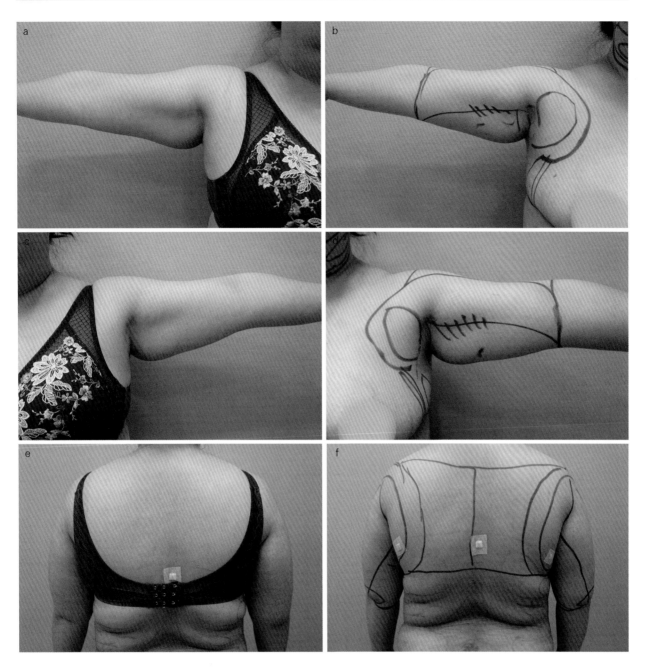

图 4.14 （a ~ x）为有大量脂肪的患者所做的设计（24 张照片）

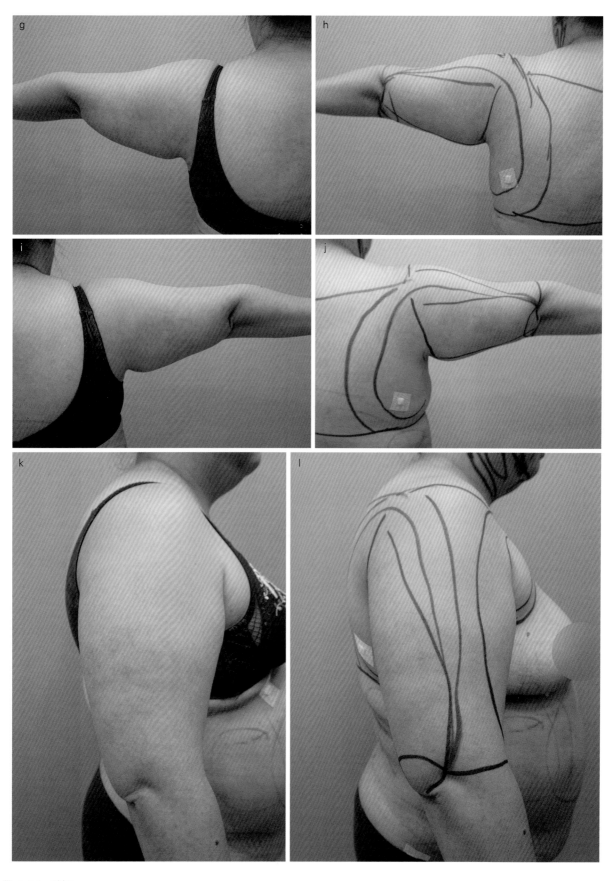

图 4.14 （续）

图4.14 （续）

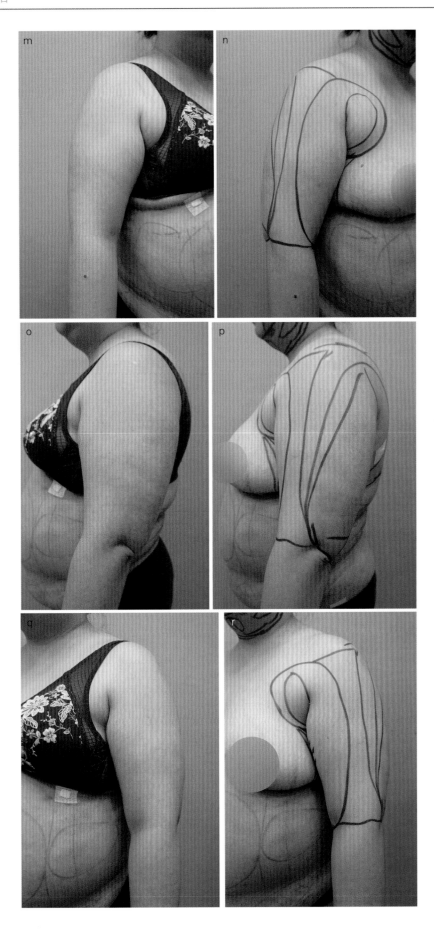

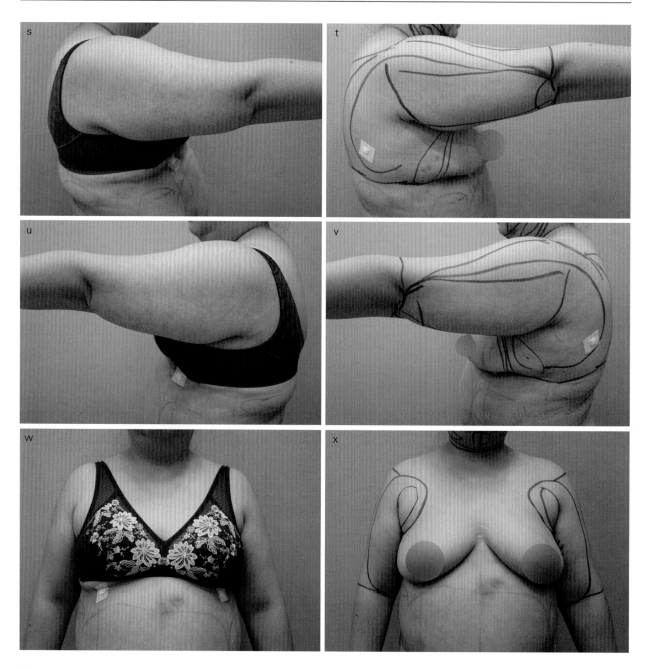

图 4.14 （续）

4.4 超声检查

在手臂吸脂的情况下，我通常在患者手术前诊断时不做超声检查。最好用肉眼和手指检查手臂，评估脂肪和肌肉的大致比例、皮肤的弹性，以及手臂的预期效果和外观。

手术后，当发生血清肿和炎症（蜂窝织炎）时，可以使用超声检查，检查并发症的进展，做出诊断，并制定治疗方案（图 4.15、图 4.16）。

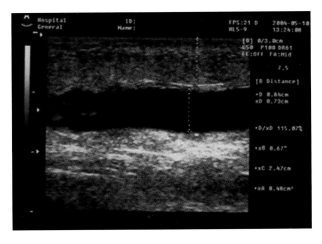

图 4.15 前臂超声（USG）图像

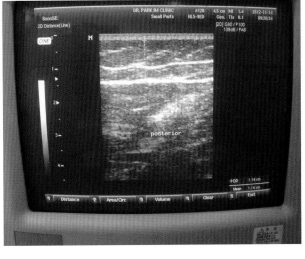

图 4.16 后臂超声（USG）图像

关于后臂的超声图像，如果患者体重 60kg，去除脂肪的量小于 1000mL，则超声上的脂肪厚度通常小于 2cm。

图 4.17 显示三角肌区域和肱三头肌区域的超声表现。

在大多数情况下，肱三头肌区域比三角肌区域有更多的脂肪。这两块肌肉之间的边界也有较多的脂肪。

我的诊所里有两种超声设备。其中一种是便携式超声，它的使用率是比较大的，用它做检查时方便移动。

我建议进行吸脂术的诊所购买这种便携式超声设备，并且它比固定设备便宜。

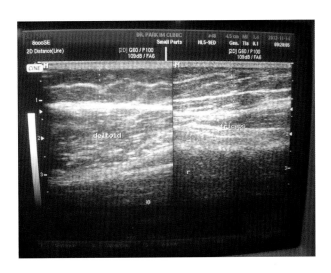

图 4.17 三角肌区域和肱三头肌区域的超声图像

4.5 消毒和术前体位

在手臂手术之前，患者身体的大面积需要使用碘伏消毒，上半身应该消毒至包括臀部以下的区域。整个手臂应该消毒至包括所有的指尖（图 4.18）。因此，需要在脚上或脚踝处做静脉注射（图 4.19）。如果脚上血管条件不好，那么可以在手背上做静脉注射，并开始使用丙泊酚麻醉。

一些诊所开始手术时，手背上没有消毒至手腕。这不是一种很好的消毒方法，因患者的体位不能进行 360° 手臂抽吸。

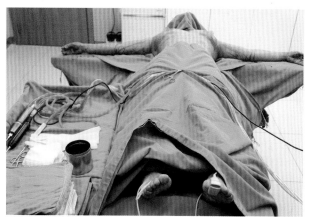

图 4.18　完成术前消毒准备工作

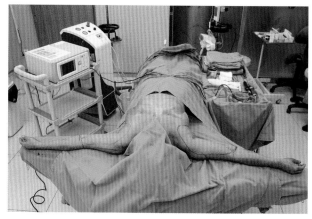

图 4.19　静脉注射

4.6　手术室设置

将吸脂设备定位在患者左侧是很方便的。带手术工具的推车应位于患者右侧。将静脉输液器放置在脚的顶部，并注入肿胀液（图 4.20）。

应确保硅胶管和手术工具放置在推车上。准备额外的抽吸套管、消毒纱布、碘伏容器、MES 和剪刀。

一些医生认为定位肿胀液输液泵（图 4.21）在手术台下靠近患者的腿更有利于保持手术室清洁。把它放在另一张桌子上也是可以的，以确保彻底预防污染。

我更喜欢把它放在手术台下面。我相信这样污染的可能性很低，因为我把消毒过的硅胶管包裹起来，把它放在地上。

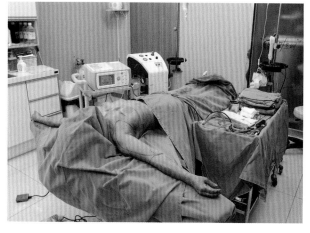

图 4.20　完成手术的所有准备工作

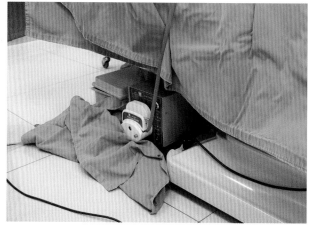

图 4.21　肿胀液输液泵

4.7　肿胀液

- 生理盐水 1L+ 肾上腺素 1.5mg+2% 利多卡因 30mL+ 碳酸氢钠 10mL。
- 正常情况下，我平均使用 2500 ~ 3000mL 的肿胀液。

我常将肾上腺素的量增加 50% 以上，达到 1.5mg，而其他区域是 1mg。手臂的运动比腹部和大腿多，肌肉发达，脂肪比其他区域更坚硬。这就是需要增加肾上腺素的原因。

在手臂吸脂的情况下，应该将肿胀液和增加的肾上腺素输注到靠近肌肉的更深的脂肪层。

血压无明显升高，心律失常发生率低。手术期间进行心电监护和血压监测。

4.8　麻醉

最初，注射 0.4mL 氯胺酮，然后注射 6 ~ 7mL 丙泊酚。经过这一阶段后，我间歇性使用丙泊酚，每 4min 注射 4mL，这是一个平均剂量。根据患者的不同，我每 2min 注射 4mL 或每 6min 注射 4mL。

我在手术过程中根据具体情况多注射 0.4mL 氯胺酮的情况有三四次。

可以用肿胀液进行麻醉；因此，如果患者不想要静脉麻醉，则可以在局部麻醉下进行手术。

应避免全身静脉麻醉，因为血管收缩的效果较差，增加了出血的风险，更重要的是，患者在手术过程中不能进行各种体位配合。

4.9　切口位置

我做了 3 个切口：1 个在腋前褶皱区，1 个在腋背褶皱区，1 个在肘部折痕中间（图 4.22）。

应做 3mm 小切口。手术过程中，切口面积可能被套管扩大，但在开始时做大切口是不正确的。

一些不擅长吸脂术的医生可能会发现，在进行吸脂术的反复操作时，很难减轻吸脂套管对切口的摩擦。这扩大了切口面积。

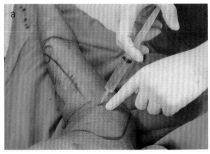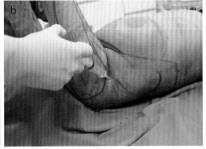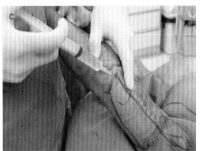

图 4.22 （a ~ c）在 3 个切口处进行局部麻醉（3 张照片）

解释不容易得到理解。向我学习的医生仍然发现这是一项困难的操作技术。外科医生需要在没有套管刺激的情况下，尽可能轻柔地穿过切口区域。

在手臂切口有瘢痕的情况下，大多数患者不抱怨，因为切口藏在非常隐蔽的区域。

4.10 切开方法

我用 MES 做 3mm 的切口（图 4.23）。沿着肘部的折痕做一个切口。

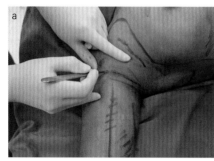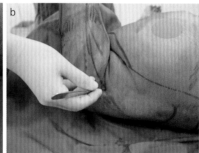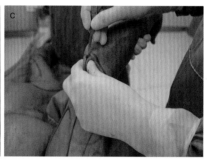

图 4.23 （a ~ c）用 MES 做切口（3 张照片）

如果套管不容易通过切口插入，则可以使用小剪刀稍微延长切口。延长切口的意义不是使切口变大，而是使皮下组织延伸，这是考虑了切口区域的皮下组织。

4.11 操作方法

4.11.1 使用 MDMP 方法注入肿胀液

MDMP 方法意味着我在不同的方向注入肿胀液，我使用多个不同的操作位置注入肿胀液。

比基尼区和手臂处脂肪是有效使用 MDMP 方法的区域。

在手臂吸脂时，肿胀液被均匀地从不同的角度注入，通过 3 个切口区输注到所有脂肪层，1 个在肘部，2 个在每个腋窝前后区，患者的体位在手术过程随时发生改变。

我给每只手臂（包括腋窝）注入 1000 ~ 1500mL 的肿胀液。

在大多数诊所，当进行手臂吸脂时，他们注入少量的肿胀液：两只手臂 1000 ~ 2000mL。充分的肿胀液输注是手臂吸脂过程中必不可少的。

大腿和手臂的肿胀液输注量没有太大的差异。

在进行手臂吸脂时，肿胀液输注要比大腿部位的肿胀液输注更充分。在三角肌区域注入时，肿胀液需要注入到最深的脂肪层，使它感觉像肌肉被戳。手臂内侧皮肤较薄，肩区皮肤较厚；这就是手臂内侧注入肿胀液后皮肤变白，肩部在注入肿胀液后皮肤不会变白的原因。

　　如果在肿胀液输注后 15min 开始吸脂，抽吸脂肪，出血较少。

　　大腿吸脂时，抽吸可以在肿胀液输注后直接开始，黄色脂肪被去除，没有太多的出血。除去的溶液量较小。

　　然而，在手臂吸脂时，大量的肿胀液被注入在脂肪层，并尽可能地去除脂肪。

　　我更喜欢在肿胀液输注后开始抽吸而不等待，因为我喜欢缩短手术时间，手术结果没有太大的差异。因此，等待 15min 不是必需的。

　　图 4.24 显示了用于肿胀液输注的几个体位，有新增体位，由于每个医生都可能偏好不同的体位，如果把这些加在一起，那么就可以进行非常高质量的手术了。

4.11.2　应用 MDMP 方法吸脂

　　吸脂的一个关键原理是使用 MDMP 方法，改变患者的体位，并在不同的方向抽吸脂肪。

　　抽吸应从远离切口部位的区域进行到靠近切口部位的区域（图 4.25）。

　　为了使手臂的侧线看起来更长，需要在手臂的两侧和与手臂相连的腋窝的上部区域进行足量的抽吸（图 4.26）。这使得手臂的横向线看起来更长，也会使手臂显得更加自然（图 4.27）。

　　图 4.28 中黑色标记的区域为手臂的侧线。字母 A 标记的区域显示上臂和腋窝的连接部分，手臂抽吸的这条侧线应作为手臂区域中最细的线执行。这个区域与手臂举起来时手臂的下部区域相同。

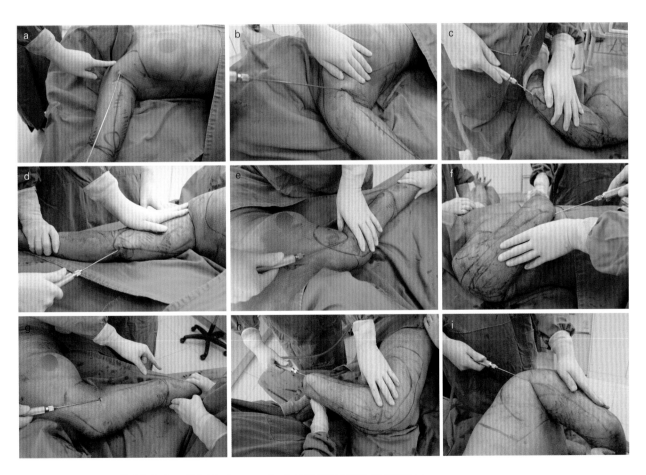

图 4.24　（a ~ i）采用多方向、多位置（MDMP）方法注射肿胀液（9 张照片）

图 4.25 （a、b）通过肘部切口部位进行抽脂（2 张照片）

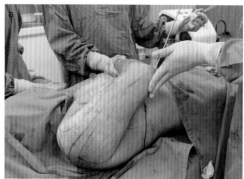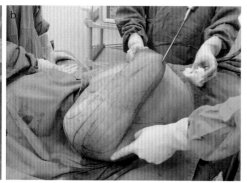

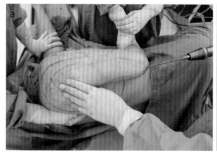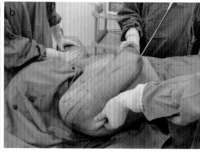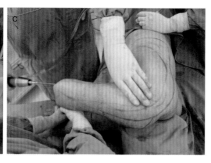

图 4.26 （a ~ c）清除腋窝周围的脂肪 （3 张照片）

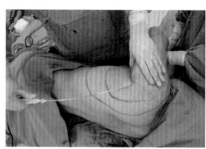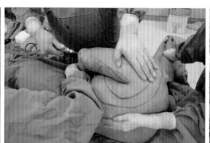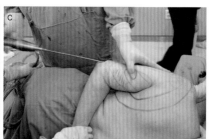

图 4.27 （a ~ c）去除腋窝上区的脂肪 （3 张照片）

图 4.28 中从后面看手臂时用字母 B 标记的区域为侧面凸起的区域，这是手臂吸脂最困难的部分。要对三角肌、肱三头肌这两块肌肉的边界有很好的了解。

最大抽吸量应在三角肌区域进行，即使脂肪不多。

抽吸需要仔细进行，以便三角肌和肱三头肌不隆起。在现有的吸脂相关图书中，有人指出，应避免在手掌区域抽吸。然而，当该部分经历足够的抽吸时，可以进行完整和彻底的吸脂。

如果内肘抽吸不足，肘部可能隆起。抽吸需要在一个宽的区域进行，直到前臂区域。

在图 4.29 中，术者的两个手指在按压皮肤，这是为了固定和保持脂肪在一个较稳定的位置，并进行彻底的抽吸，使脂肪层被抽吸得更薄。

手臂和腋窝的前部和后部应进行足够的抽吸 （图 4.30）。当女性佩戴胸罩时，由于皮肤弹性的丧失，这些区域的皮肤会被推高，使这一区域看上去很胖。然而，大多数人在这一区域几乎没有脂肪。

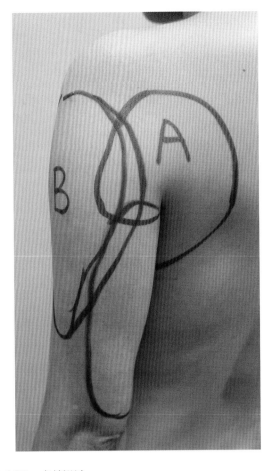

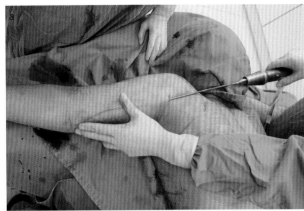

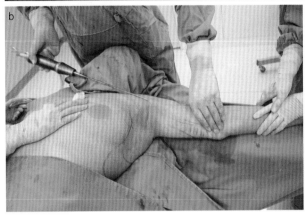

图 4.29 (a、b) 手臂内侧吸脂 (2 张照片)

图 4.28 术前设计

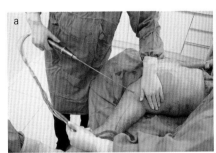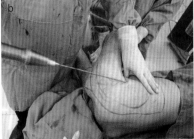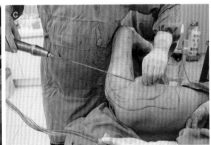

图 4.30 (a ~ c) 抽吸腋窝区 (3 张照片)

术前应告知患者该区域的脂肪量。术后应告知患者结果。

如果患者认为这个区域有大量的脂肪，患者的满意度在手术后会大大降低，尽管这种肿胀是由于皮肤弹性的丧失所造成的。

图 4.31 显示了用于抽吸腋窝前的一些位置。在腋前和手臂之间的折叠区从远处开始抽吸是很好的。如果尽可能在折叠区域进行抽吸，可以避免鼓包。

脂肪应该从浅表脂肪层吸出，用手掌按压这个区域。尽可能多地保持皮肤不动，从深层脂肪层中去除脂肪。手臂可以在 90°的位置抬起，手臂下方的脂肪可以被移除 (图 4.32 ~ 图 4.35)。

图 4.31（a ~ d）腋窝吸脂前（4 张照片）

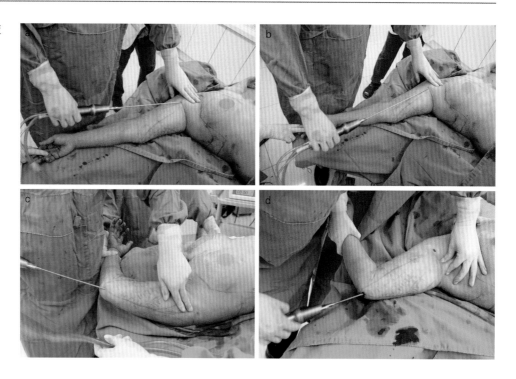

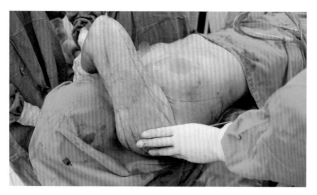

图 4.32 向 90°方向抽吸腋后和背侧区域

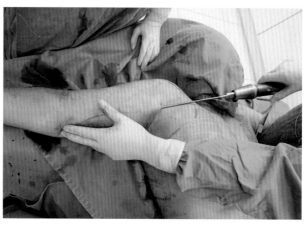

图 4.33 尽可能多的脂肪应该通过用手指按压肘部区域来抽吸

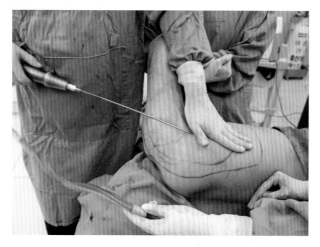

图 4.34 抽吸腋背

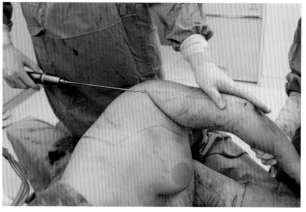

图 4.35 这是抽吸肘部后面的最佳位置

4.12　套管的选择

在进行手臂吸脂时，我更喜欢使用 4mm 的套管。我不使用 3mm 的套管。我 15 年前用过 3mm 的套管。然而，与使用 4mm 套管的操作相比，去除相同数量脂肪需要 2 倍以上的时间，吸脂量也可能存在差异。因此，我建议使用 4mm 的套管吸脂。

如果外科医生熟练使用 4mm 的套管，就不会出现凹凸不平的现象。

4.13　EVA 的使用

当我使用 EVA 吸脂设备时，我通常以 3 的压力进行操作，有时我用 2.5 的压力进行操作，但并不常见。

这种压力选择最终取决于医生个人的习惯。

我有时使用 4 的压力进行操作，这是一种非常强的振动。要习惯 EVA 的这种振动。因此，如果外科医生习惯 EVA 的振动，我建议使用 4 的压力。如果在拇指的内侧和食指的内侧区域形成茧子，这个医生可以被认为是一个善于使用 EVA 的人。当长时间使用 EVA 时，右利手的外科医生的肩膀可能会发生冻结肩。因此，伸展三角肌是很好的缓解动作。按摩肩部周围的肌肉也很好。

4.14　操作过程中使用的捏法

有一些区域是要通过很好地按压皮肤来抽吸深层脂肪层和一些区域的浅层脂肪的（图 4.36）。

需要用手掌广泛按压皮肤，以减少抽吸过程中对皮肤造成抽吸不平整，后期需要修复的情况。

图 4.37 显示了将脂肪捏在一起的情况，用手指捏住皮肤以更精细的方式抽吸脂肪。当脂肪在这个位置被移除时，可以感觉到通过抽吸脂肪从手指上消失，可以更快地完成吸脂。

图 4.36 （a、b）用手掌或手指按压皮肤（2张照片）

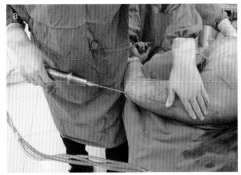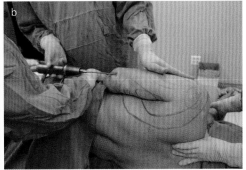

当脂肪从皮肤厚而坚韧的区域吸出时，可以很容易地从所需的脂肪层、深层或浅层进行操作。

在浅层通过用手指广泛地捏住皮肤并控制力量来抽吸脂肪（图4.38）。

在进行抽吸的脂肪层可以通过使用捏法来改变，即使在相同的区域（图4.39~图4.41）。

图 4.37 （a、b)用手指
捏住皮肤（2 张照片）

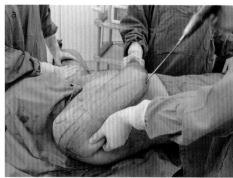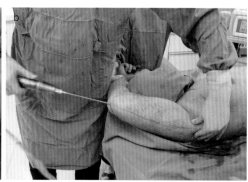

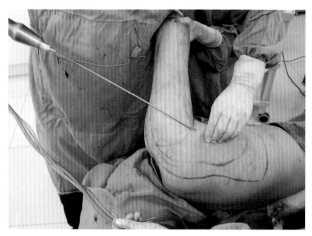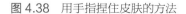

图 4.38　用手指捏住皮肤的方法

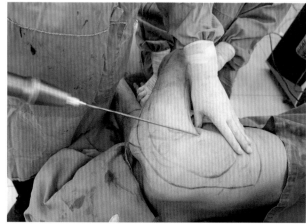

图 4.39　从浅表脂肪层吸出脂肪

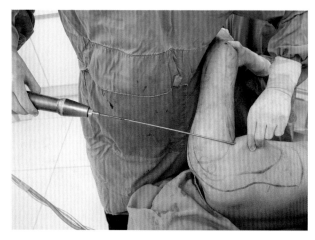

图 4.40　从中间脂肪层吸出脂肪

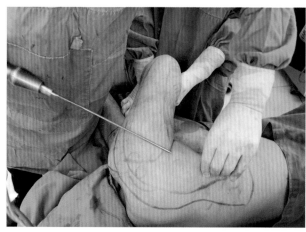

图 4.41　从深层脂肪层吸出脂肪

4.15 EVA 新吸脂理论

在其他已出版的参考书中我已经知道，腹部有强韧的纤维组织，因此不能进行足够的吸脂。

然而，由于临床已经引入了被称为 EVA 的强空气振动设备，因此可以在手掌进行足够的抽吸。EVA 的引入构成了一种新的吸脂理论。

EVA 设备有一个功能，当它接触肌肉时，它停止工作，或者它被困在坚硬的脂肪组织中时它也停止工作。这使得腋前和背侧损伤血管和神经的可能性降低。

进一步地，EVA 的振动功能使皮下脂肪层的组织损伤最小化。因此，如果用这种方式抽吸脂肪行乳房脂肪移植，结果是非常满意的。

许多医生认为使用振动设备去除脂肪是错误的，因为它可能导致大量的脂肪细胞受损。

然而，当我比较手工法和振动法收集的每一批脂肪组织时，发现这两种方法之间没有显著差异。

此外，使用从大腿和手臂收集到的每一批脂肪进行的乳房脂肪移植的存活率是相似的，显示没有显著差异。因此，使用 EVA 设备可以更容易地进行面部或乳房脂肪移植。

4.16 吸脂治疗下垂手臂

下垂手臂可分为两种类型：一种是有大量脂肪和严重下垂（严重下垂手臂）；另一种是脂肪较少和严重下垂较少。

在大多数情况下，下垂的手臂是由于有大量的脂肪。下垂是由于脂肪量过多的重力作用所致。如果有足够的脂肪被抽吸，那么下垂的手臂可能看起来有外部提升效果。

在某些情况下，当皮肤被手指捏住时，下垂仍然存在。然而，一个明确的观点是，它在外部改善了很多。

这种类型的患者也应该穿一件塑身衣，手术后的管理是非常重要的。

在吸脂手术中，用 980nm 的二极管激光照射，将激光探针插入皮下层，可以给下垂的皮肤提供更好的提升效果。

手术后，使用三极射频（RF）+ 低频动态肌肉激活设备（DMA）进行管理，可以帮助增加皮肤弹性。

手术后主动进行手臂锻炼可以带来提升效果和增加弹性。术后一件重要的事情是患者不应该试图在很短的时间内减肥。突然而迅速的损失体重会降低皮肤弹性。

一个脂肪较少和皮肤严重下垂的患者应该接受皮肤切除术。

图 4.42～图 4.45 显示了一位曾经有过下垂手臂的患者，吸脂后手臂有了改善。

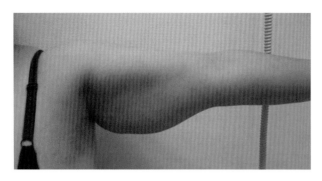

图 4.42　术前

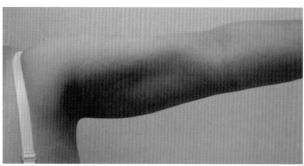

图 4.43　术后 1 个月

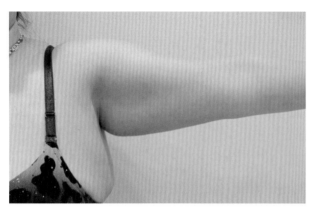

图 4.44　术前

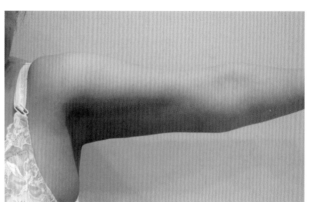

图 4.45　术后 1 个月

4.17　术后管理

（1）穿塑身衣：术后第 3 天。
（2）缝合：术后第 7 天。
（3）术后 1 周：使用超声空化处理。
（4）术后 2 周：添加术后管理。
（5）术后 3 周：可加入三极射频 + 低频 DMA 治疗。

双极射频管理使用 42 ~ 44℃的温度。如果这是在吸脂后皮肤变硬后进行的，患者可能会感到舒适，但硬度会变得更差。这就解释了为什么我不推荐使用双极射频进行治疗。

超声空化在脂肪层的深度降至 10cm，有助于吸脂后硬度的改善。

治疗的一个诀窍是，通过在一端保持皮肤不动并在相反的部位开始治疗，可以减轻疼痛。

如果他真的为患者提供了管理，外科医生可以感觉到术后管理的有用性。

4.18 塑身衣

如果患者的皮肤弹性良好，那么允许患者每天穿 12h 的塑身衣。最好晚上穿，白天脱。

建议穿 12h 的原因是为了防止因连续穿着塑身衣而造成手部肿胀和皮肤损伤。

为维持塑身衣的收缩效果，可每 2 ~ 3 周减少一次其尺寸。

穿 1 个月的塑身衣可以得到满意的结果。

图 4.46 展示了塑身衣生产公司开发的塑身衣及我的特殊设计。这件衣服通过收缩腋窝区域来提供完全的收缩。

图 4.47 和图 4.48 显示患者在手术后穿着塑身衣。整个手臂、腋后部和腋前部压合良好。

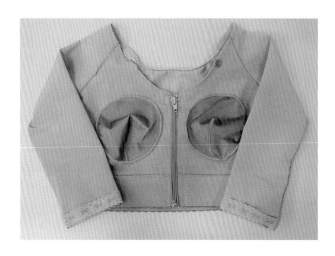

图 4.46 塑身衣

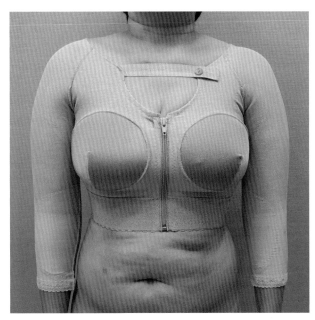

图 4.47 患者穿着塑身衣时的正面

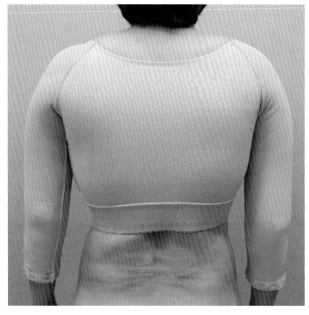

图 4.48 患者穿着塑身衣时的背部

4.19 操作时间

• 肿胀液输注：15min。

- 吸脂时间：一只手臂 20min。
- 总共需要 50～60min。

4.20 吸脂量

关于吸脂量，我已经在一个苗条的模特和吸脂 5000mL 的超重女性身上进行了抽吸。

当从一个 60kg 的女性身上取出超过 1000mL 的脂肪时，吸脂的满意度是很好的。当抽吸超过 1500mL 时，患者非常满意。然而，一些人可能取出小于 600mL 的脂肪时就会感到非常满意，这取决于个体手臂的形状。因此，满意度不能仅用抽吸量来衡量。

4.21 并发症

4.21.1 血清肿

血清肿是一种并发症，有时可能发生在手臂吸脂后。用注射器抽吸后可以看到改善（图 4.49～图 4.51）。

当出现血清肿时，患者会抱怨手臂疼痛和肿胀。如果超声设备不可用，则可以在用注射器进行抽吸时进行检查。

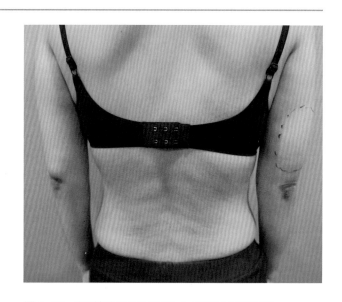

图 4.49 右肘部鼓胀区表现为血清肿引起的肿胀

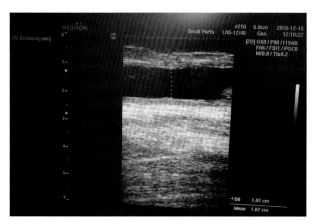

图 4.50 在超声图像上可以清楚地看到这一点

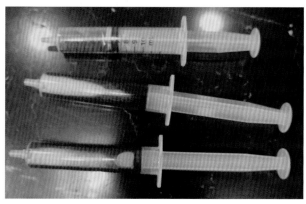

图 4.51 用 10mL 注射器抽吸

4.21.2   炎症

炎症是一种罕见的并发症。我经历过 1 例蜂窝织炎。患者 7 天内服用头孢类抗生素好转。如果恢复延迟，则需要住院治疗。

4.21.3   出血或瘀伤

出血或瘀伤的发生率取决于医生进行手术的技能。手臂出血不多，但可能会出现瘀伤。这应在手术前提前向患者说清楚。

4.21.4   神经损伤

神经损伤是非常罕见的并发症，在大多数情况下不会发生。吸脂后，随着组织变硬，周围神经可能会受压，导致手臂麻木数月。

4.21.5   皮肤色素沉着

皮肤色素沉着可发生在吸脂过浅的皮肤层。

4.21.6   皮肤不规则

皮肤不规则是吸脂后最常见的并发症。应该非常仔细地进行手术。

4.21.7   活动手臂时感到不舒服

当吸脂后组织变硬时，患者可能会在活动手臂时感到不适 1 ~ 2 个月。定期使用各种设备和拉伸进行后期管理是很重要的。

4.22   由于吸脂后皮肤不规则再次手术

在没有进行抽吸的部位，或如果手臂的外侧部分是凸起的，因为吸脂没有对整个手臂进行，手臂可以尝试再次手术。然而，当有太多的粘连或过度吸脂时，重新操作可能是困难的。

病例 1　如图 4.52 所示，操作似乎已经非常成功了。然而，从一个不同的角度来看（图 4.53），可以看出，脂肪不足区域的脂肪已经被去除（图 4.54 ~ 图 4.56）。

用字母 B 标记的蓝色区域显示在此位置上有凸起，表明吸脂的外部效应较小，这是因为此区域没有抽吸，再操作的关键是在这个手掌区域进行足够的抽吸（图 4.57）。

手臂看起来更长，当在红色区域 A 进行足够的抽吸时，手臂的线条是美丽的。在这张照片中，A 区实际上显示出抽吸不足。

病例 2　在这种情况下，在肘部只通过一个切口吸脂（图 4.58 ~ 图 4.62）。

手臂下部（手臂后部）进行抽吸，形成曲线。三角肌区（即手臂外侧部分）、肱三头肌区、抽吸不足，导致皮肤不规则。

抽吸不在腋窝和手臂后部相遇的上部区域进行。

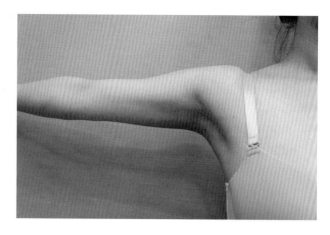

图 4.52　吸脂术后手臂内侧

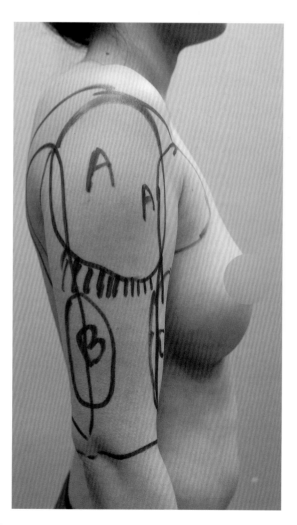

图 4.53　手臂的侧面

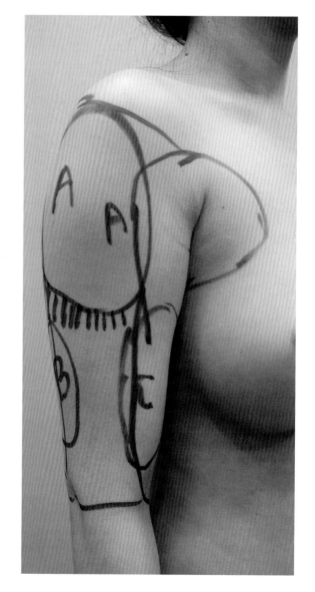

图 4.54　三角肌延伸

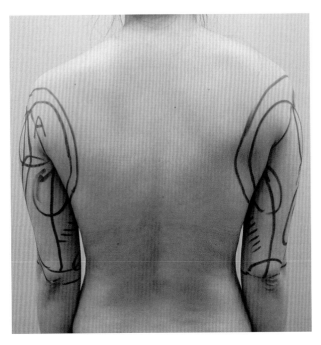

图 4.55 手臂后部

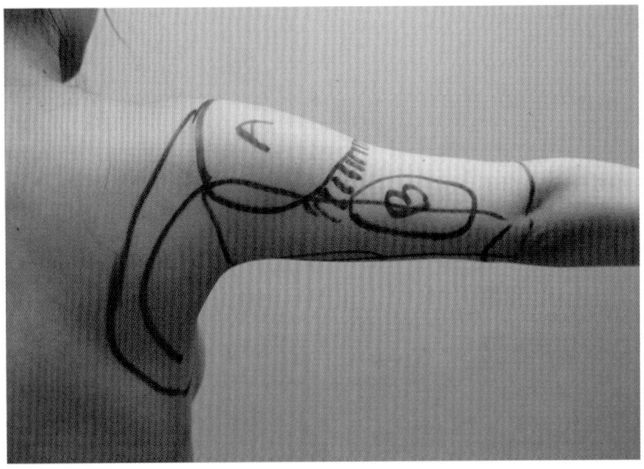

图 4.56 把手臂举起来。显示三角肌、肱二头肌。画的区域表示这两块肌肉之间的边界

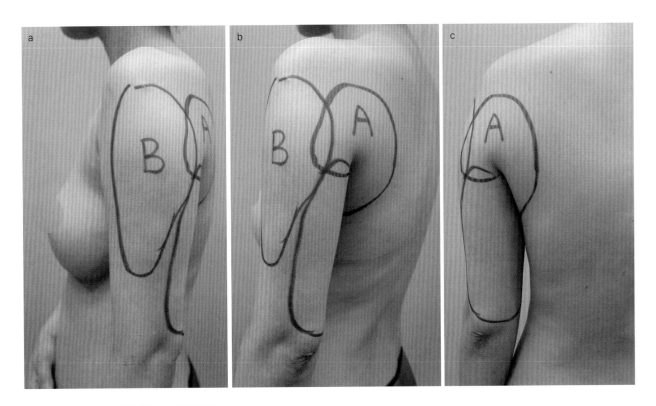

图 4.57 （a ~ b）侧后位（3 张照片）

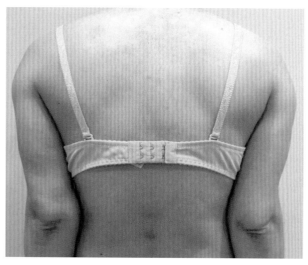

图 4.58　再次手术前

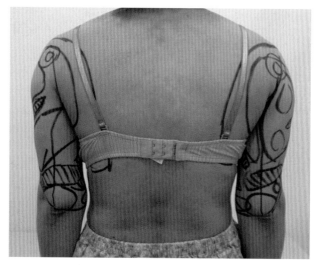

图 4.59　设计

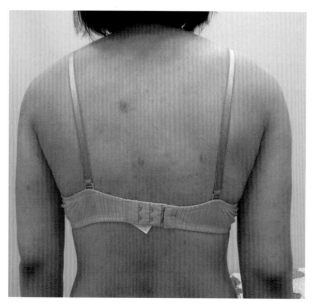

图 4.60　重新手术后

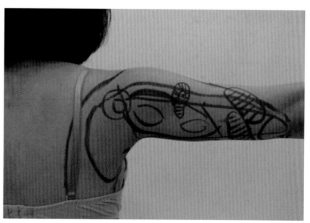

图 4.61　右臂吸脂的设计

在设计阶段，我标记了大部分脂肪残留的区域。我还用斜杠标出了过度吸脂的区域。

我标记了肌肉之间的边界区域。考虑到这些问题，我再次进行了手术。

在进行再次吸脂术的情况下，皮下脂肪由于先前吸脂术后处于硬化状态。因此，需要使用脂肪超声乳化设备（Ultra-Z）将肿胀液和硬化脂肪乳化成软脂肪。

我建议在再次手术的操作中使用 4mm 的吸力套管，而不是 3mm 的。

病例 3　三角肌区域是手臂的外侧部分，抽吸不足，导致外侧部分隆起。有皮肤不规则的情

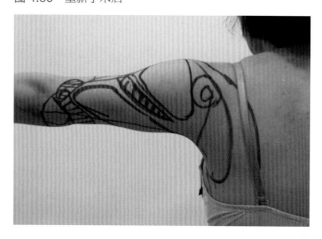

图 4.62　左臂吸脂的设计

况，因为靠近腋下的区域也没有足够的抽吸。考虑到这些点，我进行了再次手术（图 4.63 ~ 图 4.71）。

案例 4 这一病例，没有进行 360° 吸脂（图 4.72 ~ 图 4.76）。

严重的皮肤不规则，可以看到有一个过度吸脂的区域和一个被吸薄的区域。吸脂未在一个层次进行。

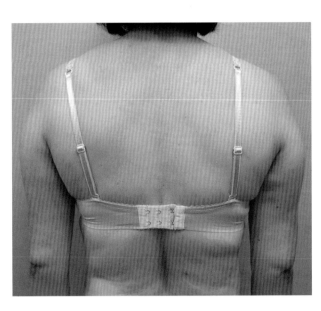

图 4.63 术前

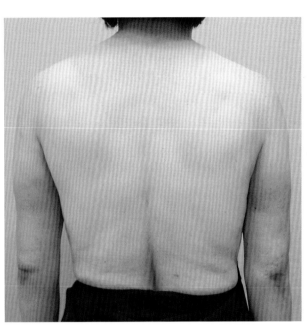

图 4.64 术后

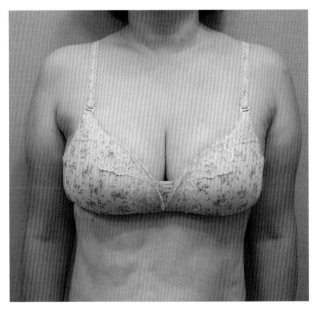

图 4.65 术前

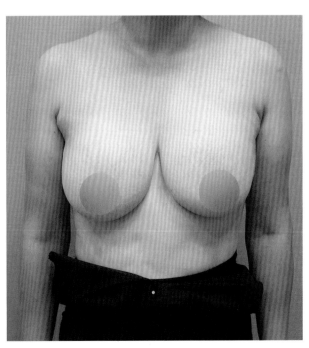

图 4.66 术后

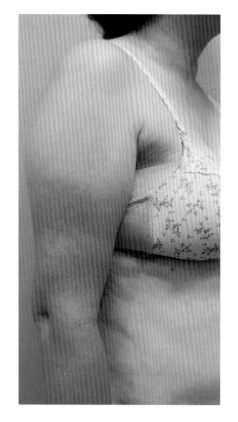

图 4.67 术前

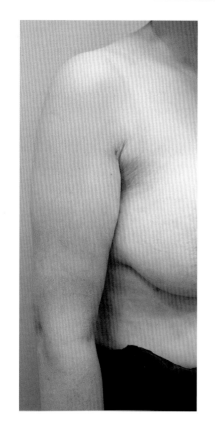

图 4.68 术后

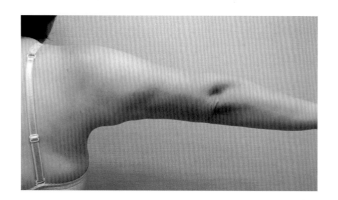

图 4.69 术前

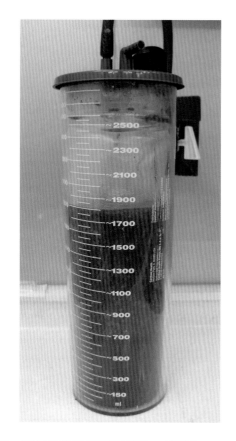

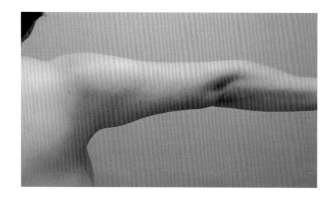

图 4.70 术后

图 4.71 再次手术时被清除的脂肪，吸脂量 1100mL

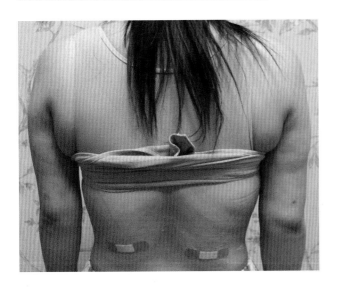

图 4.72　手臂后面

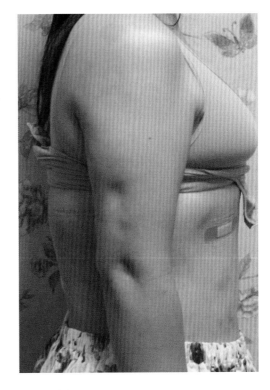

图 4.73　手臂侧面

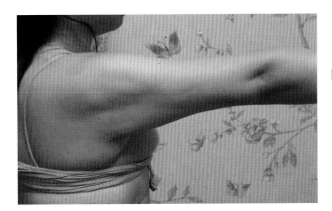

图 4.74　侧臂下部

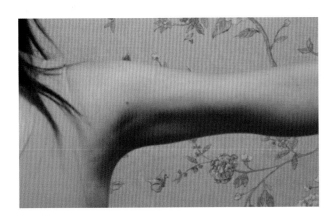

图 4.75　手臂内侧

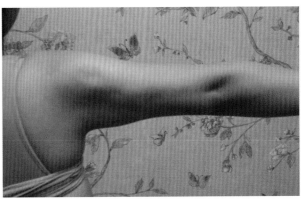

图 4.76　手臂外侧

4.23　手术前后对比

　　病例 1　图 4.77 ~ 图 4.82 从不同角度展示手术前后。

　　即使在进行了足够的 360° 吸脂时，从不同的位置观察，也可以得到满意的结果。

　　病例 2　图 4.83 和图 4.84 显示，当吸脂手术持续到腋下和手臂 360° 吸脂时，斜方肌看起来更小。侧部几乎变直，使肩部看起来更窄。

　　病例 3　患者如图 4.85 和图 4.86 所示，与病例 2 相同。

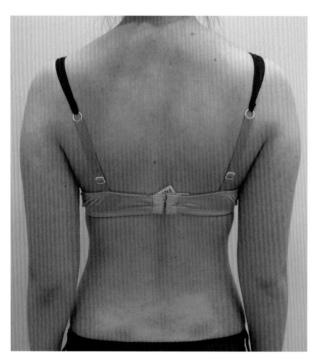

图 4.77　术前

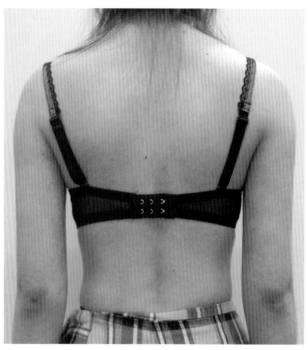

图 4.78　术后

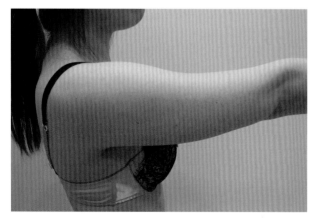

图 4.79　术前

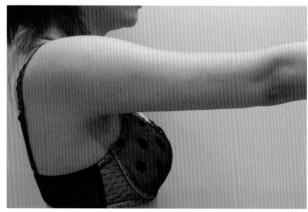

图 4.80　术后

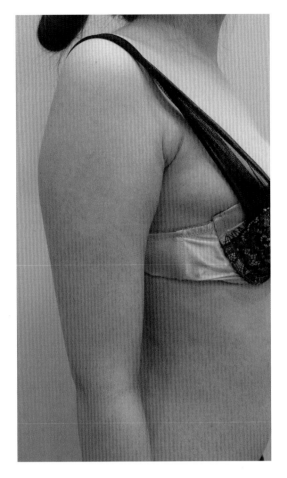

图 4.81 术前

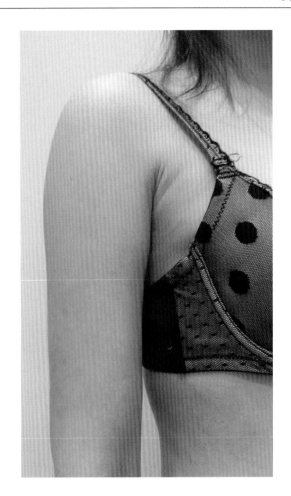

图 4.82 术后

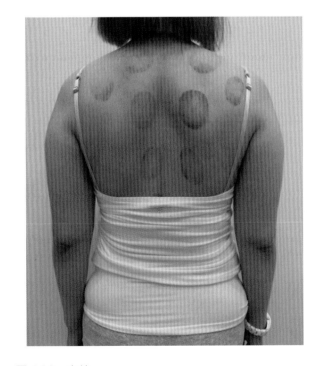

图 4.83 术前

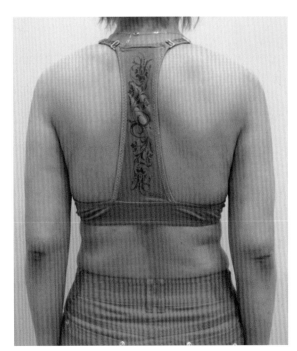

图 4.84 术后

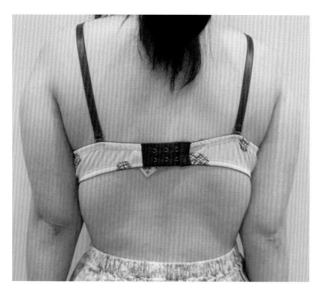

图 4.85　术前

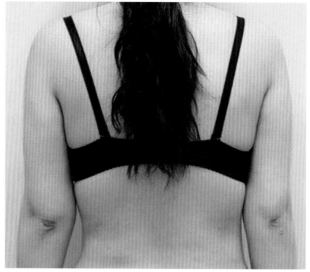

图 4.86　术后

案例 4　在这种情况下（分别为图 4.87、图 4.88），吸脂量为 2000mL。肩线和手臂变得笔直，使上身看起来更小。

病例 5　图 4.89 和图 4.90 显示患者术前和术后。

病例 6　图 4.91 和图 4.92 显示了当手臂被举起 90° 时的自然线条。肘部也显示出自然的线条。

病例 7　当手臂从侧面看时，背部似乎是直的，使手臂看起来更长（图 4.93、图 4.94）。手臂的后部是"溜溜球效应"最小的区域。

病例 8　手臂下垂的面积在大多数情况下是由于脂肪重量造成的（图 4.95）。因此，只要充分吸脂，手术后就可以解决皮肤下垂的问题（图 4.96）。

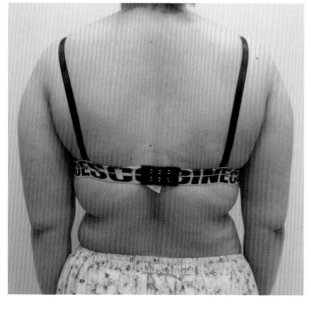

图 4.87　术前

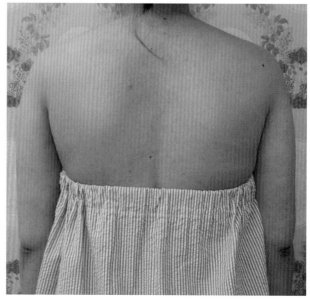

图 4.88　术后

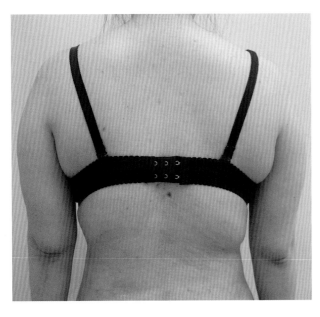

图 4.89　术前

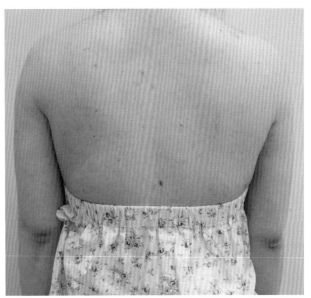

图 4.90　术后

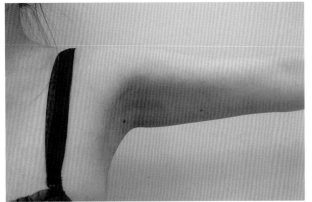

图 4.91　术前

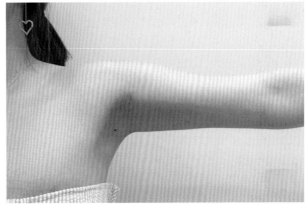

图 4.92　术后

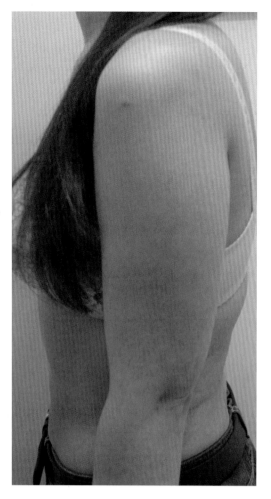

图 4.93　术前

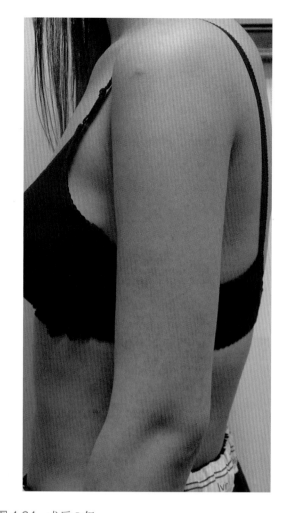

图 4.94　术后 3 年

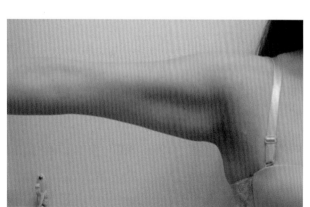

图 4.95　术前

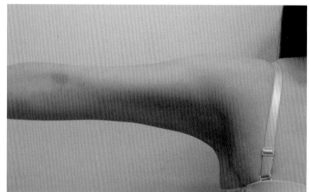

图 4.96　术后

5 腹部和比基尼区吸脂术

如图 5.1 所示，健康、苗条的模特的腹部线条自然。

这是所有女人都梦寐以求的曲线！

是所有做吸脂术医生梦寐以求的一条线！

我将上半身分为腹部和比基尼区。腹部字面上意思是有腹肌的区域。比基尼区是指从外侧腹部开始，包括腰部、背部（内衣线以下）和上臀部区域的区域。

现在的吸脂图书将这部分分别描述腰部和背部，但我称这两个部位为"比基尼区"。我把比基尼区这个名字第一次引入韩国。我建议医生同时进行腰围和背部手术（图 5.2 ~ 图 5.5）。

比基尼区吸脂效果非常好，没有太大的"溜溜球效应"，患者术后满意度非常高。腹部吸脂术和比基尼区吸脂术可以有效使用我的多方向、多位置（MDMP）吸脂术。

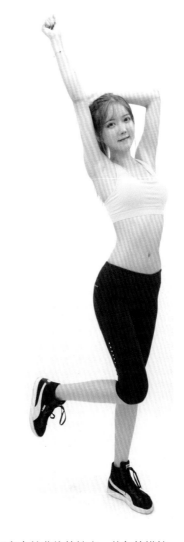

图 5.1　拥有自然曲线的健康、苗条的模特

© Springer Nature Singapore Pte Ltd. 2018

J.Y. Park, *Liposuction*, https://doi.org/10.1007/978–981–10–6860–7_5

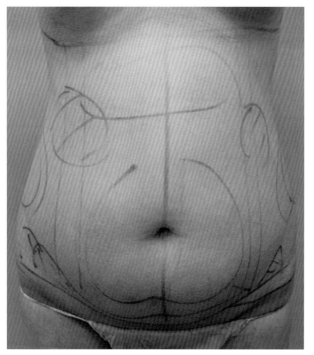

图 5.2　术前（正面）

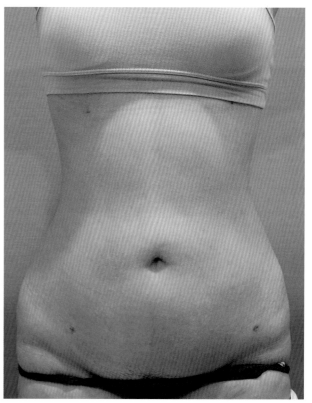

图 5.3　术后（前视图）

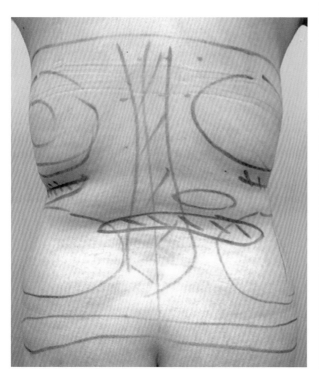

图 5.4　术前（后视图）

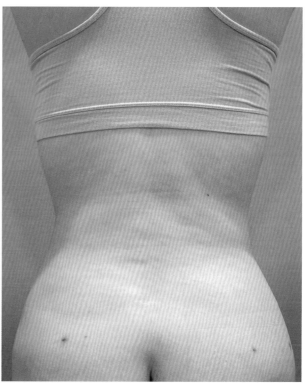

图 5.5　术后（后视图）

5.1　解剖知识与实际吸脂的差异

腹部皮下脂肪层被筋膜隔开。上腹部分为3层，下腹部分为4层。中间部分为腰部的纤维组织。

吸脂需要在考虑到这些解剖知识的情况下进行。腰部和上腹部的脂肪很难去除，因为上腹部的纤维组织比下腹部多，所以在吸脂时出血较多，疼痛较重。

由于这些原因，在腰部和上腹部注入肿胀液时，肾上腺素和利多卡因的浓度需要更高。

然而，随着吸脂设备的发展，腹部吸脂的概念和理论也在发生着变化。

腹部按筋膜在解剖上分为3~4层。然而，在吸脂手术中，超声（USG）显示的脂肪和纤维组织的数量更为重要（图5.6~图5.8）。

图5.6　腹部解剖图

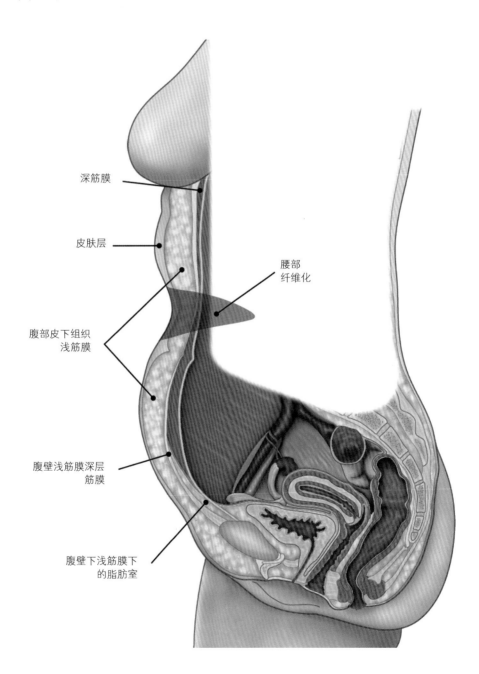

深筋膜

皮肤层

腰部
纤维化

腹部皮下组织
浅筋膜

腹壁浅筋膜深层
筋膜

腹壁下浅筋膜下
的脂肪室

我可以有把握地说，在吸脂过程中，用筋膜区分皮下脂肪层是毫无意义的。

众所周知，腰部的纤维组织较多，脂肪很难去除，而且抽吸时疼痛也会较重，但随着振动设备的发展，这一问题得到了缓解。

图 5.7　上腹部超声图像

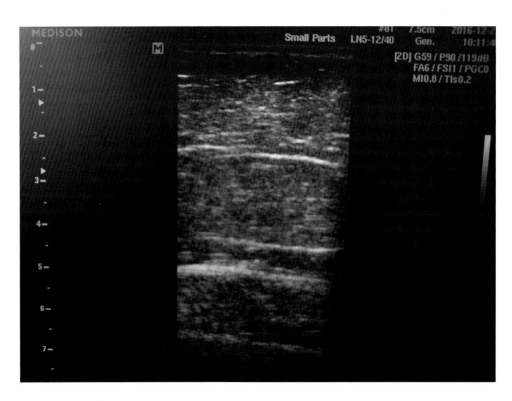

图 5.8　下腹部超声图像

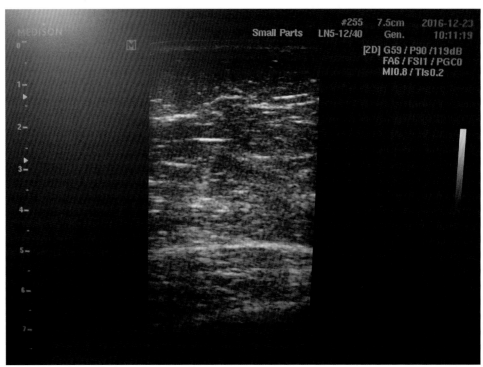

5.2 腹部和比基尼区吸脂术

5.2.1 脂肪厚度

比基尼区的面积非常大，而且是立体的，因此只通过超声测量脂肪的厚度是毫无意义的。预期吸脂量实际上可以通过目测和捏测来测量，捏测是指用手测量脂肪厚度。

通过腹部的范围和皮下脂肪层的厚度，可以衡量出预期的腹部吸脂量。

超声检查可方便地测量腹部皮下脂肪层。一些医生使用捏测法测量皮下脂肪层的厚度，但这是不准确的，也是不科学的。

当患者的皮肤弹性较差时，捏测法可能不准确。在这种情况下，可以测量厚度，而不是实际的脂肪量。另一个错误是，通过捏测试验测量的脂肪量，可能会因手指可以捏测的量不同而有所不同。

通常情况下，在超声检查中，当脂肪厚度超过 2.5cm 时，我才会进行手术，但这不是确定手术唯一的原则。我是根据各种因素和条件来决定是否进行手术的。

超声检查的好处在于，我可以通过了解突出腹部皮下脂肪层的比例，提前向患者解释吸脂的预期效果。

腹部吸脂是将皮下脂肪层的脂肪抽出。因此，如果患者有严重的内脏肥胖或腹部突出，由于肌肉松弛，腹部肌肉突出，那么满意度水平可能会较低。在某些情况下，甚至无法进行手术。

如果计算出皮下脂肪层占腹部的量，则有助于预测预期的吸脂效果。

另外，患者可能会认为如果上腹部比下腹部突出，那么手术后上腹部会比下腹部瘦。但是，如果根据超声检查，上腹部脂肪量小于下腹部脂肪量，则可以告知患者术后上腹部吸脂术的手术效果可能劣于下腹部吸脂术（图 5.9～图 5.11）。

在看上腹部时，它比下腹部突出更多，但其实上腹部的脂肪更多。

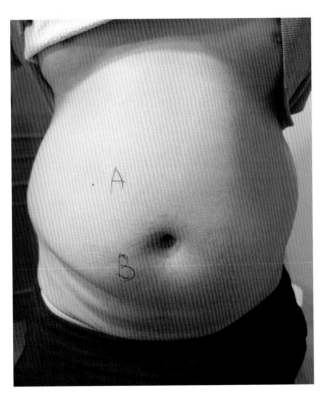

图 5.9　腹部图像

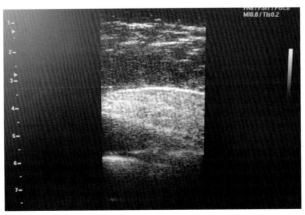

图 5.10　脂肪厚度为 3.0cm

图 5.9 病例为男性患者，其腹部似乎比其实际皮下脂肪层比例凸出更多，这是由腹直肌凸出引起的。我把这种腹部叫做"蝌蚪腹部"。

5.2.2　脂肪与纤维组织的耦合度

脂肪和纤维组织之间的耦合度在个体间差异很大。当耦合变得更强时，操作变得困难。在吸脂前最好通过超声检查了解纤维组织的数量。

5.2.3　皮肤弹性

吸脂后皮肤弹性下降。对于腹部脂肪较多患者，通过吸脂术皮肤可以得到提升，使下垂的腹部从外部看起来更好。然而，即使在吸脂之后，皮肤弹性本身并没有改善。

因此，对于皮肤弹性非常差的患者，应该根据脂肪量来决定是否吸脂（图 5.12、图 5.13）。

- 有的皮肤褶皱在吸脂后消失，这是因为患者的皮肤弹性很好。
- 吸脂量：腹部 + 比基尼区 5000mL。
- 图 5.12 是患者晒出来的比基尼区痕迹。吸脂术后 6 个月她去度蜜月了。
- 我命名的比基尼区吸脂术的灵感源自这个患者。

图 5.15 这位女性 50 多岁，患有退行性关节炎和心绞痛。我做了分阶段手术以降低手术风险（图 5.14）。先做下腹部吸脂，2 天后再做上腹部吸脂（图 5.15）。

术后 1 个月拍摄的照片中没有看到腹部下垂（图 5.16）。

这个患者表明，即使皮肤下垂很严重，只要腹部脂肪量大，皮肤弹性好，也可以进行吸脂术。

吸脂量为 2000mL。

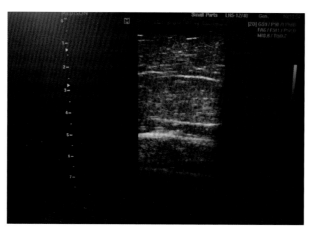

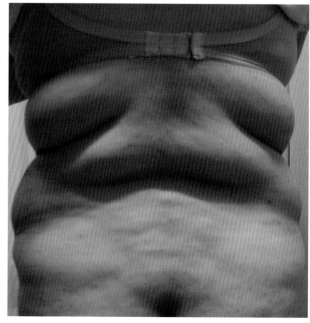

图 5.11　脂肪厚度为 5.0cm

图 5.12　术前

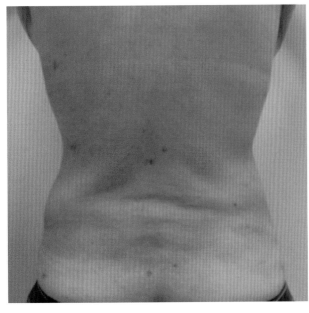

图 5.13　术后

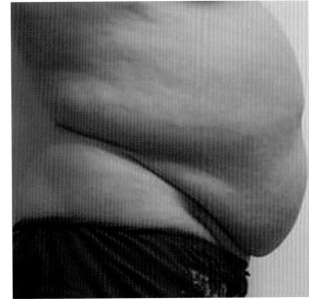

图 5.14　术前

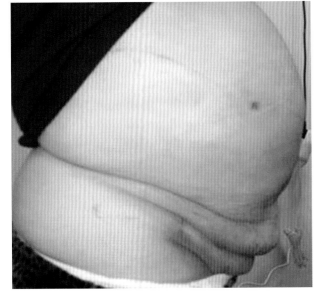

图 5.15　术后第 2 天

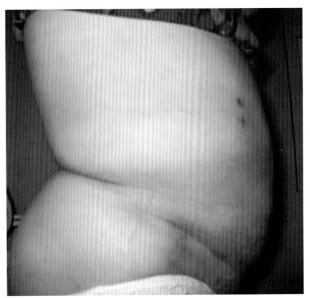

图 5.16　术后 1 个月

5.2.4　脂肪随年龄的变化

在大多数情况下，对于 50 岁以上的患者吸脂术更容易和更简单，因为，这类人群的纤维组织变得更柔软。我还没有证实这种软化是否是由雌激素的变化引起的。可以确定的是，对于 50 岁以上的患者很容易进行吸脂术。

5.2.5　脂肪细胞变化的影响

如果两名患者的体重和脂肪量相近，那么在短时间内体重增加的患者更容易进行吸脂术。我认为这也与脂肪和纤维组织之间的耦合度有关。

5.2.6　腹部折线

与那些习惯保持背部挺直的人相比，那些驼背、胸部大、肋骨突出的人在把上半身向前弯曲时，腹部会有一条折线。吸脂后这条折线会加重，应该小心。

图 5.17 这名患者的肚脐周围有许多皱纹，上腹部有一条折线。因此，我只进行了比基尼区吸脂，没有进行腹部吸脂（图 5.17、图 5.18）。

5.2.7　胸罩周围区域的皮肤弹性

当背部皮肤弹性较差时，戴上胸罩，脂肪会在胸罩边缘凸出。人们可能误认为，由于这种凸出，脂肪比实际的要多。因此，这需要在手术前提前向患者解释，使患者了解手术后的效果。

根据捏测试验，背部看起来似乎有大量的脂肪（图 5.19）。但在超声检查中，其实背部只有很少的脂肪（图 5.20）。

对比前后照片时，可以看出线纤细了很多。然而，胸罩线周围的背部区域没有太大的变化（图

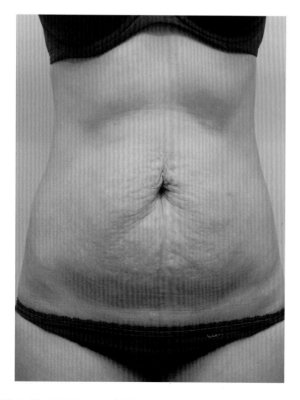 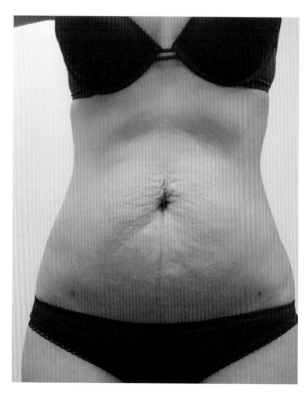

图 5.17　比基尼区手术前　　　　　　　　　　　　图 5.18　比基尼区手术后

5.21 ~ 图 5.24）。

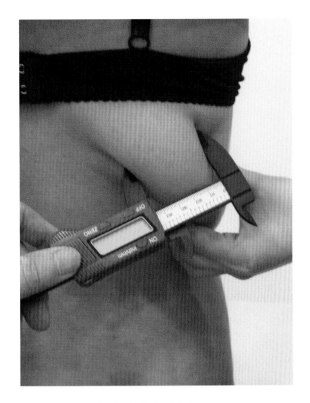

图 5.19　捏测试验测得的脂肪厚度为 4.0cm

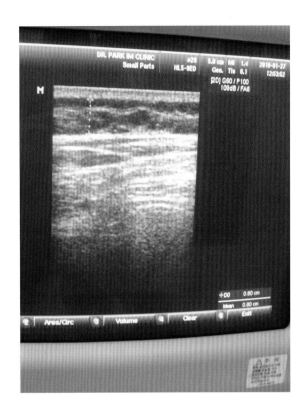

图 5.20　超声检查的实际脂肪厚度为 0.8cm

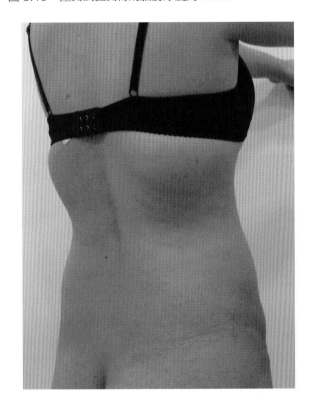

图 5.21　比基尼区手术前（45°视野）

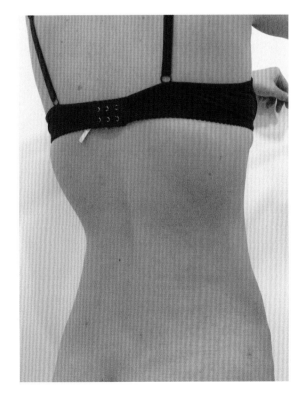

图 5.22　比基尼区手术后（45°视野）

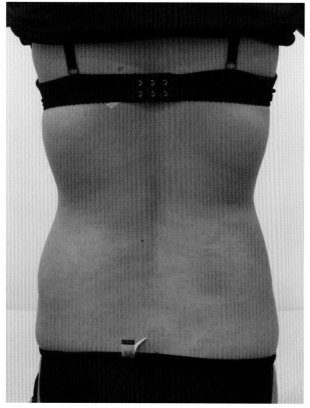
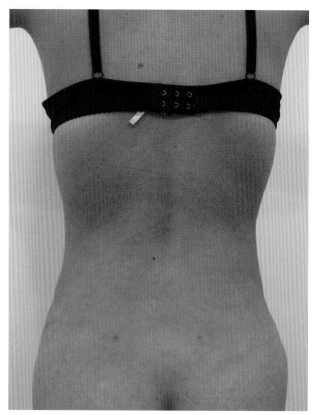

图 5.23　比基尼区手术前（后视图）　　　　　图 5.24　比基尼区手术后（后视图）

5.2.8　腹肌紧张

怀孕或分娩的女性和腹腔内压力增加的男性，肌肉变薄并向两侧伸展，导致腹部凸出。
在这种情况下，应在手术前通过超声预先测量肌肉厚度和脂肪厚度。

5.3　术前拍照

前后图片需要从不同角度拍摄。最好让患者以 45° 为间隔向一个方向转动拍照（图 5.25）。

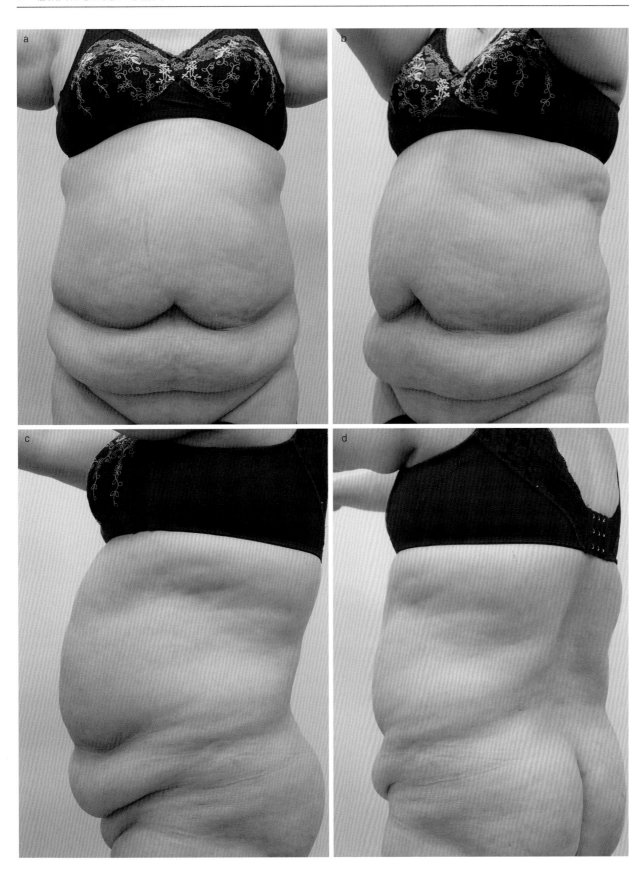

图 5.25 （a ~ h）拍照时的位置（8 张照片）

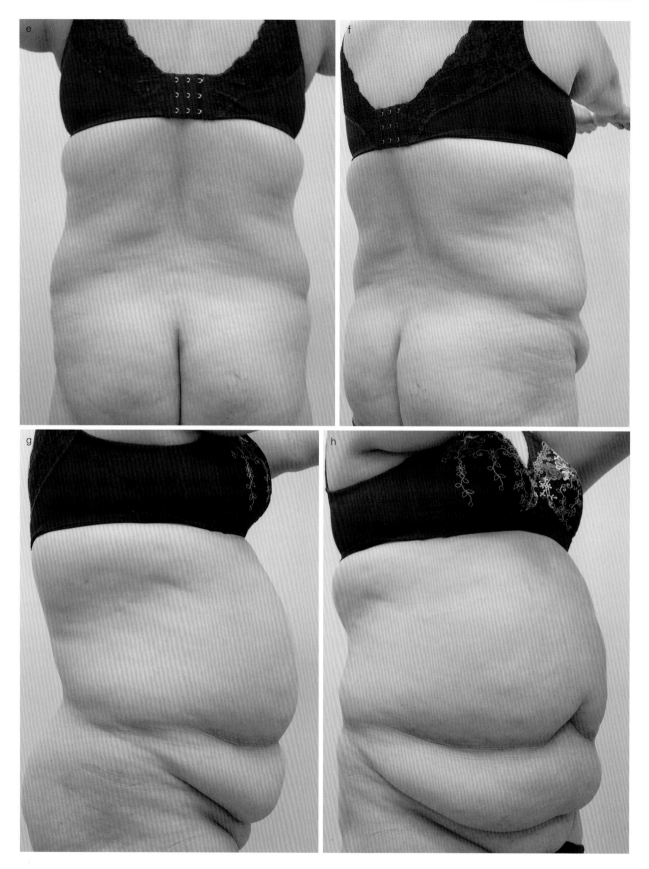

图 5.25 （续）

5.4　术前设计

每个人的腹部形状都不一样。在设计时需要考虑到这一点（图5.26、图5.27）。

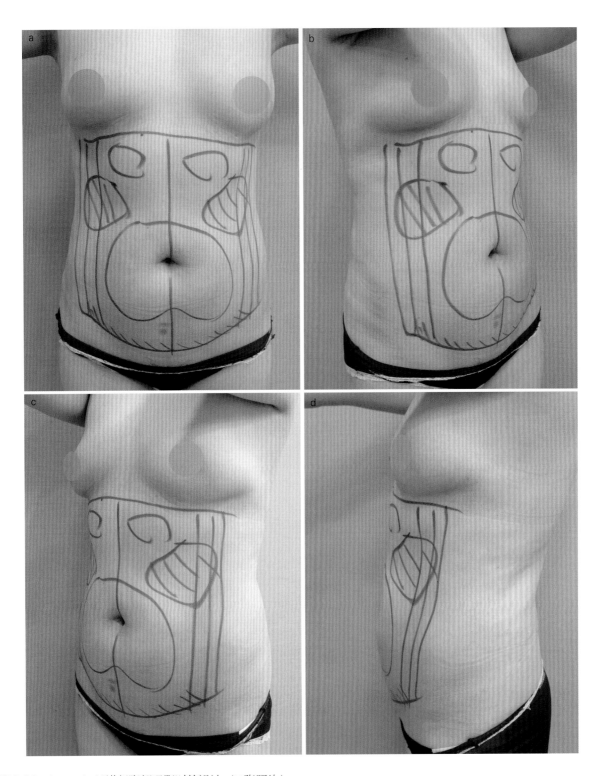

图 5.26　（a ~ e）只进行腹部吸脂时的设计（5 张照片）

图 5.26（续）

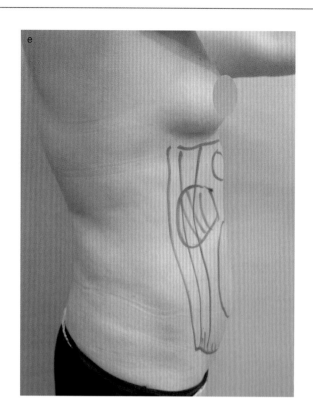

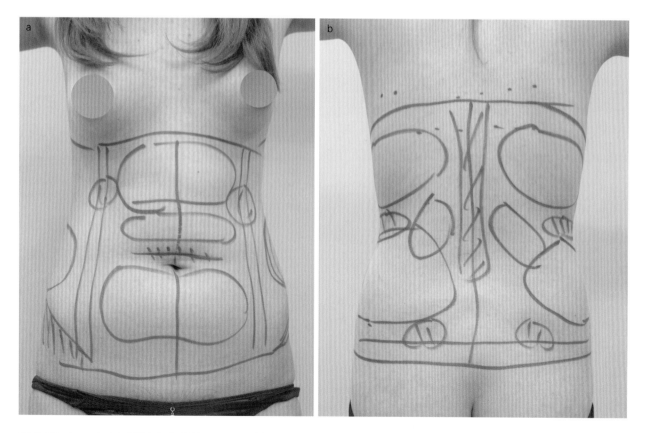

图 5.27（a、b）同时做腹部和比基尼区吸脂时的设计（2 张照片）

5.5 消毒和术前准备

图 5.28 显示了一个完成了所有的准备工作的患者。使用碘伏从患者的颈部消毒到手腕。下半身的消毒到小腿区域。

这个患者在另一个诊所接受了腹部吸脂术。她对碘伏表现出过敏反应，导致她的小腿处出现严重皮肤瘢痕和色素沉着（图 5.29）。这是一个非常罕见的病例，已被报告给一所大学医院。她在我的诊所接受了手臂吸脂术。我用苯扎溴铵对这个患者进行消毒。

应在患者的手背留置静脉留置针。手术期间静脉输液（通常我使用 D/W 500mL）应限制在 100mL/h 以下。

由于肿胀液本身增加了血容量，应避免再通过静脉补液增加血容量。

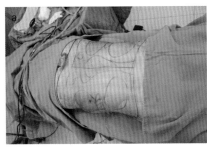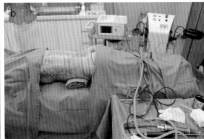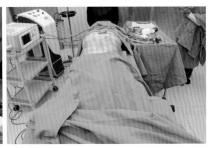

图 5.28 （a ~ c）进行术前准备（3 张照片）

图 5.29 患者对碘伏过敏而引起的皮肤色素沉着和瘢痕

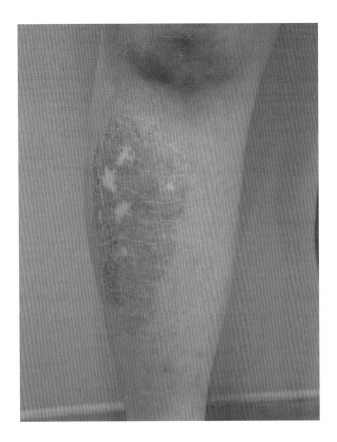

5.6　手术室设置

手术工具应放置在手推车上，手推车位于手术台右侧。EVA 抽吸器与输液泵放在操作台的左侧（图 5.30、图 5.31）。

应特别注意确保手术工具和硅胶管不会从手推车上掉落（图 5.32）。

应额外准备抽吸套管、消毒纱布、碘伏容器、MES 和剪刀。

当在腹部吸脂术中首次注入肿胀液时，应将患者置于俯卧位。背部和臀部中间区域的高度差异变得明显，这是因为背部中间区域低于臀部，用卷起的无菌巾托住腹部（图 5.33），可以缓解这种高度差异，使肿胀液在俯卧位时更容易注入。

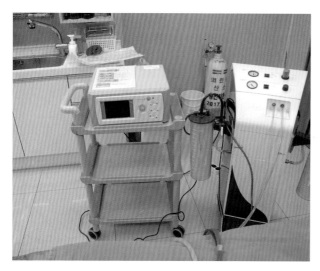

图 5.30　操作设备

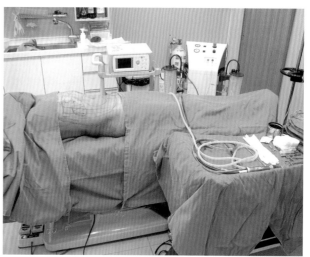

图 5.31　手术室设置

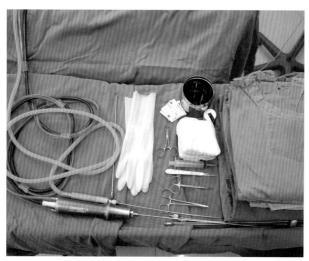

图 5.32　手推车上的手术器械

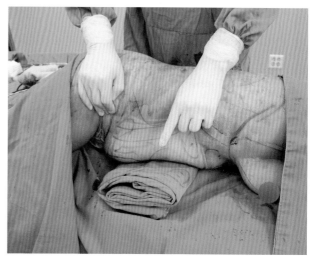

图 5.33　腹下

5.7　肿胀液

- 生理盐水 1L+ 肾上腺素 1.5mg+2% 利多卡因 30mL+ 碳酸氢钠 10mL。
- 腹部：平均使用 1500 ~ 2000mL。
- 比基尼区：平均使用 2000 ~ 3000mL。
- 腹部 + 比基尼区：平均使用 3000 ~ 4000mL。

在背部区域，我使用 1.5 安瓿肾上腺素，其浓度比腹部和腰部增加 50%。由于背部区域的皮肤较厚，脂肪比其他区域少，所以应该从靠近肌肉的脂肪层和靠近皮肤的脂肪层中吸出脂肪。增加肾上腺素浓度以减少出血。

如图 5.34 中的 A 区所示，如果肿胀液注入太靠近皮肤，皮肤就会变白。在这种情况下，过于浅表的脂肪被吸出的可能性增大，这可能导致皮肤不平整。

图 5.34 中的 B 区表明肿胀液没有 A 区灌注多，皮肤变白。在 B 区，出血和挫伤较少发生。最好在距离皮肤层 5mm 以上的脂肪层吸出脂肪。因此，建议不要将肿胀液注入得太接近皮肤（图 5.34）。

在吸脂过程中，如果吸脂时没有将肿胀液注入到靠近肌肉的深层脂肪层，可能会发生出血和淤青。

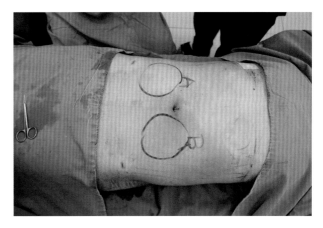

图 5.34　比较 A 区和 B 区的图片：A 区是肿胀液注入得太靠近皮肤的区域；B 区是肿胀液注入适当的区域

5.8　麻醉

最初注射 0.4mL 氯胺酮，然后注射 6 ~ 7mL 丙泊酚。在这一阶段之后，我间歇性使用丙泊酚，每 4min 注射 4mL，这是一个平均用量。根据患者的不同，我每 2min 注射 4mL 或每 6min 注射 4mL。

我在手术过程中根据具体情况另外加注 0.4mL 氯胺酮 3 ~ 4 次。

手术可以用肿胀液的麻醉效果下进行；因此，如果患者不想要睡眠麻醉，那么手术可以进行局部麻醉。

应避免全麻，因为它具有低血管收缩作用，会增加出血量，更重要的是，患者在手术过程中不能变换各种体位。

此外，腹部吸脂术的全身麻醉会麻痹腹直肌，腹直肌力量减弱可能会导致吸脂内套管插入腹膜内，从而可能导致腹膜炎。因此应避免全麻。

5.9　切口位置

　　腹部吸脂的切口位置有两个，分别在乳房下皱襞的左、右侧。可做两个切口，下腹部左、右各一个。切口也可以在肚脐周围做。

　　如果是比基尼区，需要切开的部位为：髋部外侧各一处，一个在髋骨中间，一个在背部的中间围绕胸罩线，一个在臀部上方区域的外侧。通过这些切口部位注入肿胀液，考虑脂肪的运动，而进行MDMP吸脂（图 5.35 ~ 图 5.37）。

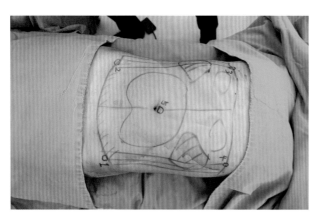

图 5.35　腹部切口处

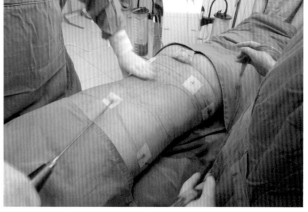

图 5.36　背部和腰部的切口

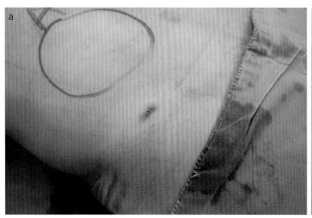

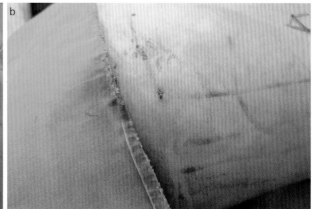

图 5.37　（a、b）切口缝合后（2 张照片）

5.10 切开方法

使用 MES 做一个 3mm 的切口。皮下组织切口，即皮肤切口下方切口，比皮肤切口大，这一点很重要。这是因为吸脂套管可以很容易地通过皮肤切口插入。

剪刀通过 3mm 切口插入皮下脂肪层，扩大皮下脂肪层的切口尺寸（图 5.38）。

我在手术后直接缝合切口。有些医生在术后 1～3 天缝合切口。不过，我不建议这样做。如果脂肪抽吸过程中没有出血，就可以直接缝合切口区域。如果没有缝合，患者就不能穿塑身衣，必须用弹力绷带包扎，这可能会导致皮肤不平整。此外，红色溶液可能通过切口部位流出，滴落到地面，使患者感到不适和焦虑。

我最初做吸脂术时是在术后的第 2 天缝合，当我开始吸脂术 2 年后。我开始在手术后直接缝合切口，这对手术结果无危险或不良影响。因此，我建议手术后立即缝合切口部位。

患者体内留下的肿胀液并不重要，因为它会被机体吸收并被适当地排出体外。肿胀液不必在手术后挤出。

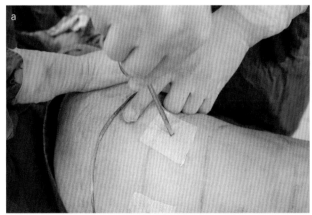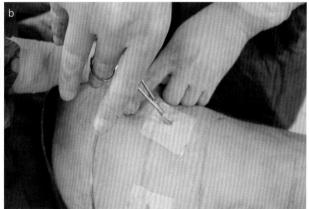

图 5.38 （a、b）用剪刀扩张皮下脂肪层内的切口部位（2 张照片）

5.11 操作方法

5.11.1 使用 MDMP 方法注入肿胀液

MDMP 方法是指在不同的方向注入肿胀液，并在不同的位置注入肿胀液。

比基尼区是有效使用 MDMP 方法的区域。MDMP 方法之所以重要，是因为它确实对减轻手术过程中疼痛和减少出血至关重要。

一名体重 60kg 的患者腹部吸脂注射的肿胀液的量是 1500mL，比基尼区吸脂注射的肿胀液的量是 2000～3000mL，腹部和比基尼区联合吸脂注射的肿胀液的量是 3000～4000mL。

在腹部吸脂时，若在输注肿胀液后 15min 开始抽吸，则吸出的红色溶液的数量会减少，吸出的脂肪所含血液较少。

在比基尼区吸脂时，等待 15min。然而，我认为这并不重要；因此，输注肿胀液后，我直接开始吸脂，仍然可以吸出含有较少血液的黄色脂肪。

下面说明显示了在肿胀液输注中使用的几个位置。还有额外的位置，由于每个医生喜欢的体位不同，如果将每个医生的体位结合起来，就可以完成一个非常高质量的手术了。

5.11.1.1　卧位

图 5.39 显示在俯卧位置的不同方向注入肿胀液。弯曲形的套管针比直线形的套管针更好。这种弯曲的形状有助于将套管穿过背部中部的凹陷区域插入到最远的区域。

首先，在这个位置向多个方向注入肿胀液。然后，将患者的体位改为侧卧位，向背部注入额外的肿胀液。当这一步骤完成后，肿胀液被均匀地注入所有脂肪层；因此，从背部吸脂时不会出血。

事实上，在背部区域进行腹部吸脂比基尼区吸脂时出血量最少。

然而，注入的肿胀液量不足时，在背部区域的吸脂可能会很困难。这就解释了为什么其他诊所发现很难在背部进行吸脂术。

5.11.1.2　侧卧位

如图 5.40 所示，在以字母 A、B 和 C 标记的区域，当患者在手术过程中改变到侧卧位时，脂肪似乎会向下扩散。

如果在俯卧位时已经向 A 区注入肿胀液，则还应在侧卧位时注入肿胀液。这有助于更完整的肿胀液输注，因为肿胀液可以均匀地注入所有脂肪层。

在侧卧位输注肿胀液（图 5.41），要将患者侧身，这是很重要的。

通过图 5.41 处的切口，向多个方向注入肿胀液。很难将套管从切口部位插入到最远的区域，如图 5.41 所示。因此，外科医生需要努力训练，以顺利地插入套管。

必须用弯曲形的套管穿过浅表脂肪层，并朝向图 5.41b 所示的中间区域，以便于套管从切口部位插入到最远的区域。

肿胀液可以通过图 5.41a ~ c 所示的切口注入，也可以通过侧面的输注孔输注，如图 5.41h、i 所示。

对于图 5.41a 所示的切口区域，最好通过图 5.41h 的切口输注肿胀液较好，在吸脂时也是如此。

如图 5.41i 所示，很容易将肿胀液注入腰部最凹陷区域的深层脂肪层。

如图 5.42 所示，在手指所指的区域切开一个口。通过这个切口，肿胀液可以再次注次到图 5.41a 和图 5.41i 所示的切口区域。

5.11.1.3　仰卧位

在这个仰卧位，肿胀液可以注入整个腹部（图 5.43）。肿胀液也可以注入到腰部和背部区域（图 5.44）。

在大多数情况下，切口可以在图 5.44a、b 所示的区域进行。必须在乳房下面的区域切口，如图 5.44c、d 所示。

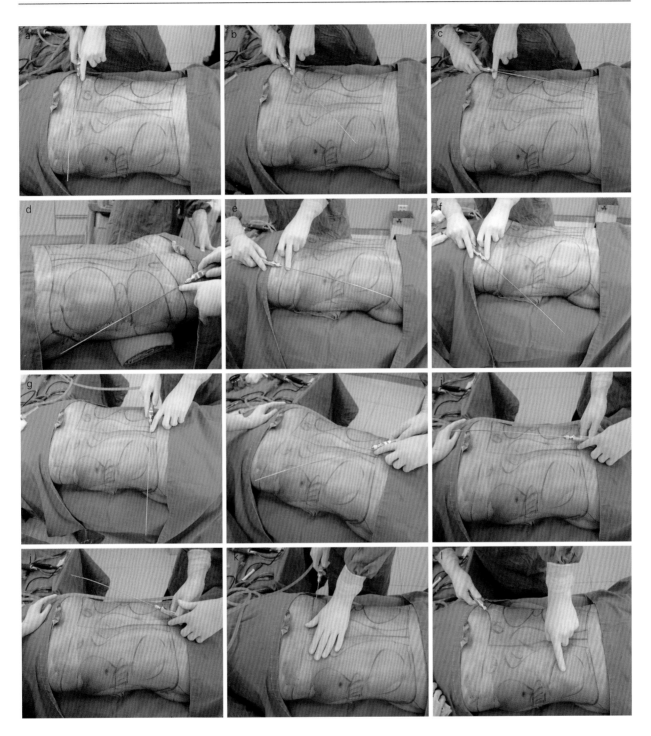

图 5.39 （a ~ l）俯卧位时肿胀液的输注（12 张照片）

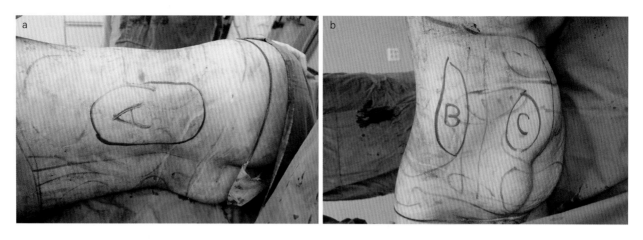

图 5.40 （a、b）根据不同的体位变化的脂肪（2 张照片）

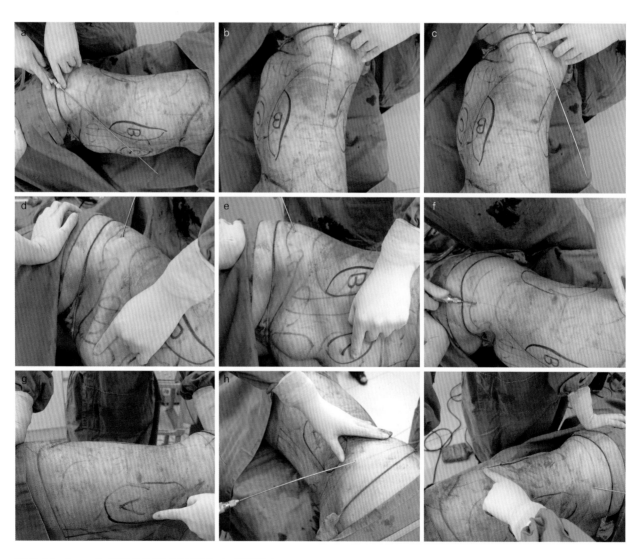

图 5.41 （a ~ i）侧卧位时输注肿胀液（9 张照片）

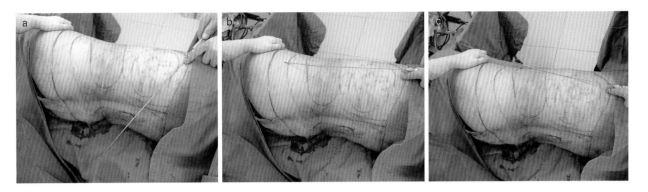

图 5.42 （a ~ c）手指指示切口位置（3 张照片）

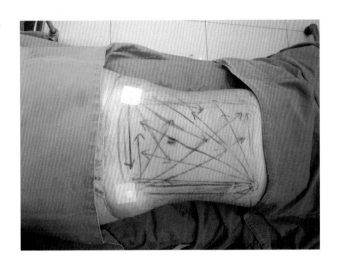

图 5.43 仰卧位时输注肿胀液

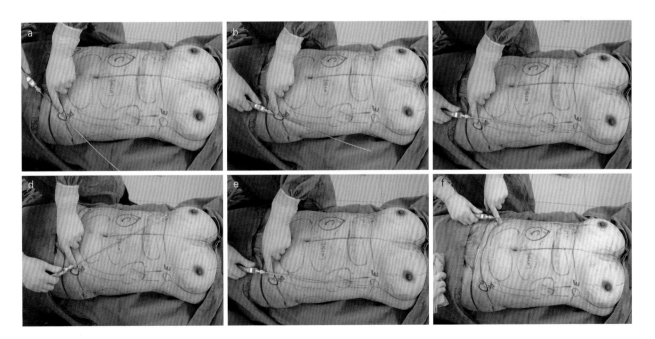

图 5.44 （a ~ u）仰卧位时输注肿胀液（21 张照片）

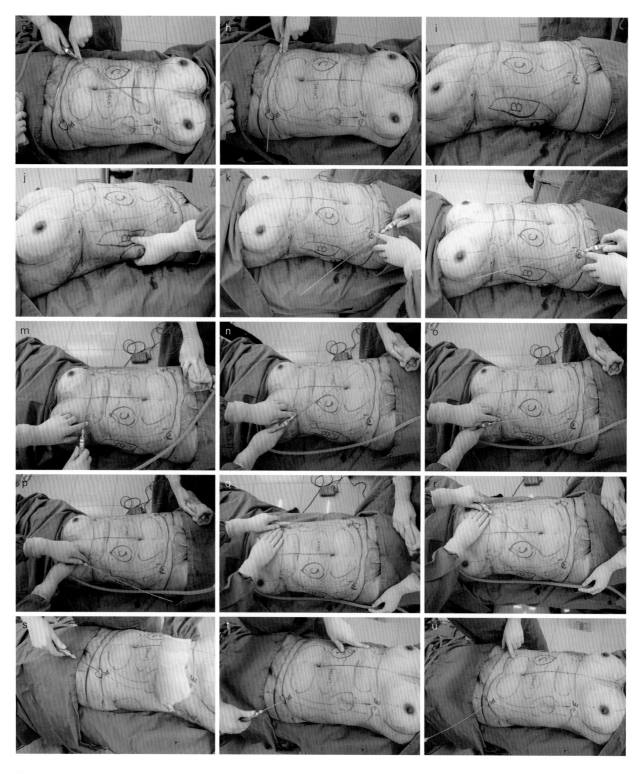

图 5.44 （续）

如图 5.45 中箭头所示，应在多个切口部位不同方向注入肿胀液。

可以在肚脐区做一个额外切口。在大多数情况下，肚脐切口的第一个目的是在上腹部进行额外的抽吸，第二个目的是提升下垂的肚脐。

5.11.2 应用 MDMP 方法吸脂

吸脂术的一个关键原则是通过快速改变患者的体位在不同方向进行手术，这意味着要使用 MDMP 方法（图 5.45）。

5.11.2.1 侧卧位

图 5.46 中的 A 区是站立时腰部脂肪含量最多的地方。当患者侧卧时，脂肪移动到 B 区（图 5.46）。

当患者站起来时，蓝色区域刚好在腰部的上方。这个区域的脂肪和皮肤褶皱较少。然而，当患者侧卧时，脂肪会移动到这个区域。因此，必须根据不同的体位考虑脂肪的移动来吸脂。

蓝线以上的区域为骨盆的上部区域，即臀部上方的区域，站立时，骨盆上方似乎有大量的脂肪。少数情况是此处确实有大量的脂肪，但在大多数情况下，这是脂肪下垂在骨盆上方。

用蓝色圆圈标记的区域是在向外侧卧位时移动到 A 区的脂肪（图 5.47）。吸脂时必须考虑这一点。应该在这个区域吸出尽可能多的脂肪，以避免臀部上方的脂肪下垂或凸出。换句话说，这是为了避免出现腰部看起来苗条，但它下面的区域却凸出的现象。

红色区域为腹部和腰部之间的边界区域。在侧卧位时，此处脂肪减少（图 5.48）。吸脂时，考虑到脂肪根据不同体位的移动，要做出比较美观的线条后再进行操作。

A 区和 D 区为两个切口部位周围的吸脂区域。二者相辅相成。这也是臀部上方脂肪凸出的区域（图 5.49、图 5.50）。

B 区和 E 区是腰部中部最瘦的吸脂部位。B 区吸脂效果优于 E 区的吸脂效果。

如 E 区操作所示，用手握住脂肪可以吸出脂肪。

C 区和 F 区展示了如何对最远的区域进行吸脂的位置。如果外科医生习惯了轻柔地操作套管，那就很容易了。如果外科医生缺乏经验，这个位置就不容易操作了。

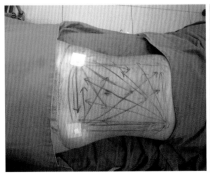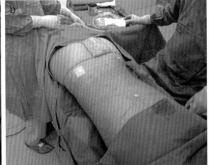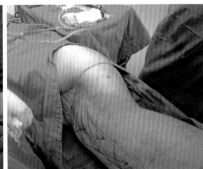

图 5.45 （a ~ c）多方向、多位置（MDMP）吸脂（3 张照片）

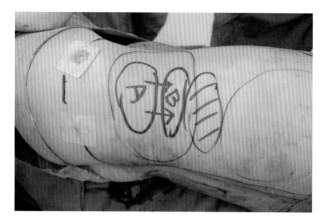 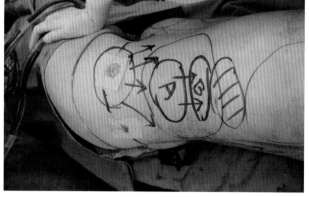

图 5.46　在侧卧位时脂肪的移动 （1）　　　　　　　　图 5.47　在侧卧位时脂肪的移动 （2）

图 5.48　在侧卧位时
脂肪的移动 （3）

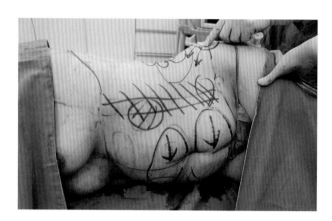

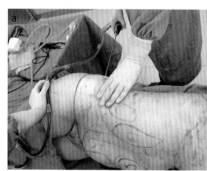 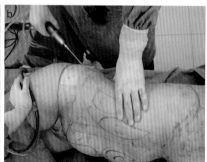 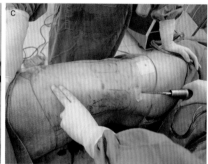

图 5.49　（a ~ c）通过侧腹切口部位吸脂 （3 张照片）

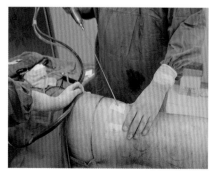 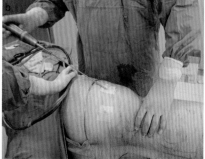 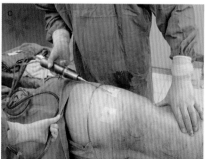

图 5.50　（a ~ c）通过腰部中部的切口部位吸脂 （3 张照片）

5.11.2.2 卧位

在图 5.51 中，A 区为胸罩周围的背部区域，是皮肤较厚的地方。在这个区域，在中间脂肪层以下的层抽吸是很容易的，但它不容易吸出靠近皮肤的脂肪层。在这一区域，套管应向多个方向移动，并从多个部位进入。应按压皮肤，以吸引深层和浅层脂肪。

B 区和 C 区为左侧腰部的抽吸位置。如果聚集在背部的脂肪被吸出，可以看到更苗条的腰部。

如果医生是右利手，那么左侧腰部的抽吸比右侧腰部更困难。为了避免吸脂后腰部不对称，更要注意在左侧腰部的吸脂。

图 5.52 显示从背部切口部位向侧腹方向的吸脂。这样可以使线条看起来更自然，因为侧腰区域很容易抽吸。如果脂肪较多，我更喜欢在这个区域做切口。

5.11.2.3 仰卧位

图 5.53 所示的是腰部和腹部吸脂完成后的情况。脂肪可以通过腹部 4、5 个切口在不同的方向吸出。

从上腹部和下腹部均匀抽吸是非常重要的。就我而言，为了避免出现"溜溜球效应"，我尽量在腰部吸脂，但我吸出腹部 50%~60% 的脂肪。

这是因为在腹部过度吸脂时，就会因体型而形成折线，或发生皮肤不平整现象。

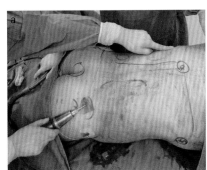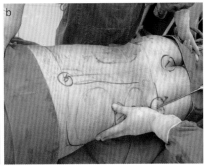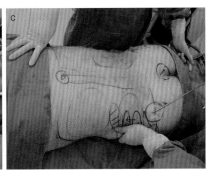

图 5.51 （a ~ c）通过臀部上方的切口在背部区域吸脂（3 张照片）

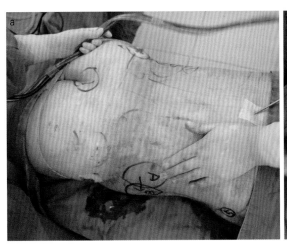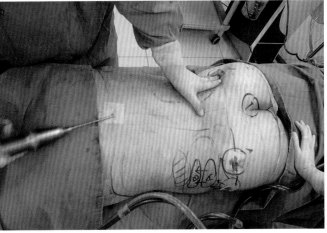

图 5.52 （a ~ b）通过围绕胸罩线的切口部位在背部区域进行吸脂（2 张照片）

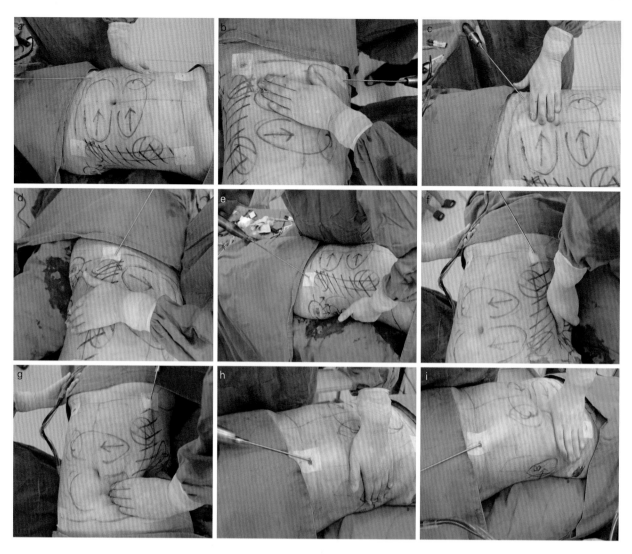

图 5.53 （a ~ i）仰卧位时腹部和腰部吸脂（9 张照片）

当腹部脂肪厚度大于 2.5cm 时。我建议吸脂。

套管内通常有 3、4 个吸入孔。我只使用涂层套管，套管的涂层减少了切口部位的摩擦，可防止色素沉着的发生。

从腹部的解剖结构来看，在纤维组织较多的区域行吸脂术是很困难的。但是，我认为没有什么区别，因为吸脂手术已经做了非常多的安全。

可以说，腹部吸脂的困难是由腹部所有脂肪和纤维组织之间的耦合度引起的。

当进行腹部吸脂时，与实际的脂肪量相比，可见在乳化程度较低的情况下很难进行吸脂。在这种情况下，可以使用脂肪超声乳化设备（Ultra-Z）将脂肪乳化，然后吸出。

在肚脐周围进行吸脂术时要特别小心。当肚脐周围的吸力太强时，可以改变肚脐的形状。此外，在肚脐区域抽吸本身是非常困难的。可使用 3mm 的套管来完成手术。

5.12 套管的选择

我通常使用 4mm 的套管。在肚脐周围吸脂时我会使用 3mm 的套管，我不推荐使用 5mm 的套管。我通常使用长 47～49cm 的套管。套管的类型无关紧要。

5.13 EVA 的使用

当我使用 EVA 吸脂设备时，我通常在 3 的压力下进行手术，有时我用 2.5 的压力进行手术，但并不常用。

这种压力的选择最终取决于医生个人的习惯。

我使用 4 的压力进行手术，振动非常强。当外科医生习惯 EVA 的振动时我建议使用 4 的压力。

5.14 操作过程中使用的捏法

5.14.1 用手掌或手指捏或压皮肤

区域不同抽吸脂肪的深浅层次也不同，有些区域通过按压皮肤抽吸深层脂肪层，有些区域通过手指捏皮肤抽吸浅层脂肪（图 5.54、图 5.55）。

需要用手掌大面积按压皮肤，以减少抽吸时对皮肤的晃动和刺激，并固定住皮肤。

5.14.2 用手指捏住皮肤

当手指捏住区域的脂肪被抽吸时，医生可以感觉到脂肪正从手指中消失，可以更快地完成吸脂手术

（图 5.56）。

5.14.3 用手指捏着粗糙的皮肤

如果用手指将厚而粗糙的皮肤捏起，医生可以很容易地抽吸到更深区域的脂肪（图 5.57）。

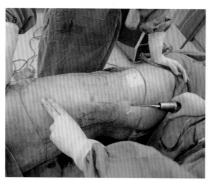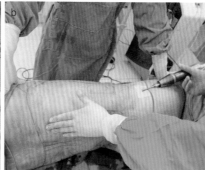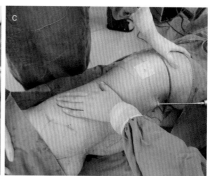

图 5.54 （a ~ c）各种捏合位置（1）（3 张照片）

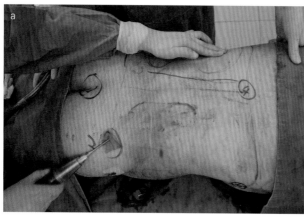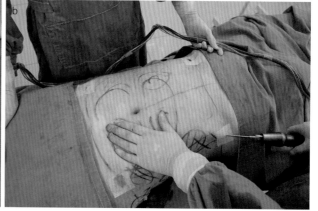

图 5.55 （a、b）各种捏合位置（2）（2 张照片）

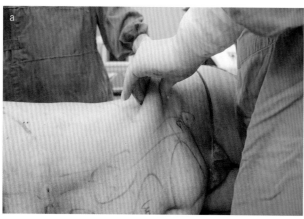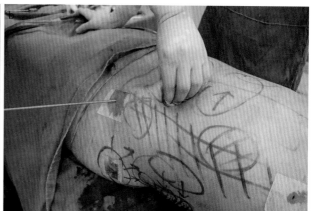

图 5.56 （a、b）用手指将脂肪捏合在一起，以更精细的方式吸脂（2 张照片）

5.14.4 用手捏取大量皮肤

图 5.58 显示了捏住大量皮肤轻松快速地进行大面积抽吸。

5.14.5 用拇指捏住下面的脂肪

图 5.59 显示了弯曲部位脂肪的抽吸。

5.14.6 用手捏住下垂脂肪

图 5.60 显示了下垂脂肪的吸脂情况。

5.14.7 脂肪层抽吸可以根据捏的方法不同而产生不同的效果，即使在同一区域

图 5.61 和图 5.62 显示了皮肤的提升和按压。

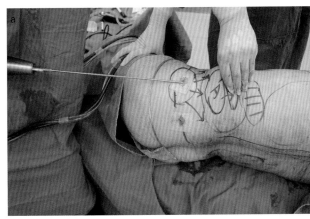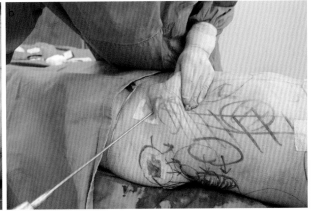

图 5.57 （a、b）用手指捏住皮肤（2 张照片）

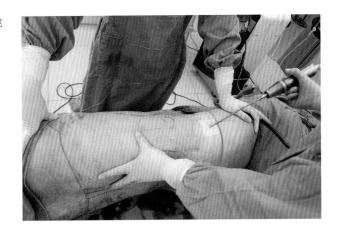

图 5.58 轻松快速地
进行大面积抽吸

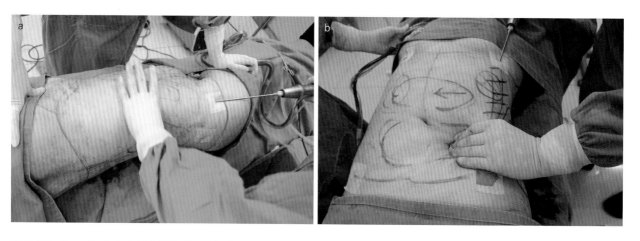

图 5.59　（a、b）在弯曲部位进行抽吸时，按压皮肤，用拇指向上推脂肪，使弯曲区域平坦（2 张照片）

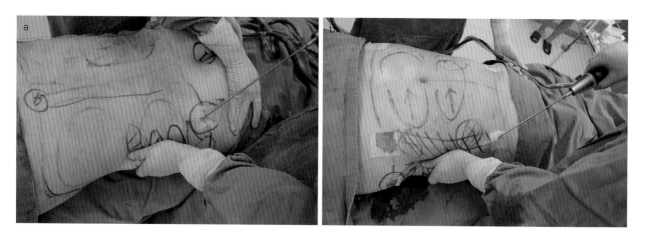

图 5.60　（a、b）用手将下垂的脂肪捏在一起进行抽脂（2 张照片）

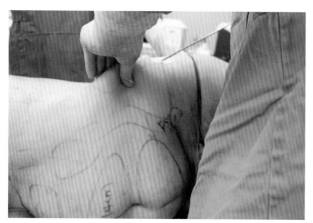

图 5.61　用手指将皮肤向上捏起，抽吸表层脂肪

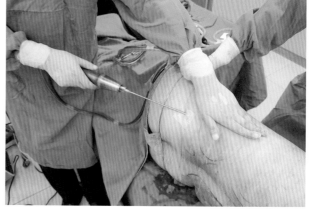

图 5.62　用手掌按压皮肤，可抽吸较深一层的脂肪

5.14.8 通过提升皮肤识别吸脂区域

通过提升套管来观察吸脂效果是没有意义的（图 5.63）。如果吸脂主要是在深层进行，那么在很大程度上皮肤可能会增厚。如果在太浅的层次吸脂，皮肤可能会变薄。

然而，在图中 5.64 中，在完成吸脂的患者体内仍存在残留的肿胀液。吸脂后脂肪层不会被分割；因此，提升皮肤的厚度可以根据套管插入的深度不同而有所不同。

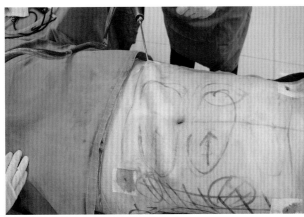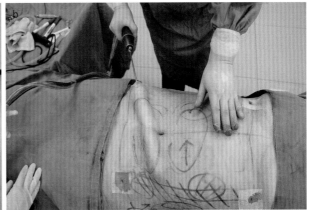

图 5.63 （a、b）用套管将脂肪抬起（2 张照片）

图 5.64 腹壁成形术

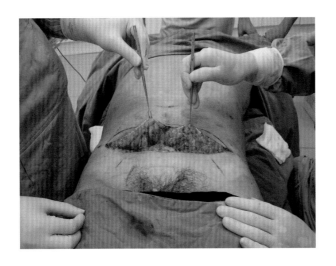

5.15 术后管理

（1）穿塑身衣：第 3 天。

（2）拆线：第 7 天。

（3）术后 1 周：超声空化处理。

（4）术后 2 周：皮肤管理。

（5）术后 3 周后：可加入三极射频（RF）+ 低频动态肌肉激活设备（DMA）治疗。

我建议患者在术后进行 6 次皮肤管理。双极射频使用 42 ~ 44℃的温度。如果在吸脂后皮肤变硬时进行双极射频治疗，患者可能会感到舒适，但硬度反而更差。这就解释了为什么我不推荐进行双极射频管理。

在脂肪层的深度降至 10cm 以内，有助于吸脂后硬度的恢复。

皮肤管理的诀窍是，可以通过控制一端的皮肤，从另一端开始治疗，可以减轻疼痛。

如果实施了术后管理，医生可以感觉到术后管理的有效性。

5.16 塑身衣

当采用 MDMP 方法进行吸脂时，术后流出溶液是罕见的。因此，术后直接缝合切口，患者穿塑身衣。

医生不需要挤出肿胀液或加压包扎。

在腹部和比基尼区穿脱塑身衣比大腿区更容易。

当患者的皮肤弹性好时，我建议她每天穿 12h 的塑身衣。

而手臂区域，我建议患者在白天站立时穿塑身衣，在晚上可以脱下来。

当患者的皮肤弹性不好时，腹部可能形成一条折线。

如果皮肤弹性很差，仅使用一件塑身衣就不容易预防皮肤褶皱的形成。

在这种情况下，应将弹力带贴在患者身上，以缓解部分皮肤褶皱的形成，严重者在塑身衣上加束腰夹和弹力带。这是为了避免患者上半身前倾时腹部形成折线。

塑身衣每 2 ~ 3 周减号一次，可以维持塑身效果。穿塑身衣 1 个月，可以得到满意的结果（图 5.65）。

5.17 操作时间

- 肿胀液输注：腹部 10min，比基尼区 15min。
- 吸脂时间：腹部 20min，比基尼区 40 ~ 50min。

5.18 吸脂量

使用超声可以测量腹部的脂肪厚度、水平长度（宽度）和垂直长度（高度）。脂肪厚度 × 水平长度（宽度）× 垂直长度（高度）得到的值显示为腹部的三维表面积。吸出计算出的三维表面积的 50%

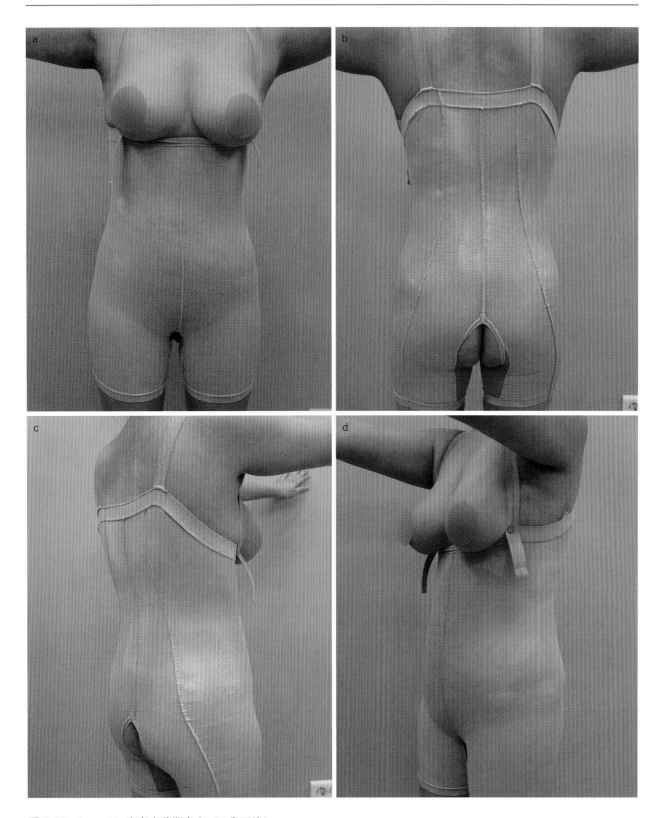

图 5.65　(a ~ d) 患者穿着塑身衣（4 张照片）

就很好了。因此，50% 可以是预期的吸脂量。

一位身高 160cm、体重 60kg 的女性，腹部 + 比基尼区的平均吸脂量为 2000 ~ 3000mL。

该患者腹部最宽的部位减少了 10.2 ~ 12.7cm。

5.19   并发症

病例 1   一名 20 多岁的女性患者在另一个诊所接受了一名经验不足的医生操作的腹部吸脂术，手术后 3 个月见图 5.66。

如图 5.67 所示，皮下脂肪层厚度 3mm，术后炎症区厚度 3mm。

超声检查显示，在这个区域进行了过度的抽吸。腹部有较大粘连。当我触诊她的腹部时，我能摸到她的肌肉，并且很硬。

这种过度的抽吸可能会导致出血。

在这个区域，不可能再次进行手术。如果患者体重增加，两个区域之间的边界层会变得更糟。

图 5.68 为剩余脂肪厚度 1.0cm。炎症广泛存在。本例切口部位位于下腹部。因此，即使是多个方向的抽吸也进行不了。

仅通过这两个切口位横向抽吸是造成区域 1 和区域 2 抽吸不均匀的主要原因。

如果医生在乳房下面做了一个额外的切口，那么纵向的抽吸是可行的，这可以降低了并发症的严重程度（图 5.69、图 5.70）。

由于折线是在区域 3 形成的，可能会形成更多的凸起。这个区域显示了吸脂后穿塑身衣的重要性。

该诊所不建议她穿塑身衣。然而，患者买了一件塑身衣，并偷偷穿上。

肋部对肋上脂肪垫进行了不充分的吸脂。并在腰部以上的区域进行了不充分的吸脂，该区域在胸罩线的下方。

通过腹部两个切口和髂骨中部一个切口进行吸脂。在这种情况下，不能对腰部和背部区域进行充分的抽吸。

如果再次进行手术，需要在多个方向上开额外的切口并通过这些切口进行抽吸。

然而，患者的皮肤缺乏弹性，需要适度抽吸而不是过度抽吸。

图 5.71 和图 5.72 显示肚脐上方的区域。该区域脂肪厚度为 1.0cm。在皮肤弹性降低的情况下，如果在这个区域进行过度的抽吸，那么当患者上半身弯曲时，这个区域就会出现折线。应注意这一点。

如果抽吸只通过下腹部切口进行，那么很难将套管插入肋上脂肪垫并抽吸脂肪。因此，皮肤折线出现在上腹部脂肪垫的边界区域，即肋上脂肪垫下面。

病例 2   1 例行吸脂和腹部成形术的患者。

该患者表现为腹部左、右两侧严重不对称，左侧腹部和腰部也严重不规则和粘连。在腹部成形术切口上方的区域发现吸脂不足。腹壁成形术切口线上方的凸出区即可通过在整个腹部重新吸脂来改善。

左侧腹部和腰部有粘连的部位应进行充分的吸脂，这可能会缓解腹部的不对称性。进行抽吸有助于改善粘连区域的凹痕。

腹部吸脂术后采用腹部成形术时，首先进行腹部吸脂术，然后进行腹部成形术。如果像**病例** 2 这种

图 5.66 （a、b）腹部吸脂术后严重的皮肤不规则（2 张照片）

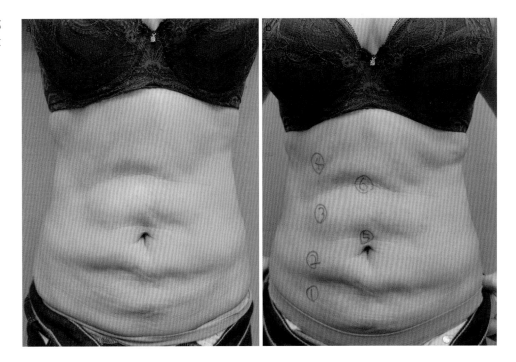

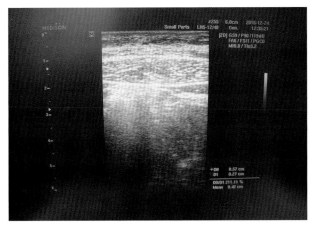

图 5.67 区域 1

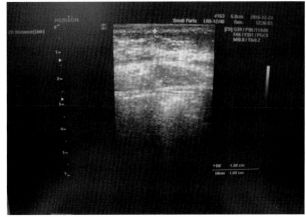

图 5.68 区域 2

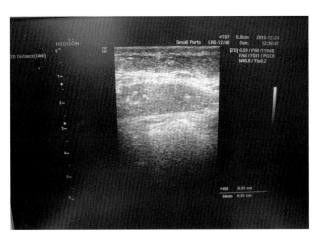

图 5.69 区域 3

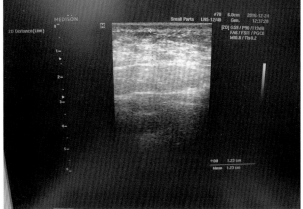

图 5.70 区域 4

情况进行腹部成形术，则需要先对上腹部进行充分的分离，然后切除足够的皮肤。

本例患者的肚脐位于一个相对较高的位置，防止将皮肤切除到肚脐的位置。这种方式可以防止腹部成形术后腹部皮肤不平整（图 5.73）。

病例 3　脂肪移植术后形成凹陷。

腹部外侧凹陷区有 6mm 厚。另一个区域显示脂肪厚度 21.2mm。这是腹部抽吸脂肪进行脂肪移植时常见的并发症（图 5.74）。为了解决这一并发症，需要在整个腹部吸脂。脂肪厚度为 21.2mm，由于脂肪量较小，难以进行充分的吸脂（图 5.75）。它可以稍微缓解并发症，但过量的吸脂可能引起继发性并发症。

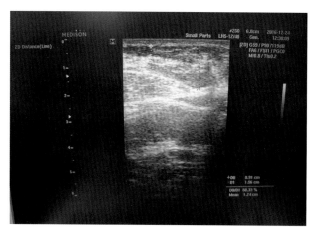

图 5.71　区域 5

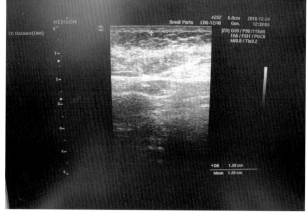

图 5.72　区域 6

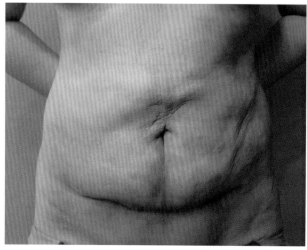

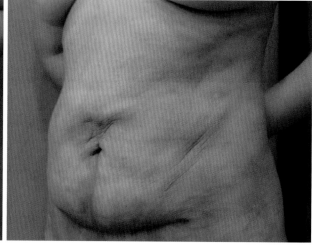

图 5.73　腹部吸脂和腹部成形术后腹部皮肤严重的不平整和粘连（2 张照片）

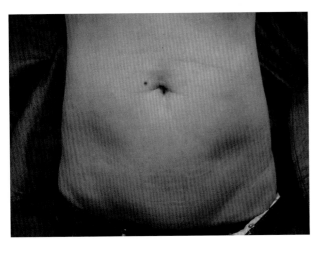

图 5.74　抽吸脂肪后用于脂肪移植

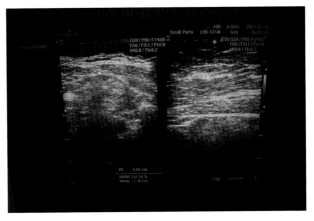

图 5.75　凹陷区的脂肪厚度（0.6mm）和正常区的脂肪厚度（2.1cm）

5.20　手术前后对比

案件 1　腹部 + 比基尼区吸脂术（图 5.76 ~ 图 5.79）。

案例 2　比基尼区吸脂术（图 5.80、图 5.81）。

- 女，28 岁。
- 术后次日拍摄照片。

可以看出，术后第 2 天无瘀伤，可见腰部变细。

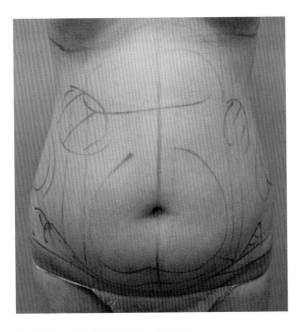

图 5.76　操作前进行设计（正面）

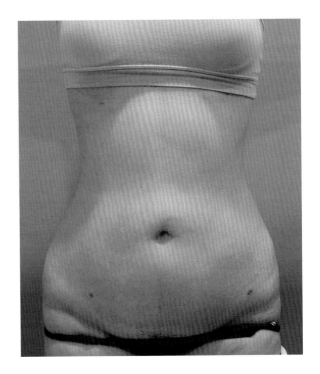

图 5.77　术后 1 个月（正面）

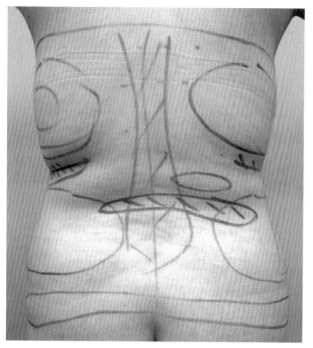

图 5.78　术前设计（后视图）

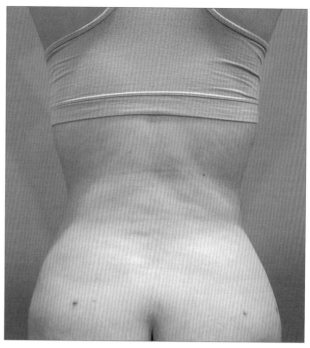

图 5.79　术后 1 个月（后视图）

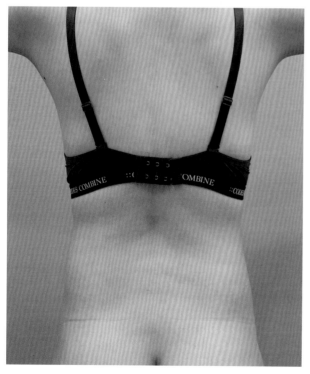

图 5.80　术前

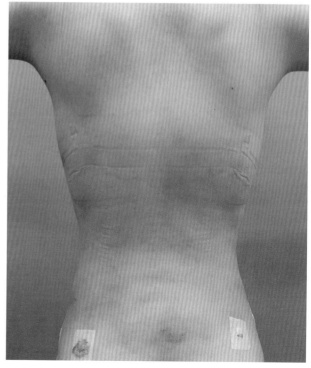

图 5.81　术后

病例 3 腹部和比基尼区吸脂术。

- 年龄：36 岁。
- 身高：161cm。
- 体重：57.8kg。
- 肌肉重量：36.1kg。
- BMI：33.6。
- 脂肪厚度：上腹部 3.0cm，下腹部 3.2cm。
- 吸脂量：2300mL。
- 术前尺寸：83/95/90（图 5.82）。
- 术后尺寸：76.5/85/87（图 5.83）。

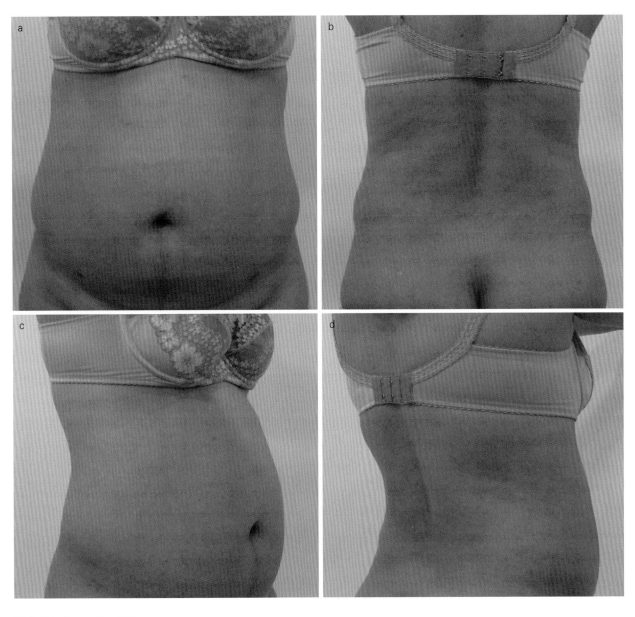

图 5.82 （a ~ d）术前

病例 4　比基尼区吸脂术。

- 年龄：26 岁。
- 身高：163cm。
- 体重：47kg。
- 吸脂量：450mL。
- 术前尺寸：64/74.5/80（图 5.84）。
- 术后尺寸：58.5/71/78（图 5.85）。

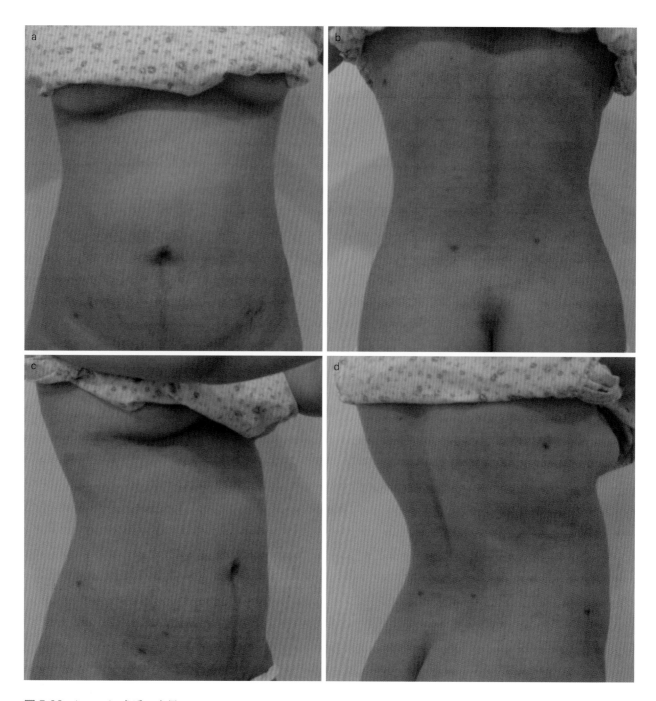

图 5.83　(a～d) 术后 1 个月

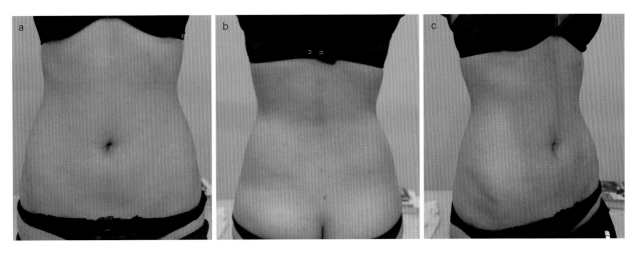

图 5.84 （a ~ c）术前（3 张照片）

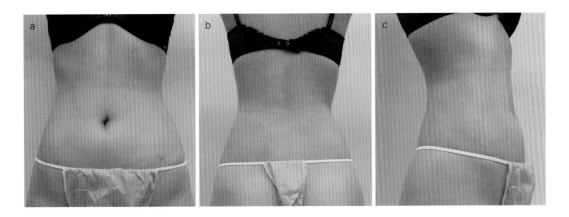

图 5.85 （a ~ c）术后 1 个月（3 张照片）

病例 5 比基尼区吸脂术。

- 女，29 岁。
- 吸脂量：4000mL。

这个患者接受了比基尼区吸脂术。皮肤的折线不是由皮肤弹性下降引起的，而是由于皮下脂肪迅速增加引起的。

这种皮肤折线是在吸脂后得到解决的，从比基尼区上的晒黑痕迹可以看出。患者在手术后 3 个月去度蜜月（图 5.86 ~ 图 5.88）。

病例 6 腹部 + 比基尼区 + 腋窝 + 前背吸脂。

- 女，28 岁。
- 吸脂量：2800mL。

这个病例表明，腹部和比基尼区可以同时进行吸脂（图 5.89、图 5.90）。吸脂后没有瘀伤，立即

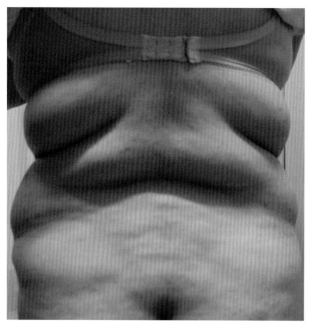

图 5.86 术前

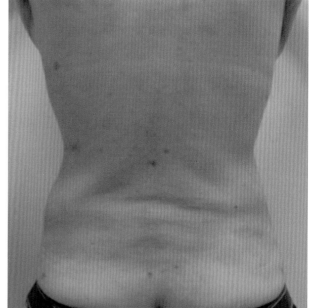

图 5.87 术后 3 个月

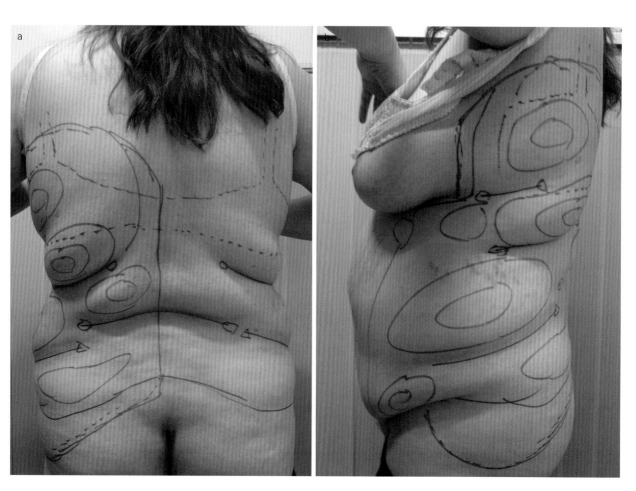

图 5.88 （a、b）术前设计（2 张照片）

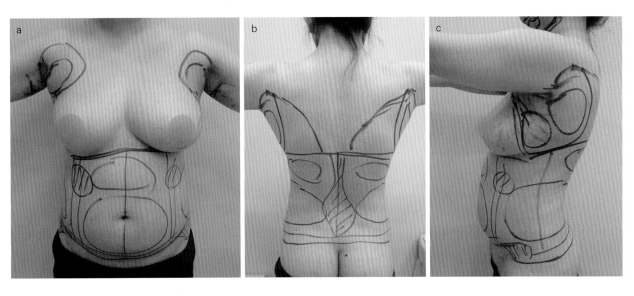

图 5.89 （a～c）术前设计（3 张照片）

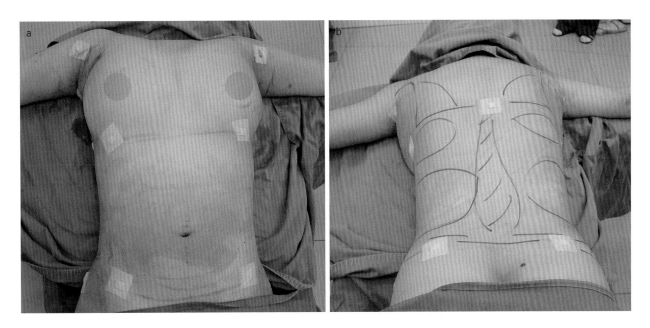

图 5.90 （a、b）术后患者前后挺直（3 张照片）

可见一个苗条的腰线。

病例 7 腹部 + 比基尼区吸脂术。

- 年龄：50 岁。
- 身高：163cm。
- 体重：91kg。
- 肌肉重量：50.5kg。
- 体重指数：37.9。
- 体脂重：41.5kg。

- 脂肪厚度：上腹部 4.7cm，下腹部 4.5cm。
- 吸脂量：5200mL。
- 术前尺寸：105/110/117（图 5.91）。
- 术后尺寸：96/100.5/102（图 5.92）。

病例 8 腹部吸脂术 + 最小腹部成形术（图 5.93）。

腹部吸脂后，我进行了最小腹部成形术，这有助于消除剖宫产切口瘢痕。

图 5.91 （a ~ d）术前（4 张照片）

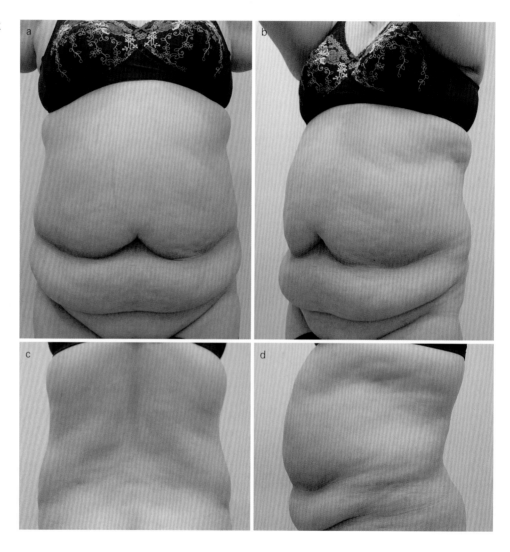

图 5.92 （a ~ d）术后 1 个月（4 张照片）

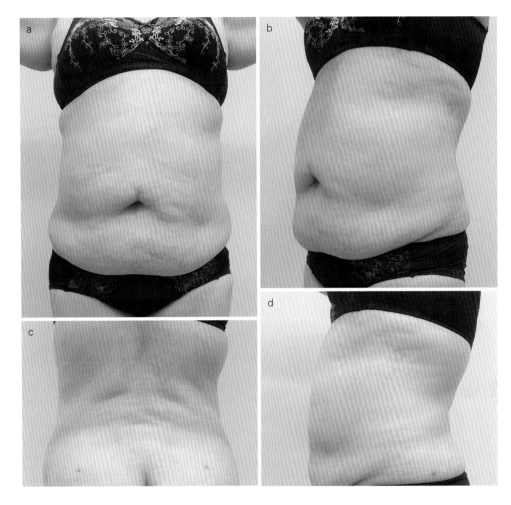

图 5.93 （a、b）这个患者想隐藏一个 C 段切口瘢痕（2 张照片）

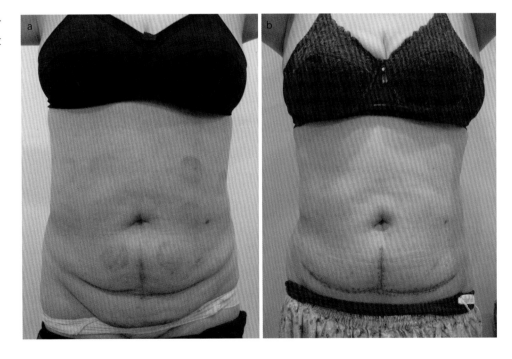

6 大腿和臀部吸脂

360°大腿吸脂术，吸脂量2700mL，术后1年。

图6.1所示的这位女士是一名模特。为了行自体脂肪隆乳术，她接受了大腿吸脂术。手术前大腿围小于50cm，非常纤细。但我从她大腿上抽取的脂肪量是2700mL。

该病例表明，大腿吸脂结果受大腿肌肉和脂肪比例的影响，而不是受大腿周长的影响。

在术前检查时，基于对大腿解剖结构的充分了解，就可以计算出预期的大腿线条、吸脂量和尺寸减小程度。考虑到臀部的形状，大腿吸脂和臀部吸脂可以一起进行。

图6.2显示了粘连的区域。医生无须对粘连的区域太过注意，但在某些情况下，可能需要根据患者的体形进行抽吸。

例如，当从后面看时，如果腘绳肌区域出现隆起，即使脂肪和粘连较少，也需要在这一区域进行主动抽吸。

图6.1（a、b）身高
170cm、体重50kg的
模特（2张照片）

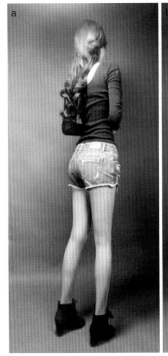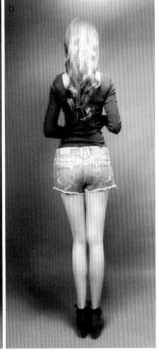

图 6.2 粘连区域

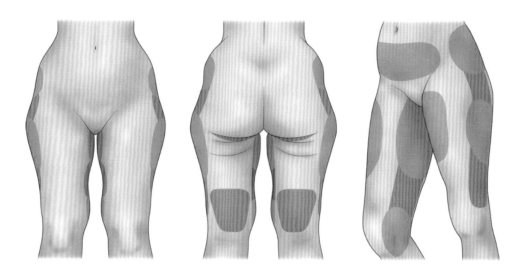

6.1 术前拍照

需要从不同角度拍摄手术前、后图片（图 6.3）。患者每旋转 45° 时拍摄一张照片。拍摄距离为 20 ~ 60cm 时，比较手术前、后照片更容易。

图 6.3 （a ~ h）拍摄角度（8 张照片）

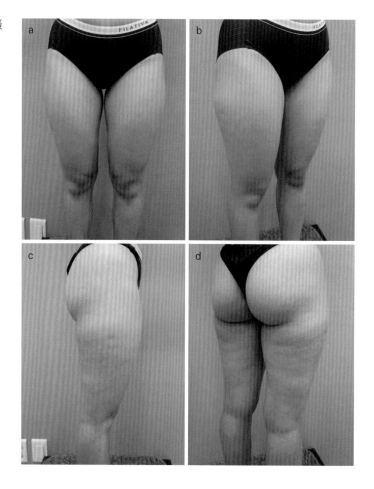

图 6.3（续）

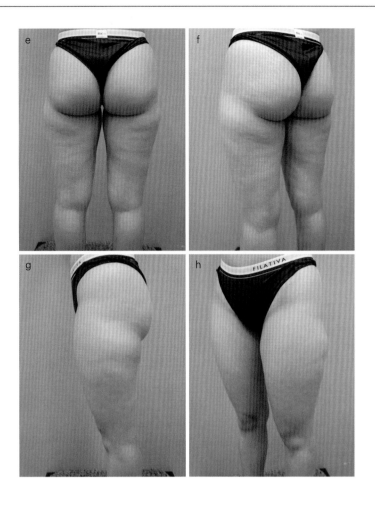

6.2 术前设计

大腿和臀部的设计如图 6.4 所示。

6.2.1 大腿前侧

大腿前侧包括膝关节区域（图 6.5）。设计应从腹股沟区折线部分到膝关节。将大腿前侧划分为 4 个标记区域，可以在这些区域进行抽吸。

在膝关节前侧部位，皮肤可以松垂到小腿前侧方，看似有脂肪隆起。需要区分这种隆起是由脂肪引起的还是皮肤下垂引起的，应事先向患者说明。膝关节上方的隆起区域应该在设计上标注出来。

用红线标记的大片区域是股直肌，它是股四头肌的一部分，是大腿前外侧的肌肉。用红线标记的小区域表明这个区域应该少吸，因为许多患者在这个肌肉的起点有凹陷。

当进行超声检查时，大多数患者的脂肪厚度约为 1.5cm。当厚度超过 1.5cm 时，可进行主动吸脂术。

在大腿前侧吸脂时，主要从大腿中间区域抽吸，这样大腿前侧看起来就不那么隆起了。

图 6.4 （a ~ d）大腿
和臀部的设计（4 张照
片）

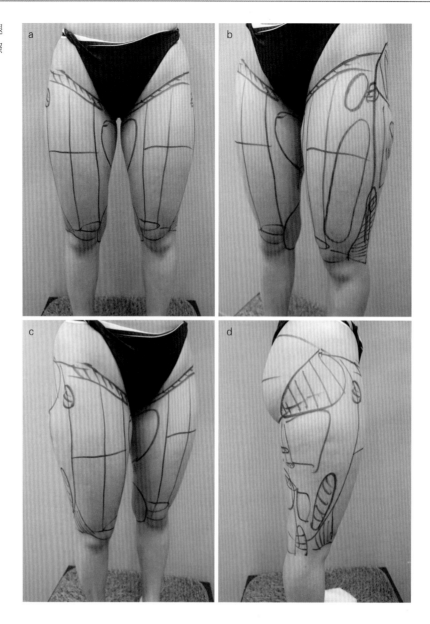

6.2.2　大腿内侧

　　股四头肌是从大腿前侧到大腿外侧的肌肉，包括股直肌、股外侧肌、股内侧肌和股中间肌。

　　在长内收肌和股薄肌之间有一个凹陷的区域（图 6.6 中②），向前延伸到大腿内侧。这个区域被称
为大腿内侧的沟或凹陷区域。

　　当对大腿内侧吸脂时（图 6.6），如果大腿内侧中间区域抽吸过度，可能会出现粘连。如果患者有
非常明显的凹陷区域，在设计时应用记号笔标记出该区域。

　　在大腿内侧的上部区域可以看出，用圆圈标出大腿内侧上部的脂肪分布区域（图 6.6 中③）。位于
大腿上部的膨大脂肪与大腿前侧的上部区域相连。此凸出区域不平整。这是大腿弯曲的代表性区域。如
果抽吸，需要在整个脂肪层中进行，以使吸脂后大腿内侧的上部区域平坦（图 6.7、图 6.8）。然而，如
果从表层吸出过多的脂肪，就会形成皮肤细纹。如果只从深层吸出脂肪，这一区域就会凸起。因此，这

图 6.5 大腿前侧设计

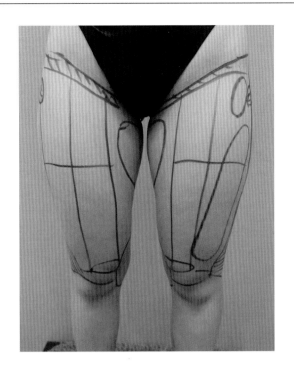

图 6.6 （a、b） 大腿内侧设计（2 张照片）

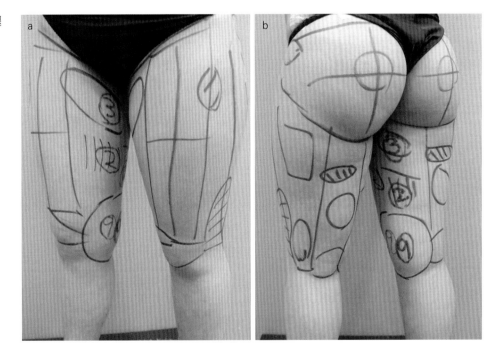

个部位是大腿吸脂最困难的部位。

膝关节内侧有较多的脂肪。根据脂肪分布（图 6.6 中⑨），在这个区域标记一个圆圈。

6.2.3 大腿后侧

臀部以下有脂肪（图 6.9 中⑤；当脂肪过多时，它被称为香蕉褶），脂肪下有腘绳肌（包括股二头

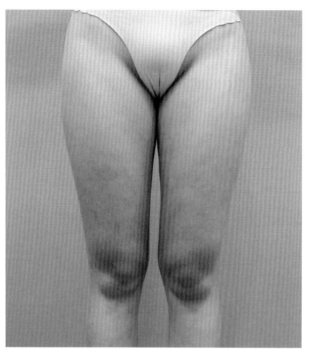

图 6.7　术前

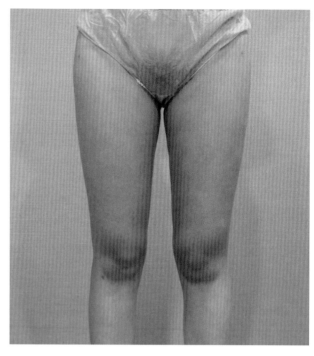

图 6.8　术后

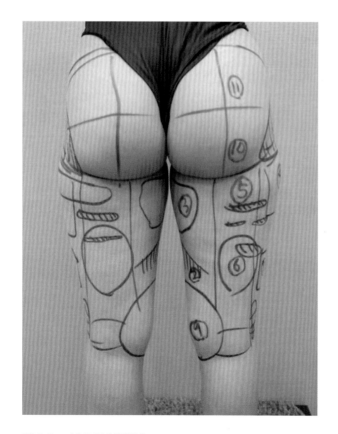

图 6.9　大腿后侧的设计

肌）（图 6.9 中⑥）。腘绳肌需要先做标记。

在香蕉褶的边界区域可能会有一个凹陷区域，这也需要被标记（图 6.9 中⑤和⑥的斜线之间）。

在大多数亚洲人的大腿中，香蕉褶区域没有太多的脂肪。如果此处有大量的脂肪，应该适度抽吸。但是，如果脂肪少或脂肪适中，那么最好不要进行抽吸。

许多患者抱怨此处有大量的脂肪。然而，在大多数情况下，这种现象是由于光线阴影所致。术前应向患者说明实际脂肪量。

6.2.4　大腿外侧

大腿外侧脂肪最多的部位被称为马鞍袋，用圆圈标记（图 6.10 中④）。在此处下方的区域用一个小圆圈（图 6.10 中⑦）标记。

在大腿前侧的股四头肌和大腿背侧的股二头肌外侧之间有一个标记为斜线的凹陷（图 6.10

图 6.10 （a、b）大腿外侧的设计（2张照片）

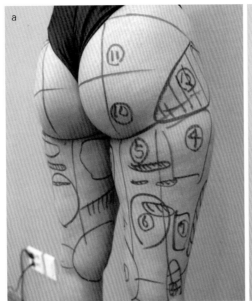
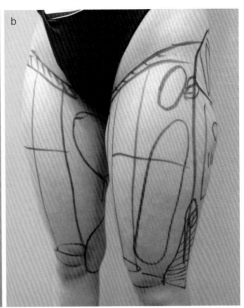

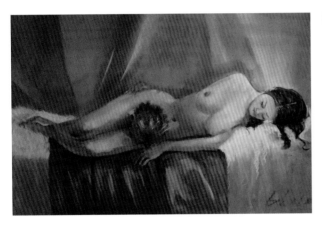
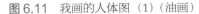

图 6.11　我画的人体图（1）（油画）

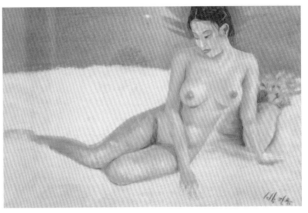

图 6.12　我画的人体图（2）（油画）

①）。如果在这里过度的抽吸，大腿的外侧就会出现凹陷。在设计上应注明这一点，以供注意。

当抬腿时，从大腿外侧可以清楚地看到这两块肌肉的分界线。当大腿外侧吸脂完成后，带有斜线标记的凹陷区域会扩大至整个大腿外侧。

大腿前部的股四头肌和大腿背侧的股二头肌因为肌肉之间的脂肪被吸走而清晰可见。

当患者侧卧时，标记的区域变得更高，出现假性凸起现象。

如图 6.11、图 6.12 所示，如果大腿旋转角度越大，假性凸起现象就越明显。

6.2.5　臀部和大腿外侧的连接区域

在臀部的设计中，应首先标记出臀部的侧线使最突出的区域位于中间。一些医生错误地认为他们应该把臀部以下浅表脂肪吸除，因此在这个区域做一个额外的标记。这是非常错误的，这种抽吸可能会导致臀部下垂。

随着年龄的增长，因重力的作用，Jacque 悬吊韧带退化，臀部会下垂。

臀部的典型形状如图 6.13 所示。

（1）臀部和大腿区分明显。髋粗隆结节区看起来是凹陷的。这个区域过度吸脂可能会导致脂质体现象，凹陷的区域看起来更凹陷。

（2）臀部外侧与大腿外侧相连。股骨粗隆结节看起来并不凹陷。

（3）对于这种体型很难区分臀部和大腿外侧。

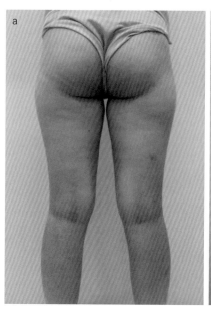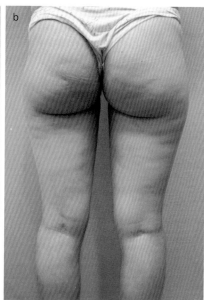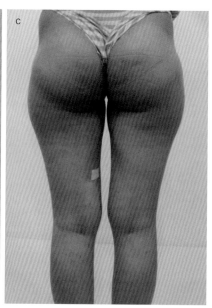

图 6.13 （a ~ c）各种臀形（3 张照片）

6.3 消毒和术前体位

如图 6.14 所示，患者手术准备已完成。患者从肩膀到脚都要进行消毒。

静脉输液管应固定在患者的手背上。术中静脉输液（我主要使用 D/W 500mL）应控制在 100mL/h 以下。

肿胀液本身增加血容量。应避免通过静脉补液增加血容量。

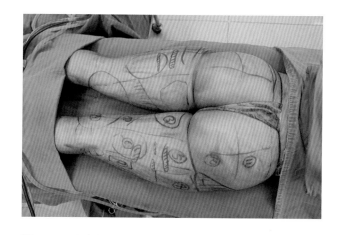

图 6.14 术前的体位

6.4 手术室设置

将操作工具放在手术台右侧的手推车上（图6.15）。操作设备、EVA抽吸设备、输液泵应位于手术台左侧。

应注意将操作工具和硅胶管放置在手推车上（图6.16）。

应准备额外的抽吸套管、消毒单、消毒纱布、碘伏容器、MES和剪刀。

准备两根吸管：一根直径4mm、长47cm，一根直径3mm、长52cm。

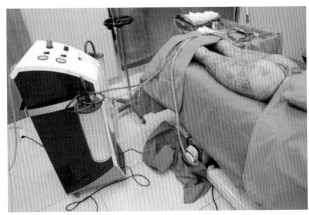

图6.15 手术室设置

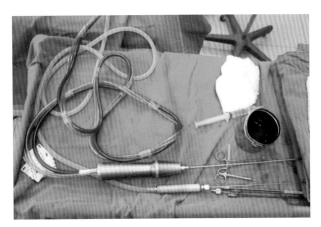

图6.16 手推车上的手术工具

6.5 肿胀液

- 生理盐水1L+肾上腺素1mg+2%利多卡因30mL+碳酸氢钠10mL。
- 全大腿：平均使用3000mL。
- 臀部：平均使用500~1000mL。
- 大腿外侧或大腿内侧：每条1500~2000mL。

大腿吸脂过程中几乎没有出血。1安瓿肾上腺素就足够了。肿胀液应在手术前30min配制好，并保持温热。为避免使用错误的方法注射肿胀液，应将配制肿胀液的护士姓名和注射方法写在装有肿胀液的生理盐水袋上。

图6.17中显示并比较了两个区域：（a）白色皮肤区域，肿胀的溶液被注入到浅表脂肪层；（b）非白色皮肤区域，肿胀液被正确注入到合适的层次。

当肿胀液注入得太接近皮肤，如图6.17a所示，从浅表层吸出脂肪的可能性就会增加，这会导致皮肤不平整。

一些医生认为，在吸脂过程中，为了减少出血，注射肿胀液后皮肤需要变白是错误的。在图6.17b

的情况下，肿胀液没有注入太多，皮肤没有变白。但出血和瘀伤较少。

术后，皮下会保留 5mm 以上的脂肪层。所以，没有必要在太靠近皮肤的地方注射太多肿胀液，因为，吸脂过程中出现出血和瘀伤的原因是在肿胀液没有充分注入到靠近肌肉的深层脂肪层的区域时进行了吸脂（图 6.18）。

图 6.19 显示肿胀液注入过浅。可见，随着肿胀液的注入，皮肤立即肿胀。肿胀液不应以这种方式注入。

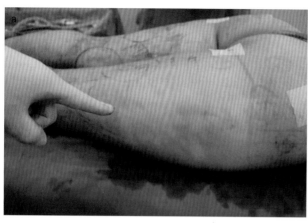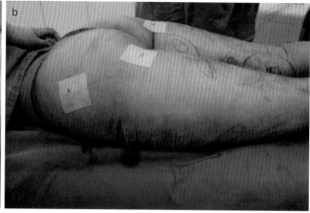

图 6.17 （a、b）肿胀液注入脂肪层后皮肤颜色的变化（2 张照片）

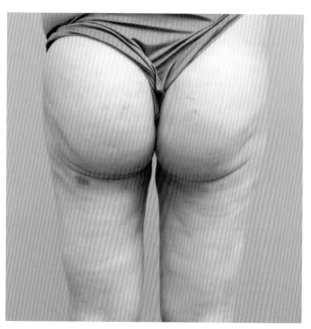

图 6.18 在表浅层进行吸脂时的并发症

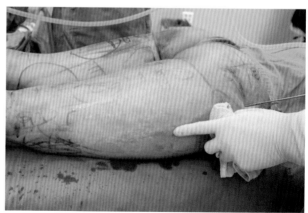

图 6.19 注射肿胀液后扩张皮肤

6.6　麻醉

我主要使用丙泊酚进行睡眠麻醉。我用氯胺酮 0.4mL+ 丙泊酚 7 ~ 8mL 开始睡眠麻醉。之后，丙泊酚间歇性注射，间隔 4min。术中可额外注射氯胺酮 3 ~ 5 次。操作期间，我不使用丙泊酚泵持续睡眠麻醉。

手术可以在肿胀液麻醉下进行，如果患者不想要睡眠麻醉，那么手术可以在局部麻醉下进行。

不应使用全麻，因为全麻对血管有舒张作用，术中不易改变患者的体位，会引起出血。在全身麻醉下大腿吸脂容易发生肺脂肪栓塞，尽管这是一种罕见的并发症。进行大腿吸脂时，应避免采用全身麻醉。

6.7　切口位置

切口位于臀内线、臀部外侧和髋骨中部（图 6.20、图 6.21）。在大腿前侧的手术下，应在腹股沟区域内和腹股沟区域外做切口。在某些情况下，可能会在膝关节内侧做切口。在大多数情况下，我不在大腿下部做切口。

3mm 的切口长度就足够了。手术后用 5–0 尼龙线缝合切口（图 6.22）。容易产生问题的切口是臀部的外侧切口，这是因为穿脱衣服有摩擦所致。

在 15 年的手术经历中，图 6.23 这个病例是我见过的有最严重的瘢痕疙瘩的患者。这个患者 2 年前接受了吸脂手术。与其他切口区相比，臀部外侧切口区仍有非常严重的瘢痕疙瘩（图 6.23）。

我对其进行了瘢痕切除手术（图 6.24）。

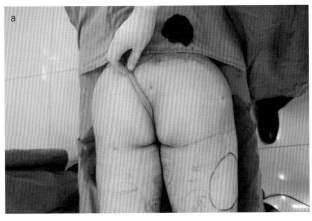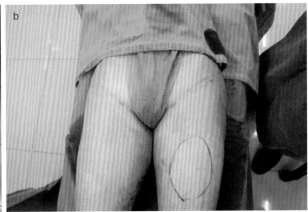

图 6.20　（a、b）大腿前侧和大腿后侧的切口（2 张照片）

图 6.21 （a、b）手术后第 3 天。大腿切口区贴防护绷带（2 张照片）

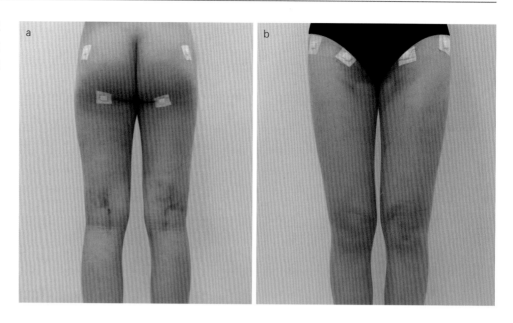

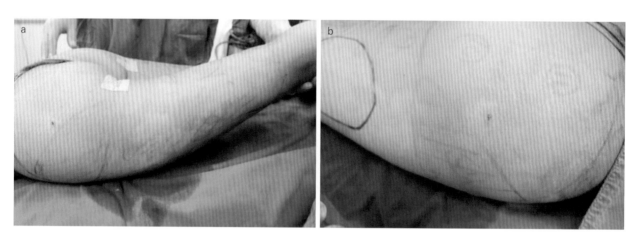

图 6.22 （a、b）缝合后切口面积（2 张照片）

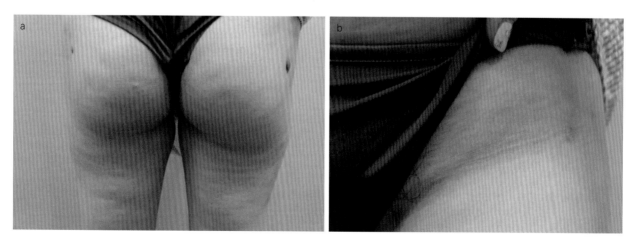

图 6.23 （a、b）切口区瘢痕（2 张照片）

图 6.24　进行瘢痕切除手术

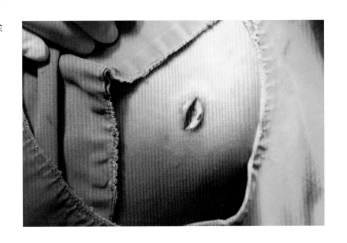

6.8　切开方法

用 MES 做了一个 3mm 的切口。为了使套管可以很容易地穿过皮肤切口插入。皮肤下方的皮下组织切口要比皮肤切口大。我通过 3mm 切口将剪刀插入皮下脂肪层，扩大皮下脂肪层的切口大小。

我在手术后直接缝合切口，让患者立即穿一件塑身衣。手术后大腿内侧没有太多肿胀液。与其他区域相比，大腿区域出血较少。因此，可以直接缝合切口。不需要在手术后挤出肿胀液。

我不推荐使用双峰加压包扎方法，即使用棉垫和弹力绷带进行开放引流。15 年前，我还使用此种方法处理这个区域。根据我的经验，这种方法弊大于利。有些患者在回家后会因为流了太多的液体而感到不适。弹力绷带引起的皮肤不平整也是其缺点之一。

明确的一点是，术后直接缝合切口，并穿上压力适当的塑身衣是足够的。

6.9　操作方法

6.9.1　使用 MDMP 方法注入肿胀液

多方向、多位置（MDMP）方法是指从不同的方向、不同部位注入肿胀液。

最重要的一点是，需将足量的肿胀液扩散到靠近肌肉的深层脂肪层，这可能会引起出血。也应该避免太靠近皮肤注入肿胀液。

在大腿吸脂时，注射肿胀液后，可以直接吸出黄色脂肪，几乎没有出血，吸出的液体量很小。

我先在右大腿注入肿胀液。当肿胀液注入大腿外侧时，首先将肿胀液注入最深层，直到感觉到触到肌肉为止（图 6.25）。如果先将肿胀液注入薄脂肪层，那么很难找到深层脂肪层并注入肿胀液。

在俯卧位，大腿外侧的脂肪向下延伸至大腿下部；因此，需将脂肪聚集在一起，并注入肿胀液。

此外，应向膝关节的近端注入足够的肿胀液。如果将注入肿胀液的套管弯曲使用，则很容易将肿胀液注入到膝关节表面，这与使用直套管相比，肿胀液注入更充分。

首先，通过大腿外侧切口向所有可操作的方向注入肿胀液。然后，通过臀内切口向所有可操作的方

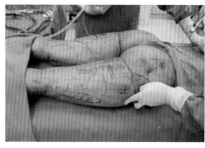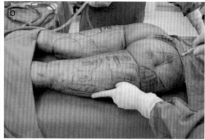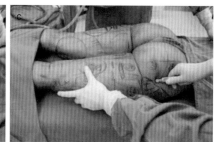

图 6.25 （a ~ c）大腿外侧注入肿胀液（3 张照片）

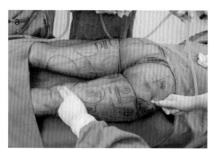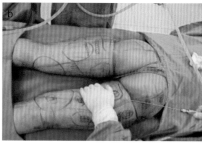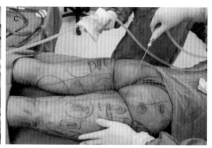

图 6.26 （a ~ c）多方向肿胀液通过臀内切口输注（3 张照片）

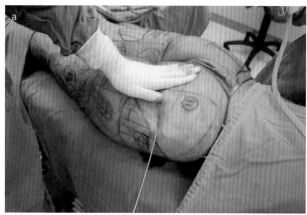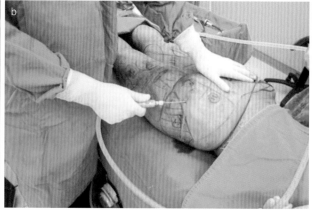

图 6.27 （a、b）臀部注入肿胀液（2 张照片）

向注入肿胀液，进行交叉、多方向注入（图 6.26）。

在膝关节内侧，也需要用手指按压皮肤将肿胀液注入到浅表脂肪层。

在大腿内侧，肿胀液应通过臀内侧区和外侧区的两个切口部位注入。这是因为，尽管是在大腿内侧的同一上部区域输注，但因为插管的方向和位置不同，肿胀液最终进入的层次变得不同。

肿胀液通过臀部的 3 个切口部位注入（图 6.27）。首先，肿胀液通过臀部外侧切口注入。然后，肿胀液通过臀部线下的切口注入，在臀部内侧和臀部外侧向前方注入。

最后，通过髋骨中部的切口再向前方鞍袋区域注入肿胀液。

由于 30% ~ 60% 的脂肪从臀部吸出，所以大部分肿胀液需要注入到中间脂肪层。

肿胀液以与右大腿相同的方法注入左大腿（图6.28）。如果在大腿吸脂过程中共注入3000mL的肿胀液，那么在俯卧位注入2000mL。

我以380mL/min的速度将肿胀液注入大腿。这是目前市场上输液泵的最高速度。我觉得这是最舒服的速度。每个医生都应该找到适合自己的输液速度，没有标准的答案。

如果以这种速度注入肿胀液，则将肿胀液注入整个大腿所需的总时间约为10min。

在大腿前侧的手术中，要在腹股沟区域做两个切口。如果患者极度肥胖或身高超过170cm，大腿很长，那么可以在膝关节内侧加一个切口。

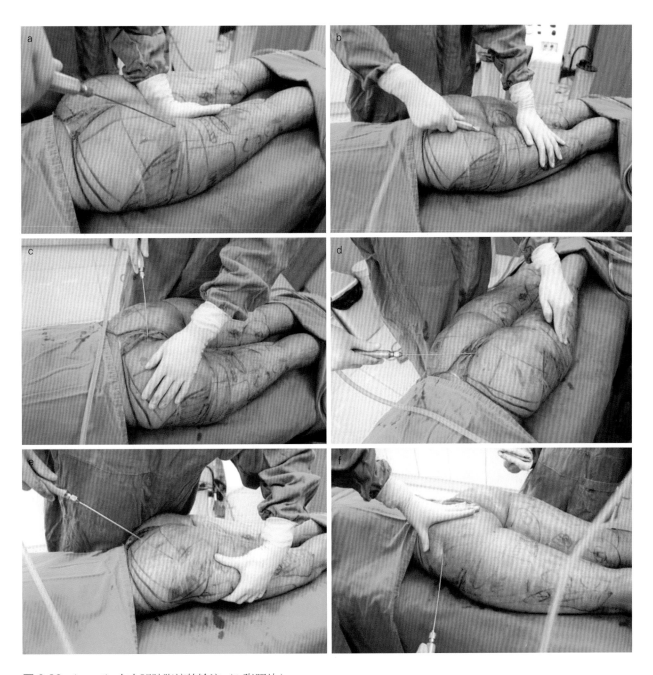

图6.28 （a~f）左大腿肿胀液的输注（6张照片）

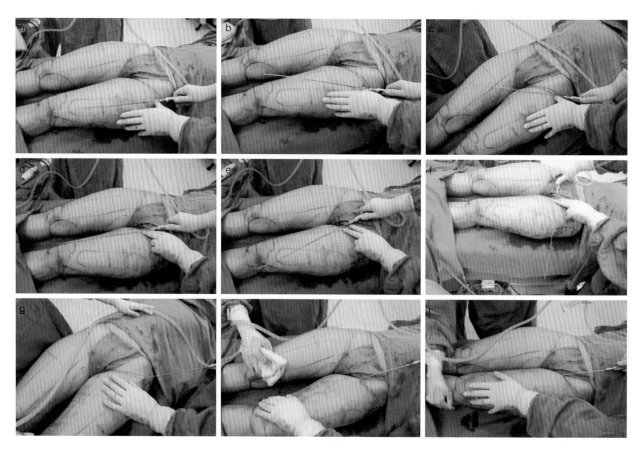

图 6.29 （a ~ i）将肿胀液注入大腿前侧（9 张照片）

通过两个切口部位，向脂肪层交叉和多个方向注入肿胀液（图 6.29）。

对于大腿内侧和外侧的吸脂手术，肿胀液可能已经在俯卧位输注过。然而，脂肪也向下移动。因此，需要注入额外的肿胀液。

尤其是在膝关节上内侧部位，肿胀液需要通过在腹股沟的两个切口部位来注入，使其均匀的灌注整个脂肪层（图 6.30）。如果大腿向外伸展，那么大腿内侧就会变平。肿胀液也可以通过这个位置注入到大腿内侧深层。

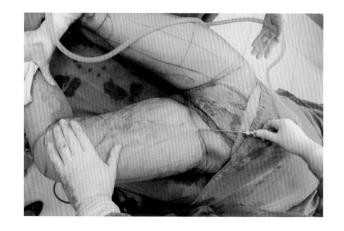

图 6.30 不同位置的肿胀液输注

将 1000mL 的肿胀液注入大腿前侧的平均时间小于 5min。

图 6.31 表明肿胀液输注已经完成。皮肤没有变白。这意味着肿胀液没有注入到离皮肤太近的位置。这样可以避免吸出太靠近皮肤的脂肪层。

如果总共使用 3000mL 的肿胀液，可以将更多的肿胀液注入待吸脂肪层以进行抽吸。

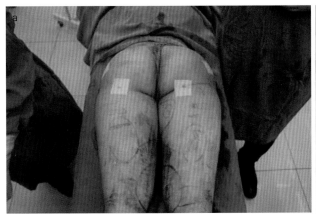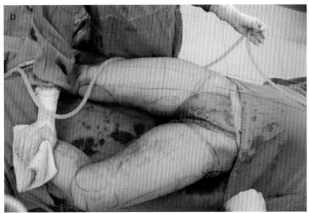

图 6.31 （a、b）肿胀液输注完成（2 张照片）

6.9.2 MDMP 吸脂法

吸脂的一个关键原理是通过快速改变患者的体位和抽吸不同的方向来进行手术，这意味着可以使用 MDMP 方法。

肿胀液先注入深层脂肪层，所以即使是从深层脂肪层进行抽吸也几乎没有出血。从大腿的深层脂肪层吸脂是有益的。

许多医生问我，抽吸应该从距离切口部位最远的区域开始还是从更接近切口部位开始，这没有标准的答案。

抽吸顺序应提前设定，以缩短手术时间。

在进行大腿外侧吸脂时（图 6.32），我从靠近切口部位开始抽吸，然后直接将套管移动到最远的部位，以轻柔的方式进行抽吸。然后，我按逆时针方向继续向更近的区域进行抽吸。

为了确定何时完成大腿外侧的吸脂，应该知道脂肪层中的脂肪被吸进抽吸套管中时的感觉。如果鞍袋区，也就是大腿中脂肪量最多的区域消失了，如果大腿前外侧的股四头肌和肱二头肌之间凹陷了，在鞍袋区可看到大腿背侧的股肌，抽吸即完成。

当脂肪向下移动时，把下垂的脂肪聚集在一起来抽吸是很好的（图 6.33）。

在包括腘绳肌在内的大腿背侧进行抽吸时，固定皮肤抽吸效果更好（图 6.34）。如果皮肤没有用手掌固定住，当套管穿过时，皮肤上可能会出现波浪形的不规则。

腘绳肌区的脂肪比香蕉褶区的脂肪少。需要在这个区域吸出尽可能多的脂肪，以避免出现肿胀的外观。

靠近膝关节的大腿区域的脂肪较少，需要用手指按压该区域来进行浅表层的抽吸（图 6.35）。

膝关节内侧有大量脂肪的患者较多（图 6.36）。这也是一个非常暴露的区域，因此需要在这里进行最大程度的抽吸。可通过大腿背侧臀内线的切口和大腿前方腹股沟区的切口进行充分的抽吸。

在大腿内侧的抽吸下，需要在仰卧位、俯卧位和侧卧位进行均匀的抽吸（图 6.37）。

考虑到脂肪层因输注肿胀液而肿胀，不需要在一个位置过度抽吸。

如果从太浅的一层吸脂，手术后可能出现皮肤粘连和细小的皱纹。

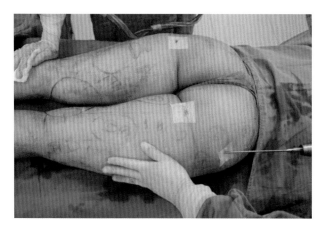

图 6.32　大腿外侧吸脂术

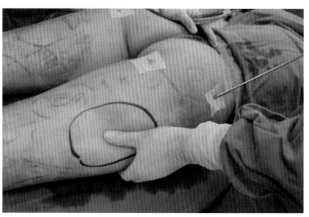

图 6.33　把下垂的脂肪聚在一起吸脂

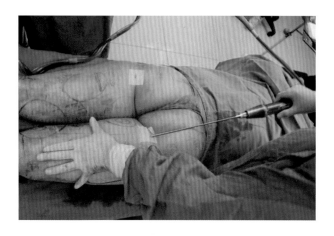

图 6.34　固定皮肤后吸脂

吸脂后也可能出现臀部下垂，原有的臀内褶皱加深，吸脂后形成新的臀内褶皱。

应避免在太浅的一层吸脂或在香蕉褶处过度吸脂，以防止上述并发症的发生。

可根据患者的需要，在臀部进行抽吸。当在侧臀部进行适度抽吸时，许多患者感到满意（图 6.38）。

臀部形状有许多：侧臀部可以连接到鞍袋区域；骨盆本身在侧面很大；臀部外侧下垂，由于臀部和大腿皮肤弹性减弱，导致鞍袋区域也出现下垂。

在这些情况下，应该进行充分的抽吸，连接臀部和鞍袋区的脂肪。

从髂骨中部向鞍袋方向抽吸脂肪也是一个很好的方法。

如果皮肤弹性不好，我建议患者术后穿丁字裤。

当在鞍袋区吸脂时，如果做手术的医生回到对侧继续抽吸，那么可以使大腿的线条更平滑（图 6.39）。这是因为套管在脂肪层内的第一个位置可以根据套管插入方向的不同而有所不同。因此，可在以前尚未完成抽吸的区域进行抽吸。

在先前仰卧位未抽吸的侧面，需要从俯卧位一侧进行额外的抽吸（图 6.40）。若大腿前外侧处于仰卧位，套管的末端可能向前移动到皮肤表面，对脂肪浅层进行了抽吸（图 6.41）。这可能会使这一区域出现轻微不规则，因此这一区域的操作应非常小心（图 6.42）。

由于脂肪堆积，在膝关节前有许多褶皱（图 6.43）。抽吸出适量的脂肪是有益的。在大多数情况下，膝关节前的上部区域有凹陷的趋势。因此，应注意抽吸不要造成凹陷。

在大腿内侧吸脂时，需要通过腹股沟区域的两个切口进行抽吸（图 6.44）。这是大腿吸脂最难操作的部位。根据皮肤弹性，吸脂后皮肤可能出现隆起或细小皱纹。

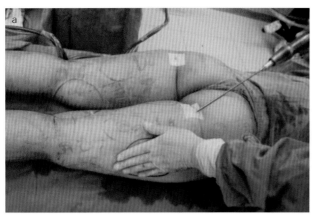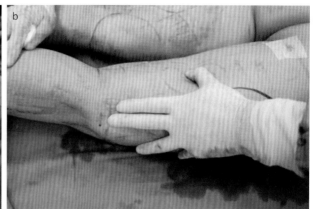

图 6.35 （a、b）整个大腿外侧部

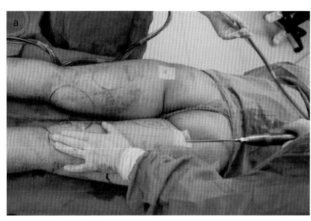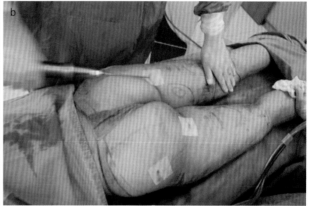

图 6.36 （a、b）膝关节内侧的抽吸 （2张照片）

膝关节区域是大腿上典型的弯曲区域。抽吸是在曲面上进行，需要从不同的位置进行网状抽吸 （图6.45）。如果患者的双腿向两侧展开，或者患者侧卧，则大腿内侧更容易抽吸。

在大腿内侧，可以用手指收集脂肪来吸脂。如果皮肤被提升起来，那么医生就可以大致感觉到剩下多少脂肪。

有时，我通过把患者侧翻来吸脂。当鞍袋区有大量的脂肪时，我就让患者采用这样的体位 （图6.46）。

图6.47 显示了通过将患者转向侧面，在大腿外侧下方进行额外的抽吸。

图6.48 显示了吸出的脂肪。吸出的红色溶液量较小，多为黄色脂肪。

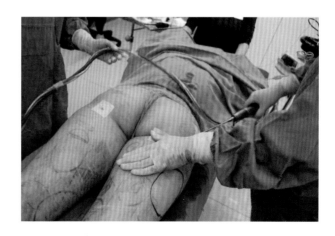

图 6.37 大腿内侧吸脂

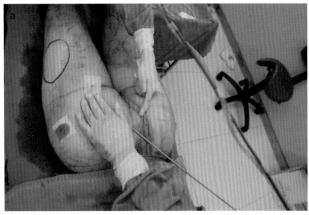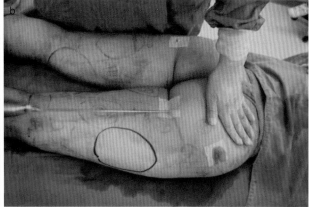

图 6.38 （a、b）臀部吸脂（2 张照片）

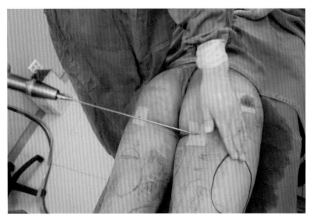

图 6.39 在鞍袋区吸脂

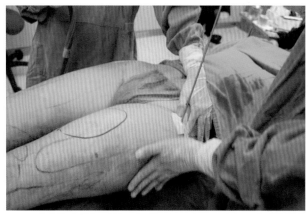

图 6.40 平卧位时在大腿外侧抽吸

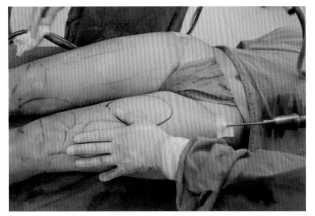

图 6.41 大腿前侧吸脂

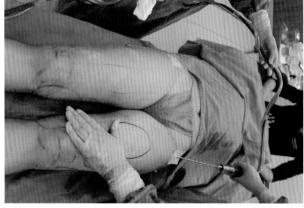

图 6.42 仰卧位时在膝关节内侧吸脂

图 6.43 抽吸至大腿膝关节以下

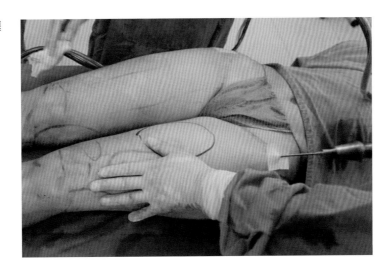

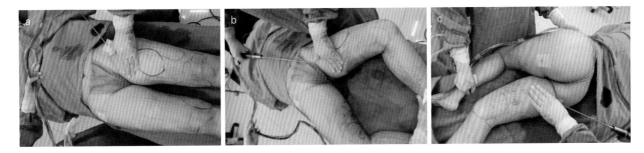

图 6.44 （a ~ c）抽吸大腿内侧的不同位置（3 张照片）

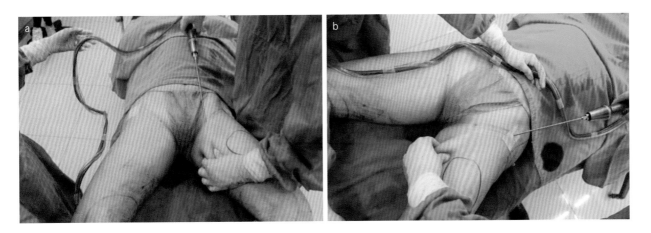

图 6.45 （a、b）抽吸大腿内侧的不同位置（2 张照片）

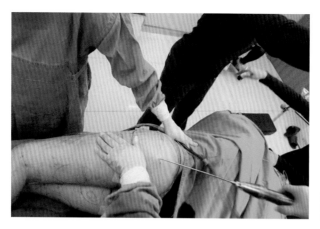

图 6.46　侧卧位时在鞍袋区抽吸

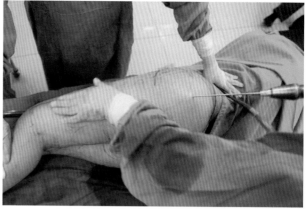

图 6.47　侧卧位时在大腿外侧下部抽吸

图 6.48　抽吸出的脂肪

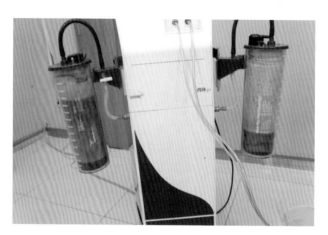

6.10　术后包扎

　　图 6.49 和图 6.50 显示用 5-0 尼龙线缝合后，在缝合部位上方覆盖敷料，用胶带固定。在大腿内侧，当患者穿着塑身衣时，可能不会与腹股沟区域完全接触，导致这个区域的皮肤可能会凸起。此外，皮肤弹性较差的患者，皮肤可能会松弛；因此，应先应用弹力绷带包扎，然后穿上塑身衣。

　　如果在穿塑身衣之前给患者涂上婴儿爽身粉，就能防止皮肤损伤，使其更容易穿上。

　　适当和适度的吸脂后，脂肪层可能会随着肿胀液而肿胀，但不会肿胀太多。因此，不需

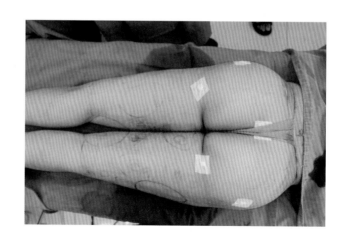

图 6.49　手术完成后立即包扎

要用弹力绷带进行双重加压或引流。术后直接穿塑身衣即可。

每2~3周减少一次塑身衣尺寸，塑身衣的效果才会持续。

穿一件塑身衣1个月可以得到满意的效果。图6.51显示了一位穿着塑身衣的患者。这件衣服需要上下拉平，以避免在臀部下方形成折线。

图6.50 手术结束后，患者用弹力胶带固定

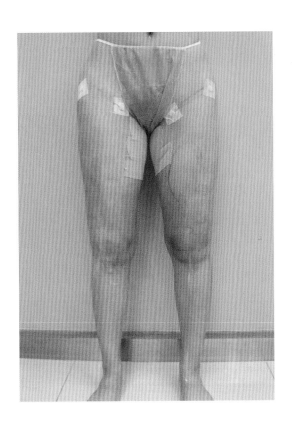

图6.51 （a、b）一名患者在手术后穿着一件塑身衣（2张照片）

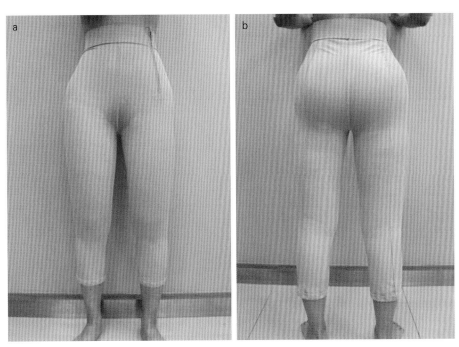

6.11 EVA 的使用

有的医生使用 EVA 吸脂设备进行手术，压力为 3。在少数情况下，使用 2.5 的压力进行手术。

压力的选择取决于个人。医生可以根据自己的喜好来选择。我使用的压力为 4、吸力为 0.8，并同时用 4mm 的套管。

这是可行的，因为医生在长时间使用该设备时，已经习惯了 EVA 的压力。

整个大腿 EVA 吸脂的平均时间约为 1h。

6.12 术后管理

(1) 加压包扎：术后第 3 天。

(2) 缝合：第 7 天。

(3) 术后 1 周：超声空化管理。

(4) 术后 2 周：添加皮肤学管理。

(5) 术后 3 周：可加入三极射频（RF）+ 低频动态肌肉激活治疗。

我建议患者进行 6 个疗程的术后管理。双极射频管理是使用 42 ~ 44℃ 的温度。如果吸脂后皮肤变硬，患者可能感到舒适，但硬度变差。这就是为什么我不推荐进行双极射频管理。超声空化深入脂肪层 10cm，有助于吸脂后硬度的恢复。

可以通过抓住一端的皮肤，从另一端开始治疗来减轻治疗带来的痛苦。

如果医生对患者进行了术后管理，他可以感觉到术后管理的有效性（图 6.52）。

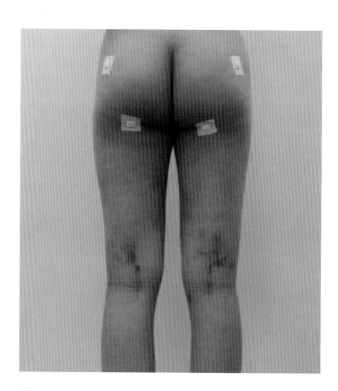

图 6.52　术后第 3 天

6.13 操作时间

- 肿胀液输注时间：整个大腿 10 ~ 20min。
- 吸脂时间：整个大腿 60min。
- 大腿外侧吸脂时间，包括鞍袋区：20min。

6.14　吸脂量

如果患者身高 160cm，体重 60kg，平均吸脂量为 2500～3000mL。

平均脂肪厚度——由超声测量：

(1) 大腿外侧脂肪最多的区域：4.0～5.0cm。

(2) 大腿外侧下方：2.0cm。

(3) 大腿内侧（从后面测量）：2.5cm。

(4) 大腿前侧：1.5cm。

我用超声测量这 4 个区域的脂肪厚度，并向患者解释预期的吸脂量和大腿围的减少情况。

如果平均吸脂量为 2500～300mL，在大腿最粗的地方，平均缩小尺寸 5.1～7.6cm。

我从一名体重 120kg 的女性大腿和臀部最多吸出 12,000mL 脂肪。

可能有一种情况，从大腿整个区域的吸脂量小于 1000mL。在这种情况下，如果医生向患者充分说明手术的预期效果，那么患者也可以对手术感到满意。

6.15　并发症

病例 1　大腿左、右两侧严重不对称（图 6.53）。在右侧大腿吸脂时，在鞍袋区进行了较多的抽吸，导致臀部外侧和腘绳肌凸起。可能需要再次手术。

病例 2　整条大腿过度抽吸，导致皮肤粘连。在这种情况下，再次手术是不可以的。

臀部下方的香蕉褶区，过度抽吸后形成更多的褶皱（图 6.54）。没有处理这些褶皱的方法。因为臀部没有吸脂，大腿和臀部之间存在不平衡。

病例 3　本病例显示鞍袋区抽吸过量，且抽吸不规则（图 6.55）。超声测量的凸起区域的脂肪厚度为 3.15cm，凹陷区域为 1.42cm（图 6.56）。因此，腘绳肌显得尤为突出。

病例 4　超声显示部分区域左侧脂肪厚度小于 1.0cm。图 6.57 和图 6.58 显示了非常严重的吸脂并发症：皮肤色素沉着、臀部下方的线条明显，臀部不对称，整个大腿皮肤粘连，不能

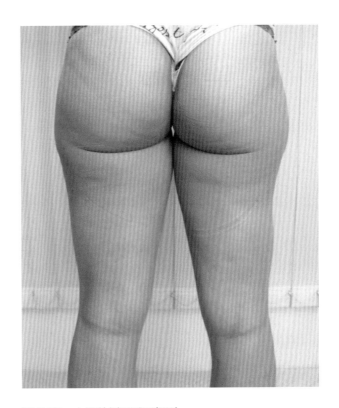

图 6.53　大腿外侧严重不规则

再次进行手术。

　　病例5　臀部下方形成多条褶皱（图6.59）。

图 6.54　过度抽吸引起严重粘连

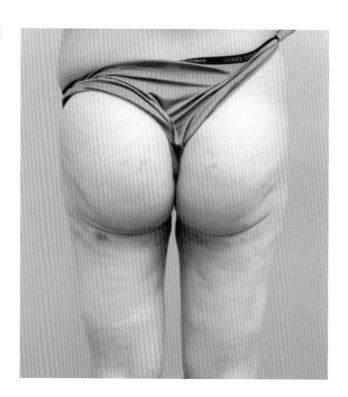

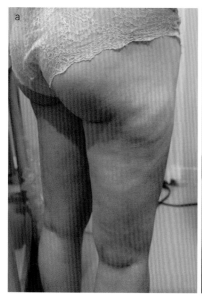
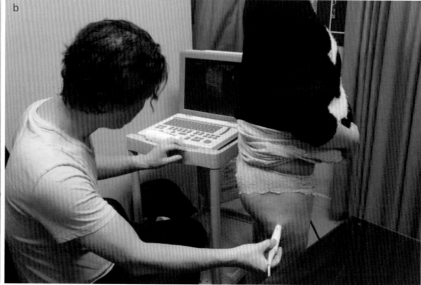

图 6.55　（a、b）在大腿外侧进行了不规则和过度的抽吸（2张照片）

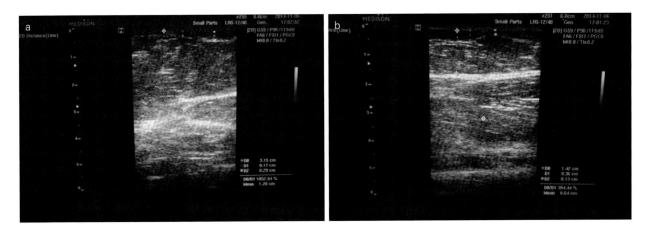

图 6.56 （a、b）超声图像（2 张照片）

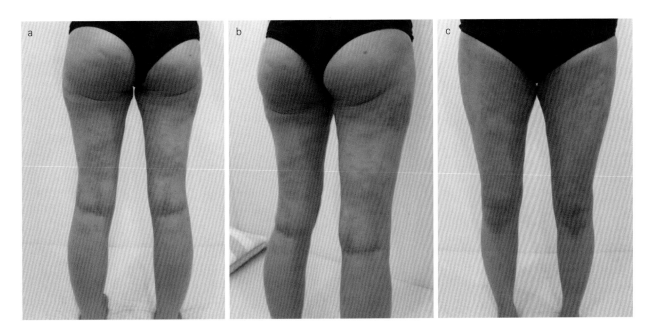

图 6.57 （a ~ c）严重不规则、皮肤色素沉着及粘连（3 张照片）

图 6.58 超声图像

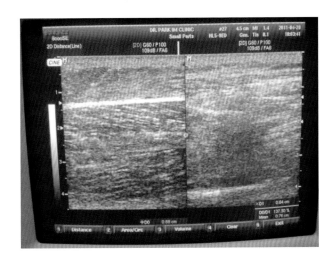

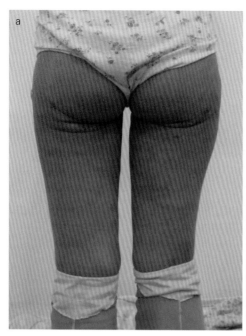
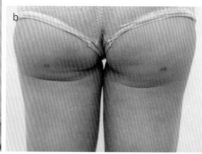
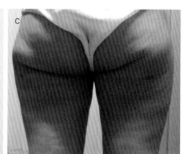

图 6.59 （a ~ c）在臀部下面形成多条褶皱

6.16　手术前后对比

病例 1　女性 /27 岁，吸脂量 2500mL，术前和术后 6 周（图 6.60）。

左大腿，术前尺寸 59/55/42，术后尺寸 52/48/39.5。

病例 2　女性 /21 岁，吸脂量 3800mL，术前和术后 6 周（图 6.61）。

左大腿，术前尺寸 62/55/44，术后尺寸 55/49.5/39.5。

病例 3　女性，29 岁，吸脂量 3500mL，术前和术后 7 周（图 6.62）。

左大腿，术前尺寸 57.5/52/41.5，术后尺寸 51/44.5/37.5。

案例 4　女性，29 岁，吸脂量 12,000mL，在大腿和臀部吸脂前后（图 6.63）。

图 6.60（a ~ f）术前和术后 6 周（6 张照片）

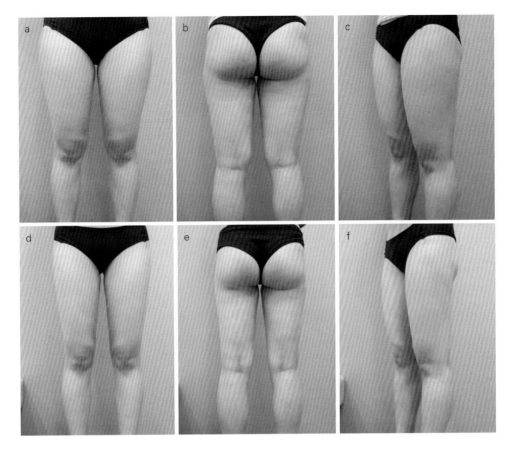

图 6.61（a ~ f）术前和术后 6 周（6 张照片）

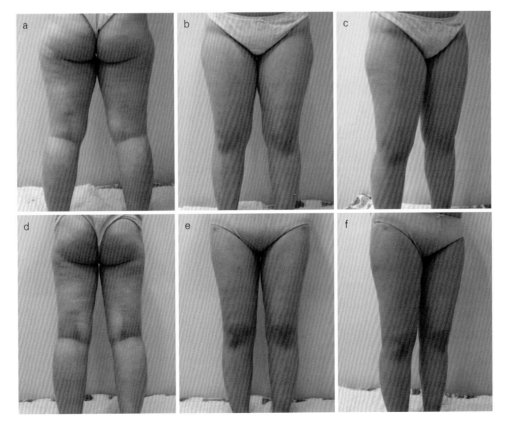

图 6.62（a ~ f）术前和术后 7 周（6 张照片）

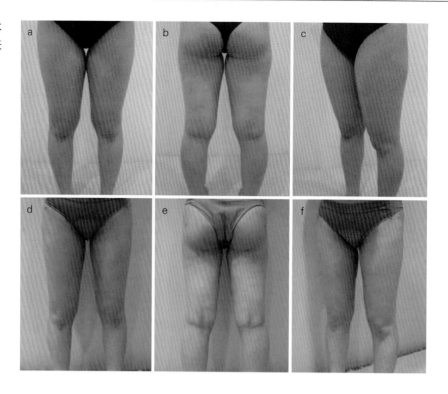

图 6.63（a ~ d）术前和术后 4 周（4 张照片）

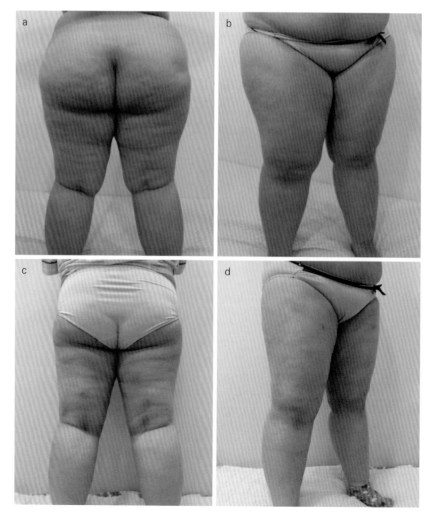

7 小腿吸脂

与大腿相比较，小腿脂肪较少，因此对吸脂的满意度较其他部位要低。

在大多数情况下，小腿部有少量的脂肪。然而，许多女性想要使小腿和脚踝看起来更苗条而接受了小腿吸脂术。

我不建议进行小腿吸脂，因为腿呈一条直线，如果患者进行了大腿吸脂，小腿看起来也会更苗条。

手术指征应根据小腿肌肉骨骼结构的发育程度来决定，因为如果小腿的肌肉骨骼结构强壮，即使小腿有脂肪，吸脂后的满意度也可能很低。

我用超声（USG）测量小腿的脂肪厚度。如果站立时脂肪厚度超过 1.2cm，躺着时，在腓肠肠不紧张的情况下脂肪最多的部位厚度超过 1.5cm，则考虑进行小腿吸脂。

在任何情况下，小腿后部的腓肠肌和小腿外侧的比目鱼肌的发育情况都不是评估吸脂适应证的因素。

对于小腿肌肉发达的患者，我过去常通过切断神经来使肌肉萎缩。现在，我用肉毒素来使发达的腓肠肌萎缩。

小腿吸脂术最常见的并发症是切口部位留下的瘢痕，因为切口部位暴露在外面。

在进行小腿吸脂时，可以从整个小腿吸出脂肪，但小腿前部和脚踝除外。

在踝关节处，需要从跟腱外侧抽吸到腓肠肌内下方，塑造出一条自然的曲线。

7.1 术前拍照

患者每旋转 45° 拍照，并拍摄踮脚尖照片（图 7.1）。

© Springer Nature Singapore Pte Ltd. 2018
J.Y. Park, *Liposuction*, https://doi.org/10.1007/978-981-10-6860-7_7

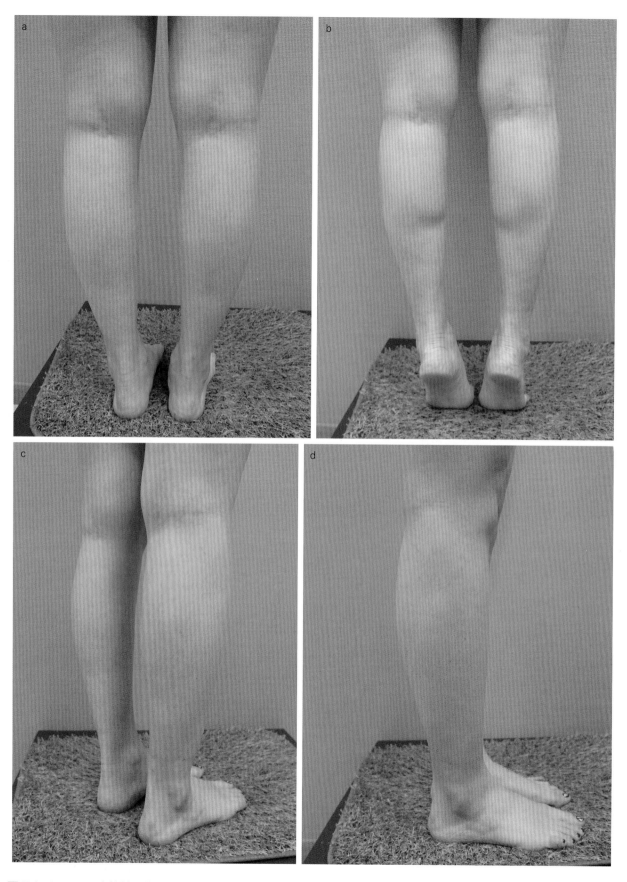

图 7.1 （a ~ h）术前拍照体位（8 张照片）

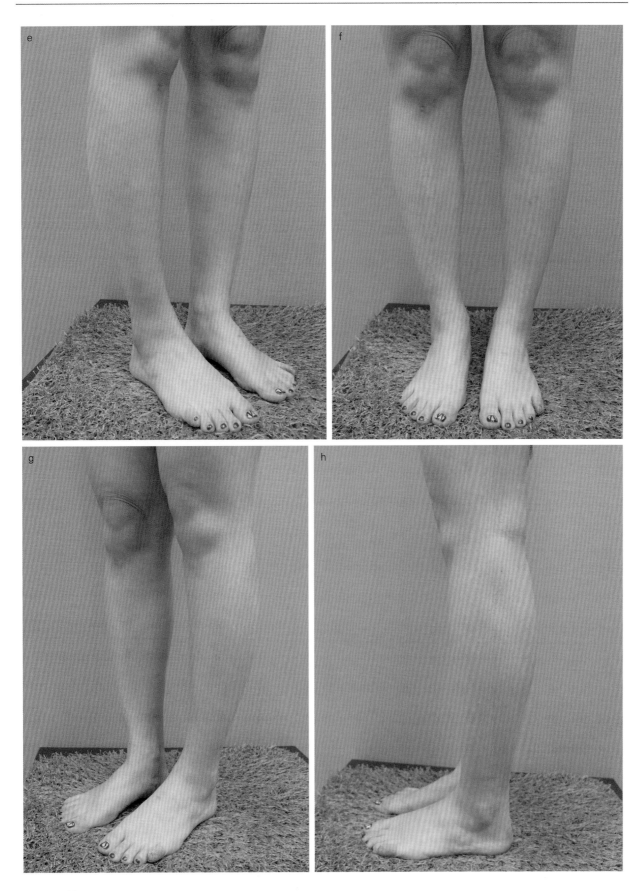

图 7.1 （续）

7.2 术前设计

除小腿前部和踝关节部位外，整个小腿都可进行抽吸（图7.2）。

仅抽吸踝关节时，在标记为踝关节外侧的区域进行抽吸。

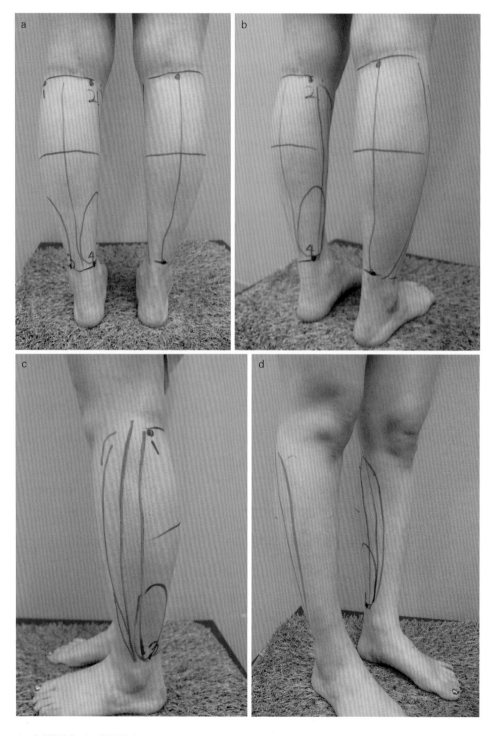

图 7.2 （a ~ f）术前设计（6 张照片）

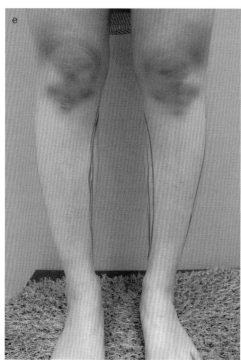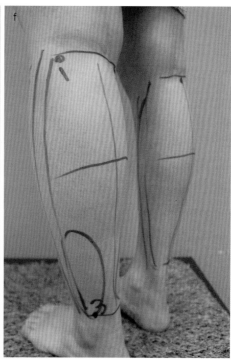

图 7.2 （续）

7.3 麻醉

对于小腿吸脂术的麻醉，我使用丙泊酚进行睡眠麻醉。

在睡眠麻醉的初始阶段，我首先使用氯胺酮 0.4mL+ 异丙酚 7 ~ 8mL。丙泊酚间歇性注射，间隔 4min。

7.4 消毒

整条腿消毒，包括整条大腿和脚趾都用碘伏消毒。消毒至脚底，可以穿消过毒的袜子。

7.5 切口位置

需要在小腿背部做两个切口。在踝关节，可以在一个踝关节的两侧做两个切口，也可以根据踝关节的形状，在跟腱附近做一个切口（图 7.3）。

如果在小腿背侧最突出的部位做一个额外的切口，那么抽吸会更容易。然而，我没有在这个位置做过切口，因为切口暴露在外面。

图 7.3 （a、b）切口
（2 张照片）

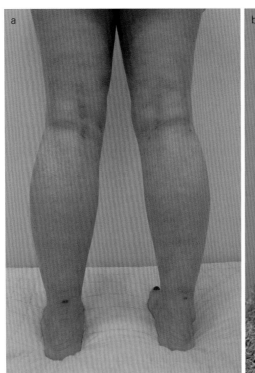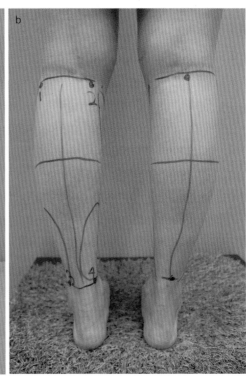

7.6 操作过程

7.6.1 肿胀液

肿胀液组成如下：

- 生理盐水 1L+ 肾上腺素 1mg+2% 利多卡因 30mL+ 碳酸氢钠 10mL。
- 全小腿：注入 1500mL 肿胀液。
- 脚踝：注入 500ml 肿胀液。

由于小腿的脂肪较少，如果注入足够的肿胀液，那么它就会被均匀地注入整个脂肪层。

与大腿不同的是，在注入肿胀液后，小腿的皮肤颜色发白，这是可以接受的。

如果使用弯曲的套管，肿胀液可以很容易地注入到小腿中。

7.6.2 使用脂肪超声乳化设备

当仅在踝关节进行吸脂时，借助脂肪超声乳化设备（Ultra-Z）可以很容易地进行抽吸。使用 Ultra-Z 不到 5min 就足够了。

7.6.3　使用 EVA

对于小腿，我更喜欢使用直径为 3mm、长 30cm 的套管。

应避免过度抽吸，以免引起粘连等并发症。

我曾经在一个有大量脂肪的小腿里吸出了 2700mL 脂肪。然而，大多数情况下抽吸超过 500mL 就不容易了。

7.7　术后管理

（1）加压包扎：术后第 3 天。

（2）缝针：第 7 天。

（3）术后 1 周：超声空化处理。

（4）术后 2 周：增加皮肤学管理。

（5）术后 3 周：三极射频 + 低频动态肌肉激活治疗。

7.8　并发症

（1）抽吸不足。

（2）即使抽吸大量的脂肪，对结果仍不满意。

（3）血清肿罕见。

（4）淤青——可能会发生。

（5）神经损伤——罕见。

（6）不对称。

（7）切口部位瘢痕。

（8）皮肤不规则——在小腿部位吸脂时，抽吸是在浅表脂肪层进行的。因此，要特别小心，因为皮肤可能出现不规则，术中应该非常谨慎。

7.9　手术前后对比

病例 1　手术前、后照片（图 7.4）。

病例 2　手术前、后照片（图 7.5）。

图 7.4 （a ~ 1） 术前设计和术后照片（12 张照片）

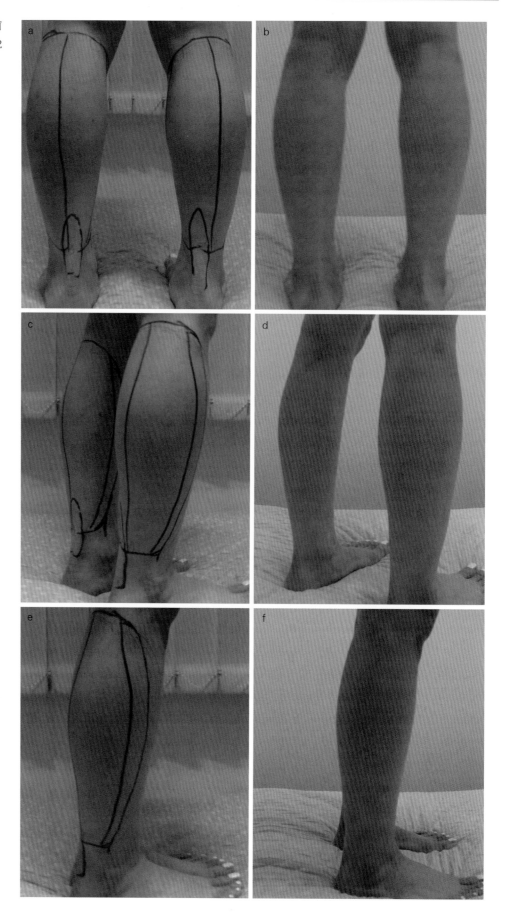

图 7.4（续）

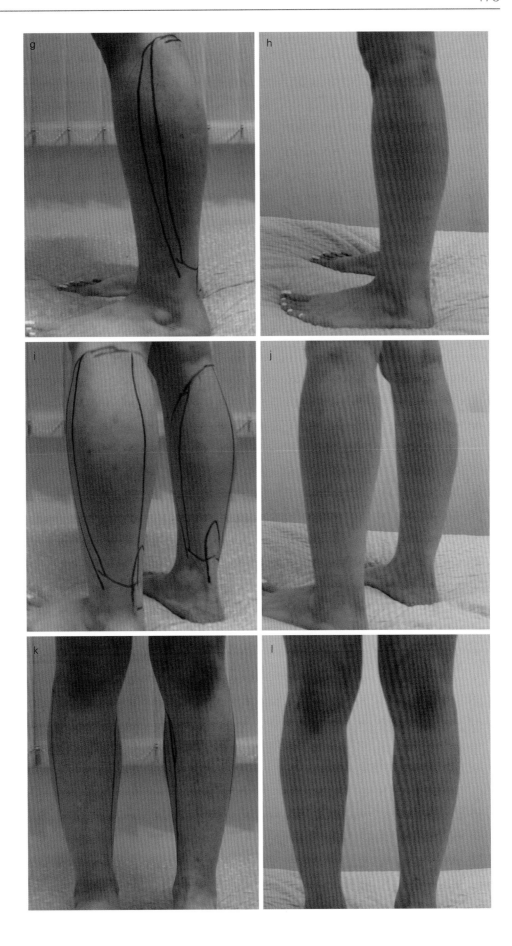

图7.5 （a ~ f）术前设计和术后照片（6张照片）

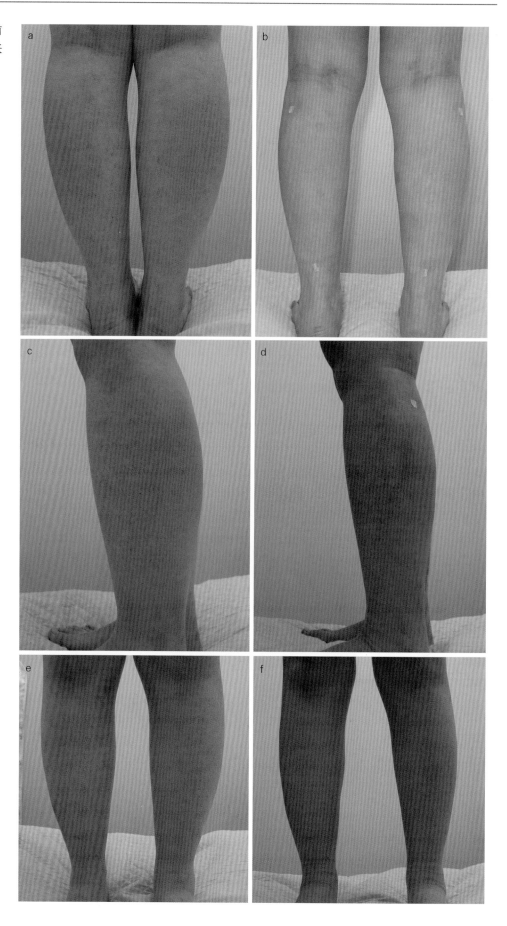

8 副乳吸脂

腋部副乳患病率为2%~6%。副乳需要切除，因为局部可能发生肿胀和疼痛，虽然这种情况很少发生。

切除副乳可消除副乳癌和副乳纤维腺瘤的发生率。

腋下的副乳处不能与脂肪堆积明显区分。

乳腺超声检查和影像学检查是至关重要的。图8.1显示了超声检查脂肪厚度为0.52cm，乳腺实质组织厚度为1.12cm。

这是一位45岁的女性，她的副乳在分娩后更加突出，且有一个伴随的副乳头。

我使用Ultra-Z和EVA进行吸脂。我对副乳头进行了手术切除（图8.2、图8.3）。

在临床中，腋下副乳可以使用与男性乳房发育症相同的方法进行分类和治疗。

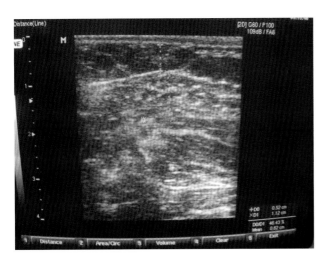

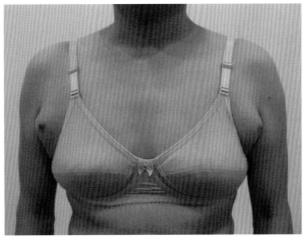

图8.1 超声检查显示脂肪厚度为0.52cm，乳腺实质组织厚度为1.12cm

图8.2 术前

图 8.3　术后 2 周

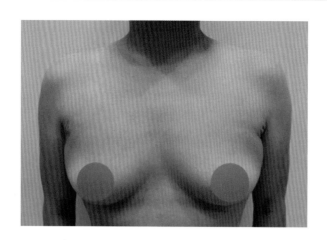

8.1　腋窝副乳的分类

8.1.1　副乳：由乳腺实质组织发育而成

图 8.4 显示副乳乳腺实质组织。

8.1.2　乳腺实质组织和脂肪组织形成的副乳

图 8.5 显示副乳由乳腺实质和脂肪组织组成。

8.1.3　假性副乳，是由脂肪过多而被误解为副乳：腋窝无乳腺实质组织

图 8.6 显示假性副乳，由脂肪过多所致。

8.1.4　副乳在一侧腋下

图 8.7 显示一侧的副乳的乳腺实质组织。

8.1.5　副乳带着一个副乳头

图 8.8 显示带有乳头的副乳腺实质组织。

8.1.6　同一侧腋窝内有两个以上的副乳

图 8.9 显示了多个副乳。

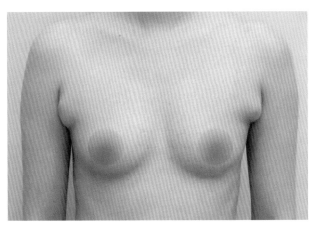

图 8.4　乳腺实质组织发育形成的副乳

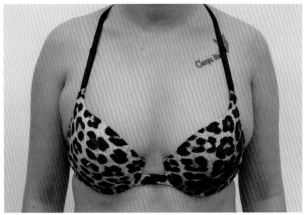

图 8.5　副乳，包括乳腺实质组织和脂肪组织

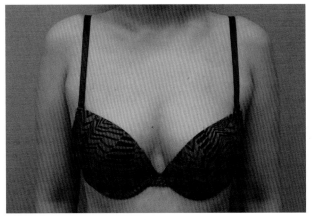

图 8.6　无乳腺实质组织的过多脂肪所致的假性副乳

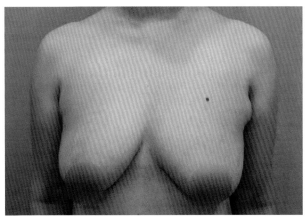

图 8.7　仅一侧有的副乳

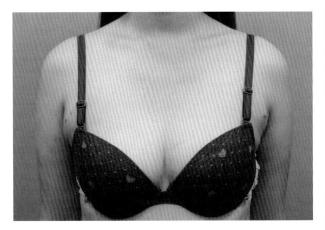

图 8.8　副乳和副乳头

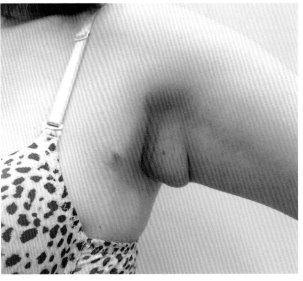

图 8.9　多个副乳

8.2　各种副乳

图 8.10 显示了各种副乳。

图 8.10 （a ~ f）各
种副乳病例（6 张照
片）

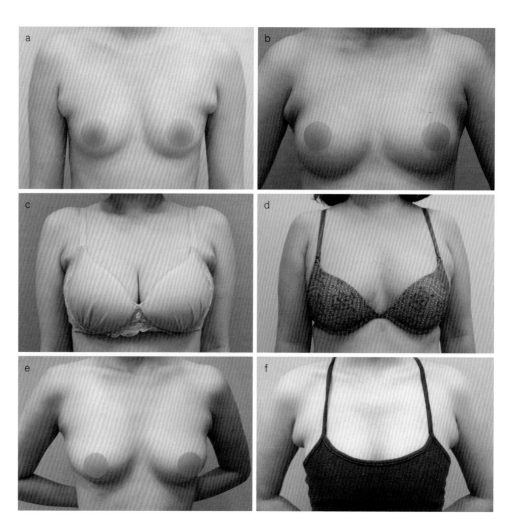

8.3　治疗

8.3.1　手术切除

这种方法会引起严重的瘢痕问题。如果副乳位于腋窝下方，则可能留下大约 10cm 的切口瘢痕。两个腋窝副乳的手术时间约为 1h，手术时间较长。

8.3.2 麦默通

一个小的副乳可以简单地通过麦默通（Mammotome，乳房活检系统）切除。当副乳较大时，使用麦默通切除是不容易的。

如果皮肤由于副乳而局部下垂，那么使用麦默通切除副乳后，皮肤可能看起来会更下垂。

8.3.3 吸脂法

该方法包括注入肿胀液，使用脂肪超声乳化设备或二极管激光器乳化乳腺组织，同时使用吸脂设备吸脂和乳腺实质组织。

目前大多数诊所都采用这种方法。我详细讲解使用脂肪超声乳化设备（Ultra-Z）和 EVA 的方法。

如果副乳伴随副乳头，则手术切除和吸脂同时进行。

8.4 术前设计

标记腋窝隆起部分。用一个小圆圈设计副乳的区域，突出该区域（图 8.11）。

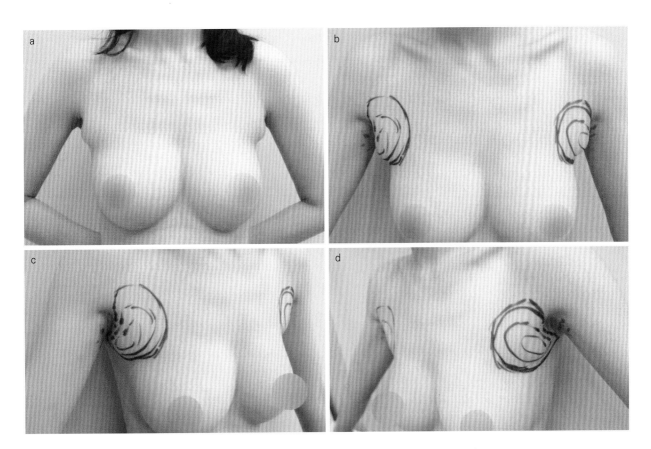

图 8.11 （a ~ d）术前设计（4 张照片）

8.5　操作程序和操作时间

（1）设计：5min。

（2）消毒及操作准备：15min。

（3）肿胀液输注：5min。

（4）脂肪超声乳化设备（Ultra-Z）的使用：3～5min。

（5）吸脂：10min。

（6）平均总操作时间：20min。

8.6　麻醉

（1）我主要使用丙泊酚做睡眠麻醉。

（2）我用氯胺酮 0.4mL+ 异丙酚 7～8mL 开始睡眠麻醉。

（3）在此之后，我间歇性注射丙泊酚，间隔 4min。

（4）当使用氯胺酮时，由于副乳的手术时间短，注射 1～2 次就足够了。

（5）我不使用丙泊酚泵进行持续睡眠麻醉。

（6）这是因为实际操作时间为 30～40min，时间较短。局部麻醉效果良好，足量输注肿胀液的麻醉效果就很好。

（7）因此，间歇性注射丙泊酚维持睡眠模式是有益的。

8.7　切口位置

在腋窝前面的褶皱处切开 3mm 的切口（图 8.12）。在手臂皮肤褶皱处与腋窝下方相交处切开另一

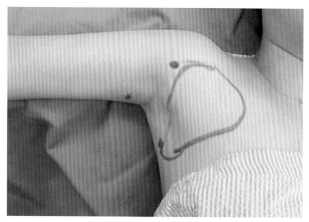

图 8.12　切口部位

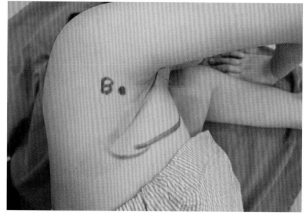

图 8.13　切口部位

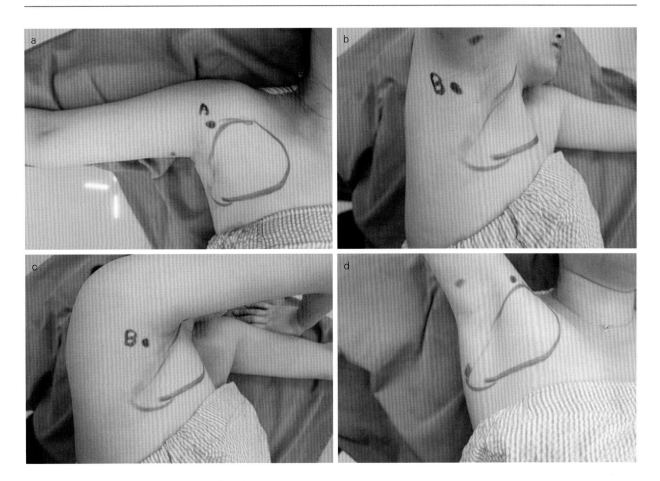

图 8.14　(a ~ d) 多种手术体位（4 张照片）

个切口（图 8.13）。用 5-0 尼龙线缝合切口。

8.8　手术期间患者的体位

肿胀液输注和吸脂是在患者不同的体位下进行的（图 8.14）。

8.9　操作过程

8.9.1　肿胀液

肿胀液的组成

- 生理盐水 1L+ 肾上腺素 1.5mg+2% 利多卡因 30mL+ 碳酸氢钠 10mL。

我通常使用 400 ~ 500mL 肿胀液。

我使用 1.5mg 肾上腺素，浓度增加 50%。使用 2mg 也是可以的。使用足够的肿胀液有助于减少出血和减轻疼痛。

最重要的一点是，需要先将足够的肿胀液注入乳腺实质组织。

如果首先向乳腺实质组织周围的脂肪层注入较多的肿胀液，在吸脂过程中可能会去除比乳腺实质组织更多的脂肪组织，导致乳腺实质组织吸脂不足。

8.9.2　使用脂肪超声乳化设备

Ultra-Z 是一种具有 50Hz/60Hz 额定频率、300W 功率的强超声乳化设备。

插入 Ultra-Z 探头，电源模式设置为 100（最大值）。正常情况下，已知 Ultra-Z 探针用于 100mL 的肿胀液 1min。不超过这个时间就可以了。

对于腋窝副乳的乳腺组织，建议每侧使用 2 ~ 3min。

在使用 Ultra-Z 探针进行隧道掘进时，可以感觉到硬化物变软。这时 Ultra-Z 治疗的效果最佳。

8.9.3　EVA 吸脂

EVA 是世界上唯一的一种空气振动抽吸设备。它每分钟进行 3000 次往复旋转，针对乳房组织的抽吸进行了优化。

同时对脂肪组织和实质组织进行抽吸，压力为 4.0、吸力为 -0.8，套管直径为 4mm。

充分切除脂肪组织，适当抽吸乳腺组织，多数患者对手术效果满意。

首先需要进行副乳乳腺实质组织的抽吸。在这个区域抽吸后，突出的脂肪就会自然回缩。

关键是使用 MDMP 方法进行抽吸。

8.10　手术室设置

对于副乳手术，需要使用脂肪超声乳化设备（Ultra-Z）和 EVA。

设备运行前应进行检查。这两台设备位于操作台右侧。

8.11　术后包扎

术后（图 8.15）切口部位用 5-0 尼龙线缝合。应用敷料加压包扎，然后用胶带固定。

患者应在手术当天使用加压绷带包扎 24h。在此之后，患者穿塑身衣持续约 4 周。

患者不需要每天 24h 都穿塑身衣。穿 12 ~ 16h 就可以有足够的效果。

对于下垂的副乳，手术后用弹力胶带将下垂的皮肤固定住，并穿上一件塑身衣。

图 8.15　手术后立即
进行包扎

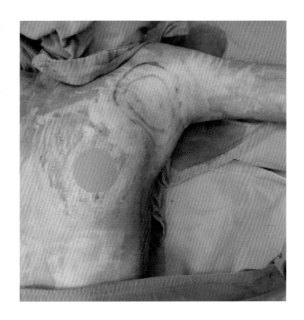

在大多数情况下，手术后通过加压包扎可明显改善副乳组织引起的皮肤下垂。

8.12　术后管理

（1）加压包扎：术后 24h。
（2）缝合：第 7 天。
（3）术后 1 周：超声空化管理。
（4）术后 2 周：加皮肤学管理。
（5）术后 3 周：可加入三极射频（RF）+ 低频动态肌肉激活治疗。

我建议患者进行 6 个疗程的术后管理。双极射频管理使用 42～44℃的温度进行。在皮肤变硬后进行吸脂时，患者可能会感到舒适，但硬度会变差。这就是为什么我不推荐双极射频管理的原因。

超声空化深入脂肪层 10cm，有助于吸脂后硬度的恢复。

可以通过抓住一端的皮肤，从另一端开始治疗，来减轻治疗引起的疼痛。

如果医生实际施行患者的术后管理，他就能感觉到术后管理的有效性。

8.13　并发症

（1）因抽吸不足而不满意。
（2）血清肿，血肿，罕见。我没有见过。
（3）淤青——可能会发生。

（4）神经损伤——严重。

（5）不对称。

（6）在切口部位留下瘢痕。

（7）皮肤下垂——在大多数情况下，副乳的乳腺组织会伴有皮肤松弛。应告知患者术后可能会出现皮肤下垂。

（8）炎症。

（9）皮肤不规则或有褶皱——随着副乳的乳腺组织的改善，可能会出现线形的皮肤褶皱。

8.14 手术前后对比

病例 1　女性 /27 岁，一个腋窝有两个副乳（多个副乳；图 8.16 ~ 图 8.18）。

病例 2　女性 /23 岁，吸脂 150mL，手术前后 3 周（图 8.19、图 8.20）。

病例 3　女性，27 岁，手术前及术后 2 周，副乳和右副乳头切除（图 8.21 ~ 图 8.24）。

病例 4　女性 32 岁，手术前及术后 2 周（图 8.25 ~ 图 8.27）。

病例 5　女性 25 岁，手术前及术后 2 天（图 8.28、图 8.29）。

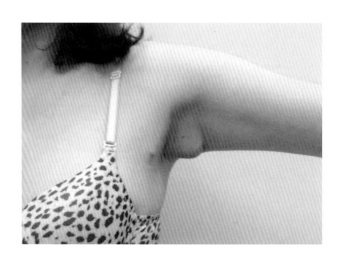

图 8.16　术前

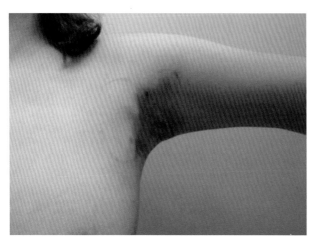

图 8.17　术后 3 天

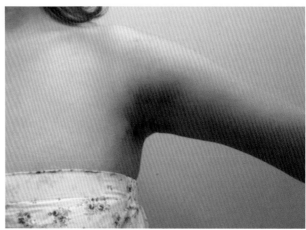

图 8.18　术后 19 天

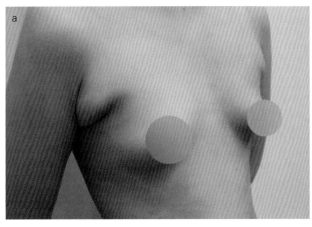
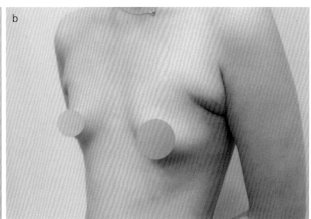

图 8.19 （a、b）术前（2 张照片）

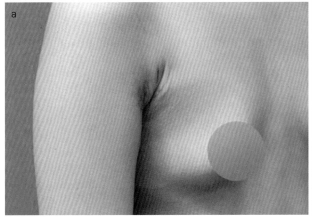
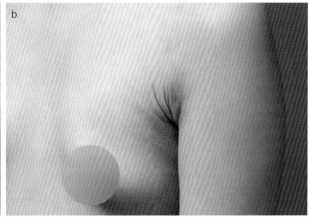

图 8.20 （a、b）术后 3 周（2 张照片）

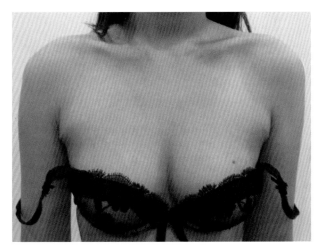
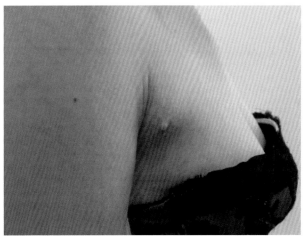

图 8.21 在腋窝两侧的前方，可见副乳和副乳头

图 8.22 侧位，副乳头看起来很突出

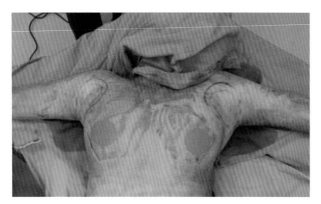

图 8.23　术后即刻

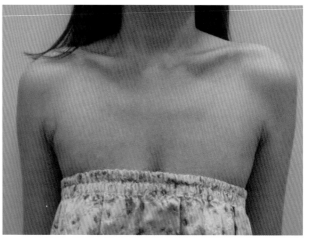

图 8.24　术后

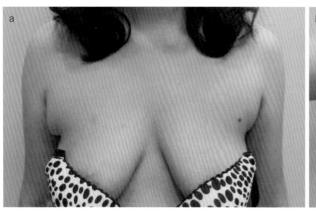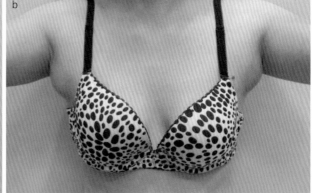

图 8.25　（a、b）术前（2 张照片）

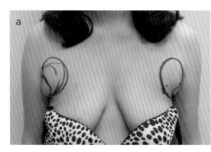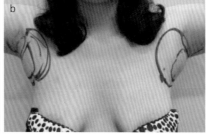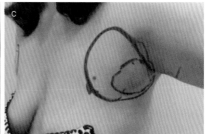

图 8.26　（a ～ c）术前设计（3 张照片）

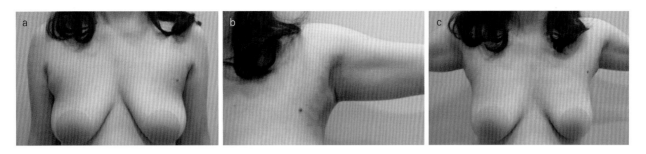

图 8.27 （a ~ c）术后 2 周（3 张照片）

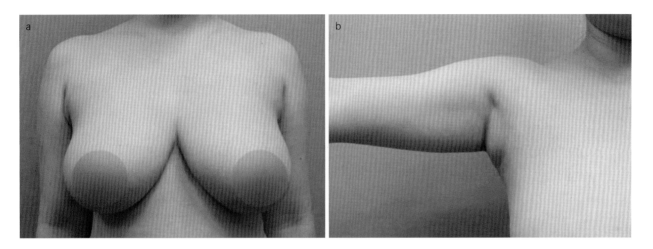

图 8.28 （a、b）术前（2 张照片）

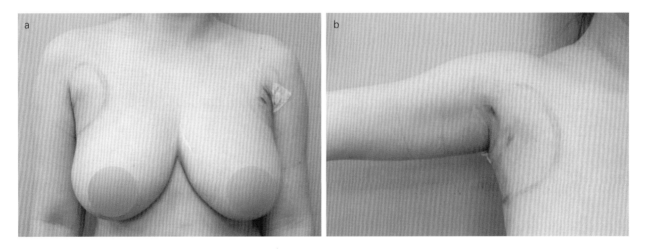

图 8.29 （a、b）术后 2 天（2 张照片）

9 男性乳房女性化吸脂术

男性通常接受腹部、腰部和面部的吸脂术。然而，接受乳房吸脂术的男性患者数量正在增加。

一般情况下，接受腹部和腰部吸脂术的体重较重的男性患者，也会因为乳房肥大而想要进行乳房吸脂术。

男性乳房女性化可分为两类：真性男性乳房，是指乳腺实质组织发育；假性男性乳房，是指乳房中有大量脂肪。

在实际的临床病例中，大多数接受吸脂术的男性乳房中都含有大量脂肪。因此，我只把这种手术称为男性乳房吸脂术。

男性乳房吸脂术难度较大，因为此处脂肪纤维化比其他部位更严重。其实从平坦的表面吸出脂肪很容易。

男性乳腺实质组织发育并不发生于整个乳房。大部分见于乳头－乳晕复合体周围。如果单纯吸出脂肪而不去除乳腺实质组织，那么乳头－乳晕复合体在手术后可能会显得更突出。这点必须注意。

男性乳房女性化吸脂术很难做到充分地抽吸。

如果充分使用脂肪乳化超声设备 Ultra-Z，然后使用具有较强振动和吸力的 EVA，则可能很容易在这一区域进行吸脂。

9.1 男性乳房女性化的类型

9.1.1 乳腺组织和脂肪组织均发育

图 9.1~图 9.5 显示了乳腺组织和脂肪组织均发育的过程。

（1）超声显示脂肪组织和乳腺组织。

（2）超声显示术后脂肪组织和乳腺组织均减少。

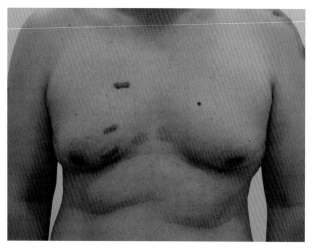

图 9.1　术前

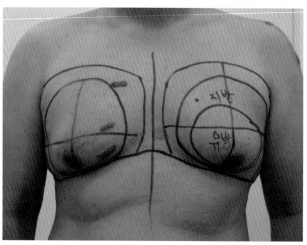

图 9.2　术前设计

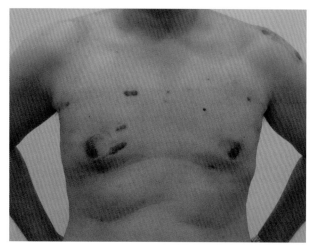

图 9.3　术后 3 个月

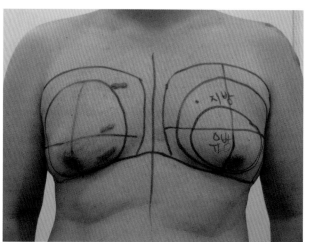

图 9.4　术前设计

图 9.5　术后 3 个月的
超声图像

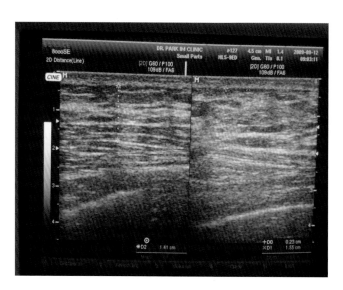

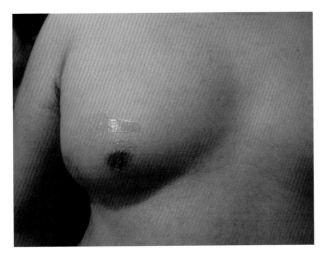

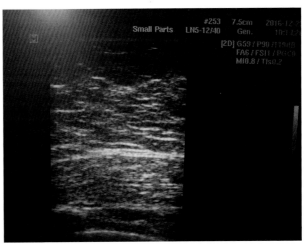

图 9.6 严重的男性乳房女性化　　　　　　　　　图 9.7 只有脂肪没有乳腺组织

9.1.2 脂肪过多引起的男性乳房女性化

如图 9.6、图 9.7 所示，男性乳房女性化是由脂肪过多引起的。

9.2 治疗

9.2.1 药物：他莫昔芬——选择性雌激素受体调节剂

患者必须长期服用这种药。它只适用于真正的男性乳腺发育。这种药物会引起面部潮红、胃肠功能障碍和其他并发症。

9.2.2 切除

需行皮下乳房组织切除或乳晕周围乳腺组织切除。
并发症可能是血清肿、血肿、乳头变形、乳头感觉异常。

9.2.3 皮下乳腺组织切除术联合吸脂

该方法可通过手术切除乳腺组织，同时进行吸脂。随着吸脂设备的发展，我不喜欢采用这种方法。

9.2.4 吸脂术

这是最简单的方法，但患者满意度最高。我将在本章中解释这种方法。

吸脂术后几乎不会出现并发症，但吸脂术后再行切除手术的情况也很常见。

在大多数情况下，男性乳腺发育症可能会出现乳房下垂。与手术后切除法相比，吸脂法对下垂乳房有更好的治疗效果。

9.3　术前拍照

患者站立时每旋转 45° 拍照 1 张（图 9.8）。

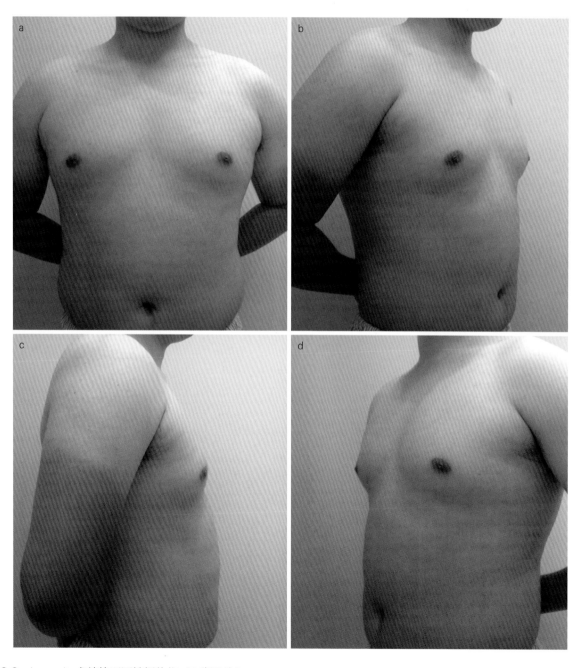

图 9.8 （a ~ e）术前的不同拍摄体位（5 张照片）

图 9.8 （续）

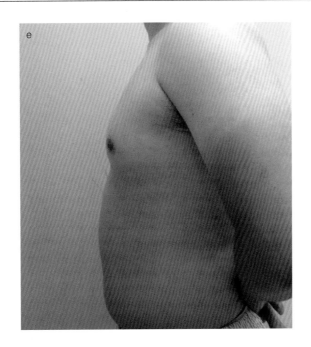

9.4 术前设计

根据乳房的形状、腋窝前和乳房外侧区域来设计需要抽吸的区域（图 9.9）。

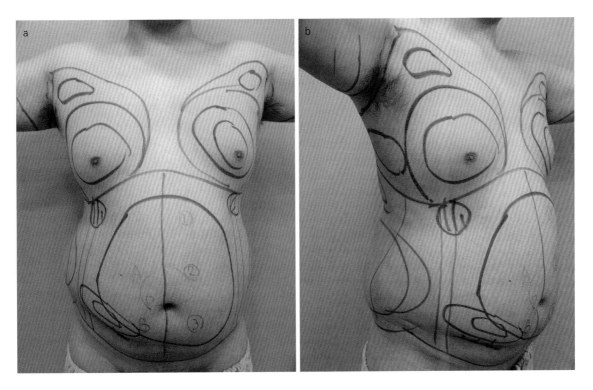

图 9.9 （a ~ c）术前设计（3 张照片）

图 9.9 （续）

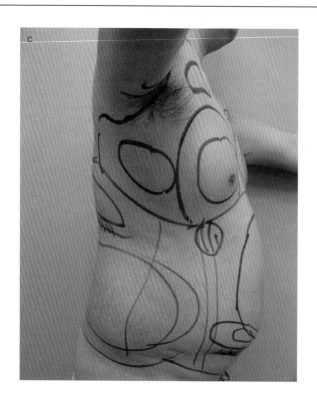

9.5 操作程序和操作时间

（1）设计：5min。

（2）消毒及操作准备：15min。

（3）肿胀液输注：5min。

（4）使用脂肪超声乳化设备（Ultra-Z）：10min。

（5）用 EVA 抽吸脂肪和乳腺组织：20min。

（6）平均操作时间总计：30 ~ 40min。

9.6 麻醉

（1）我主要使用丙泊酚进行睡眠麻醉。

（2）我用氯胺酮 0.4mL+ 丙泊酚 7 ~ 8mL 开始睡眠麻醉。

（3）之后，间隔 4min 间歇性注射丙泊酚。

（4）当使用氯胺酮时，由于男性乳房女性化的手术时间短，总共 1 ~ 2mL 就足够了。

（5）我不使用丙泊酚泵持续睡眠麻醉。

（6）原因是实际操作时间为 30 ~ 40min，时间较短。充分输注肿胀液的局部麻醉效果良好。

因此，间歇性注射丙泊酚以维持睡眠模式就很好了。

9.7 切口位置

（1）我通常在腋下的乳内线和折叠线上做切口。

（2）当在乳内线做切口时，由于手术后切口瘢痕暴露在这个区域，应该在左侧和右侧做一个不对称的切口，这样其他人就不知道这个瘢痕是手术造成的。

（3）切口大小为 3 ~ 4mm。

（4）术后用 5–0 尼龙线缝合。

（5）缝合后，覆盖敷料。

图 9.10 显示了敷料覆盖在切口部位，并应用固定带进行保护。

图 9.10　在切口处包扎

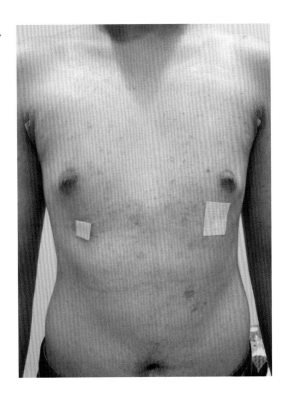

9.8 手术过程

9.8.1 肿胀液

- 生理盐水 1L+ 肾上腺素 1.5mg+2% 利多卡因 30mL+ 碳酸氢钠 10mL。

准备肿胀液（2000 ~ 3000mL）。根据手术区域的范围、脂肪厚度和实质组织（乳腺组织）的范围不同，肿胀液用量也不同。在大多数情况下，平均使用 2000mL 肿胀液。

如果乳房有致密的乳腺实质组织，则可使用高达 2mg 的肾上腺素。我通常用 1.5mg。

首先在腺下区开始输注肿胀液，这是乳房的最低区域。然后，将肿胀液均匀注入乳腺实质组织和皮下脂肪层。

将肿胀液注入乳房几乎没有导致气胸的可能。

如果注入足够的肿胀液，手术后几乎没有出血和瘀青。

9.8.2　使用脂肪超声乳化设备

Ultra-Z 是一种具有 50Hz/60Hz 额定频率和 300W 功率的强超声乳化设备。

插入 Ultra-Z 探头，电源模式设置为 100（最大值）。通常，已知 Ultra-Z 探针可用于 100mL 的肿胀液 1min；不超过这一时间就可以了。

我在男性乳房女性化的每个乳房上使用 5min。当使用 Ultra-Z 探针时，利用 Ultra-Z 探针进行隧道挖掘可以感觉到硬化的东西变软。

使用 Ultra-Z 治疗，效果非常明显。

9.8.3　EVA 吸脂

极度减振设备吸脂是世界上唯一的一种空气振动吸脂设备。它每分钟可进行 3000 次往复旋转，它是针对乳房组织的抽吸进行了优化。

同时对脂肪组织和乳腺组织进行抽吸，压力为 4、吸力为 -0.8，套管直径为 4mm。

在某些情况下，当乳腺组织致密且坚硬时，可通过将 EVA 振动设置为 0 来进行抽吸。

这个手术的目的不是完全切除乳腺组织。主要目的是让鼓胀的乳房看起来更好看。因此，吸除脂肪组织，适当吸引乳腺组织，多数患者对手术效果满意。

需要从乳腺下层的脂肪部分开始抽吸，该层位于乳腺组织的最低区域。在该区域充分抽吸后，再吸乳腺组织。最后，吸出皮下脂肪层的脂肪。

由于男性的乳房皮肤比女性厚，所以吸出皮肤附近的脂肪时，很少会出现皮肤不平整的现象。

9.9　手术室设置

男性乳腺手术需要使用脂肪超声乳化设备（Ultra-Z）和 EVA。操作前应检查设备（图 9.11）。这两台设备位于操作台右侧。

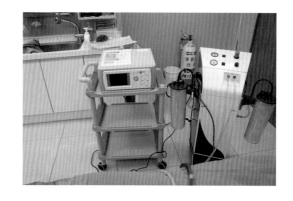

图 9.11　准备手术设备

9.10　术后包扎

手术后，用 5-0 尼龙线缝合切口部位。覆盖敷料，然后用胶带固定（图 9.12、图 9.13）。

患者应在手术当天加压包扎 24h。在此之后，患者穿塑身衣 4 周。

患者不需要每天 24h 穿塑身衣，穿 12 ~ 16h 就可以获得足够的效果。

图 9.12 显示了一位同时接受腹部、腰部和背部吸脂的患者。因此，患者也穿着腹部的塑身衣。

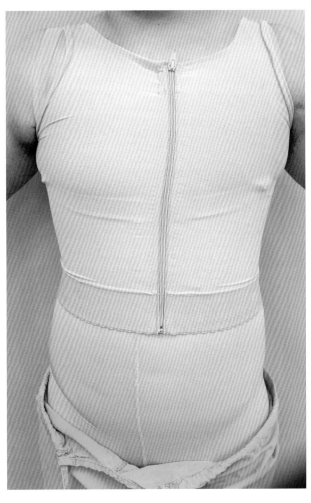

图 9.12　患者穿着塑身衣

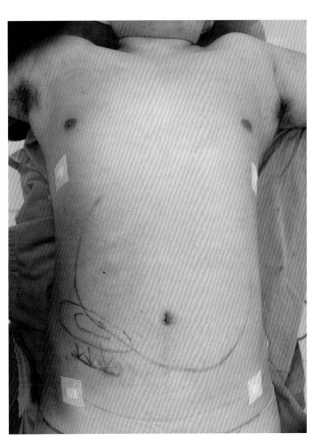

图 9.13　术后将胶带直接放在缝合区域

9.11 术后管理

(1) 加压包扎：术后 24h。

(2) 缝合：第 7 天。

(3) 术后 1 周：超声空化处理。

(4) 术后 2 周：加皮肤学管理。

(5) 术后 3 周：可加入三极射频（RF）+ 低频动态肌肉激活治疗。

我建议患者进行 6 个疗程术后管理。双极射频管理使用 42 ~ 44℃的温度。如果在吸脂后皮肤变硬后进行，患者可能会感到舒适，但硬度会变得更差。这就是为什么我不推荐双极射频管理的原因。

超声空化深入脂肪层 10cm，有助于吸脂后硬度的恢复。

可以抓住一端的皮肤，从另一端开始治疗，来减轻治疗引起的疼痛。

如果医生实际施行患者的术后管理，他就能感觉到术后管理的有效性。

9.12 并发症

(1) 因抽吸不足而不满意。

(2) 血清肿、血肿——罕见，我没遇到过。

(3) 淤青——可能会发生。

(4) 神经损伤——严重。

(5) 不对称。

(6) 切口部位留下瘢痕。

(7) 乳房皮肤下垂。

(8) 乳房感觉减退或感觉丧失——不会发生。

(9) 乳房发炎。

(10) 皮肤不平整。

9.13 手术前后对比

病例 1 男性乳房女性化（图 9.14、图 9.15）。

病例 2 脂肪组织合并乳腺实质组织增多（图 9.16 ~ 图 9.19）。

病例 3 腹部 + 乳房吸脂（图 9.20 ~ 图 9.23）。

病例 4 不对称的男性乳房女性化（图 9.24、图 9.25）。

患者在手术当天加压包扎，术后穿塑身衣。

　　术后第2天皮肤上出现的皱纹是由加压包扎引起的。如果患者穿了塑身衣，它们就不会出现。乳房的下垂和不对称性得到改善。

　　病例5　假性男性乳房发育，脂肪过多（图9.26～图9.31）。腹部和比基尼区吸脂是一起进行的。

　　病例6　发育的乳房有脂肪组织和乳腺实质组织（图9.32～图9.35）。

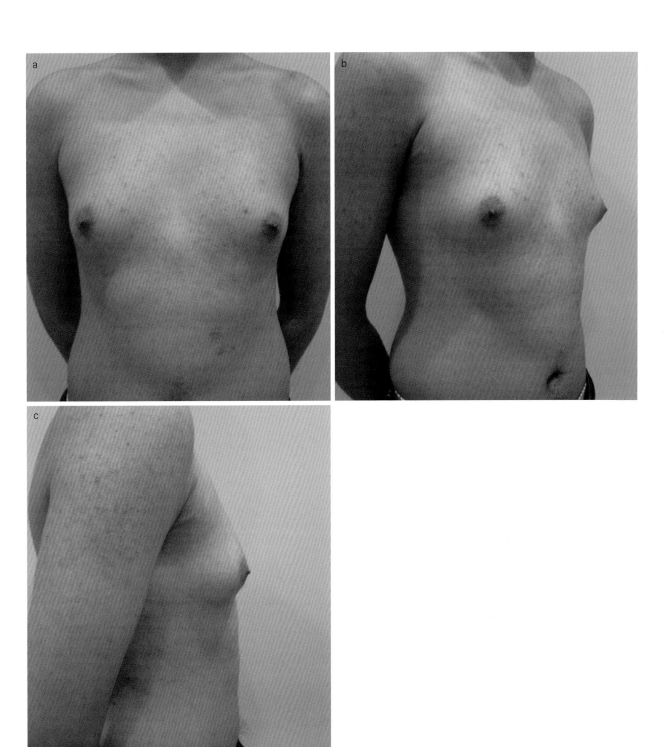

图9.14　（a～c）术前（3张照片）

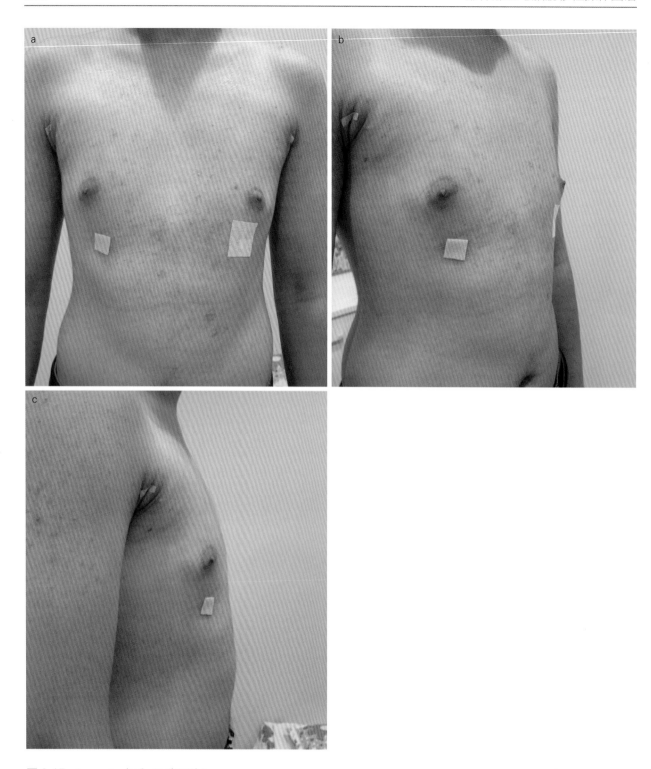

图 9.15 （a ~ c）术后（3 张照片）

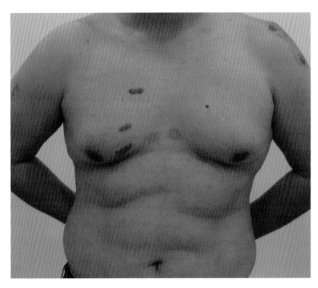

图 9.16　术前正面视角

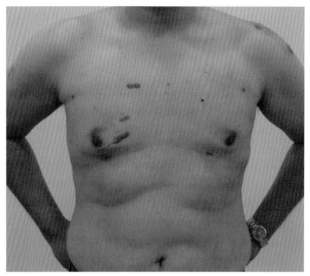

图 9.17　术后 1 个月正面视角，总吸收量 500mL，乳房改善

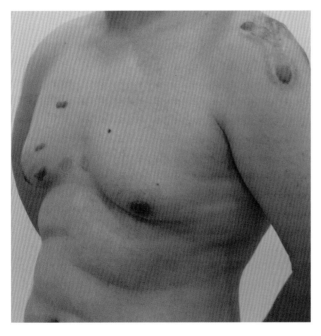

图 9.18　术前斜位视角

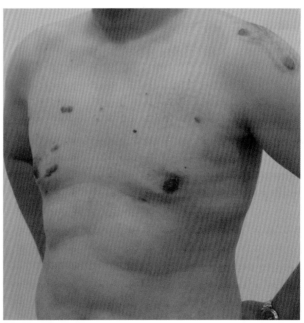

图 9.19　术后 1 个月斜位视角

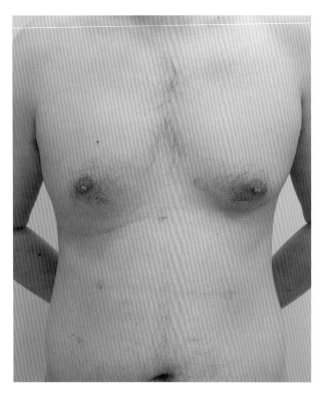

图 9.20　术前正面视角

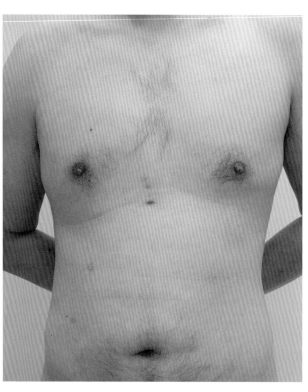

图 9.21　术后 1 个月正面视角。腹部吸脂量：1800mL。乳房吸脂量：400mL

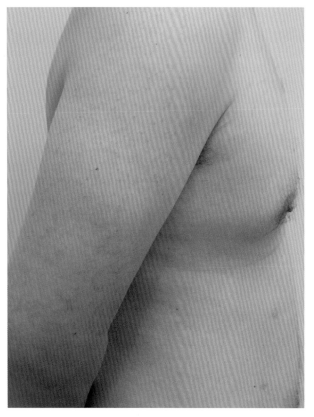

图 9.22　术前侧面视角

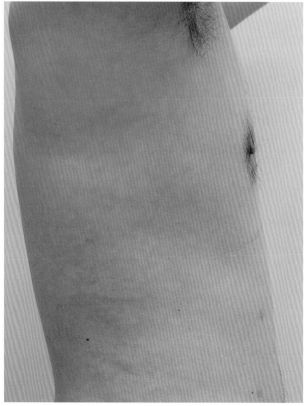

图 9.23　术后 1 个月侧面视角

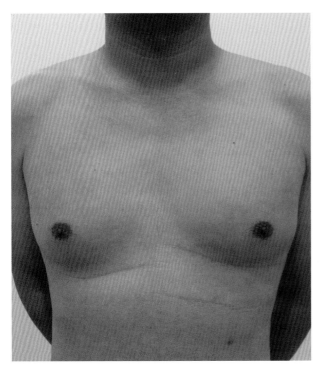

图 9.24 术前

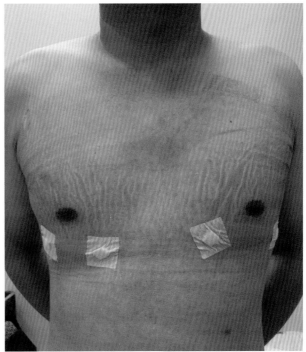

图 9.25 术后

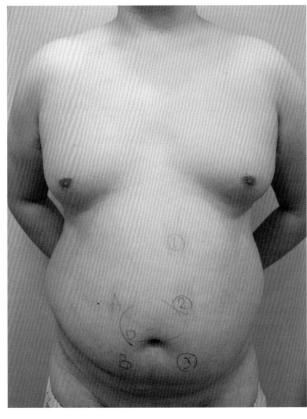

图 9.26 术前

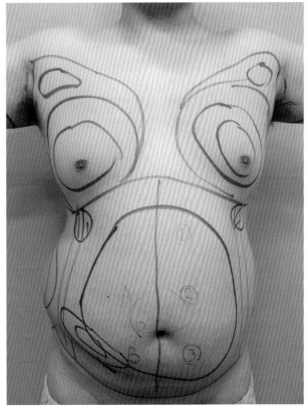

图 9.27 术前设计

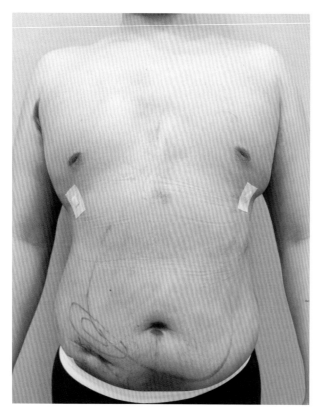

图 9.28　术后

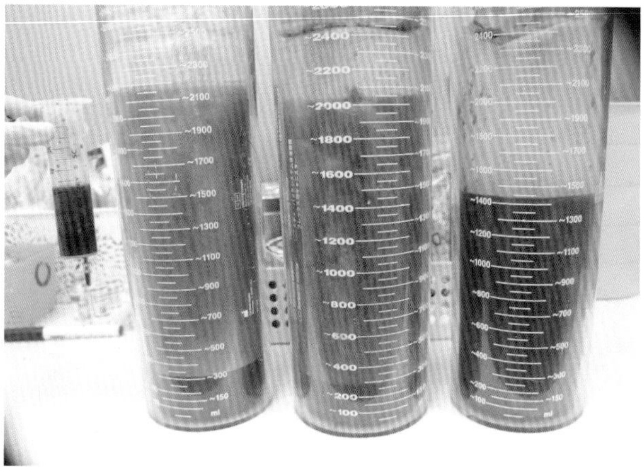

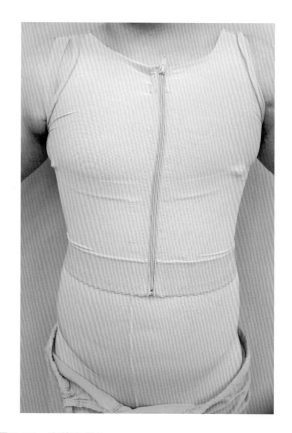

图 9.29　吸出的脂肪

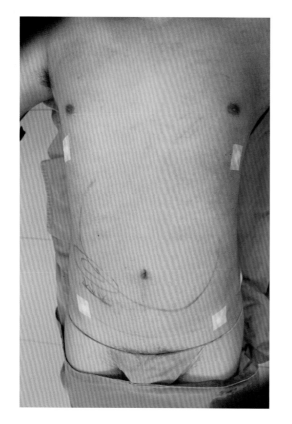

图 9.30　手术结束后即刻

图 9.31　穿着塑身衣

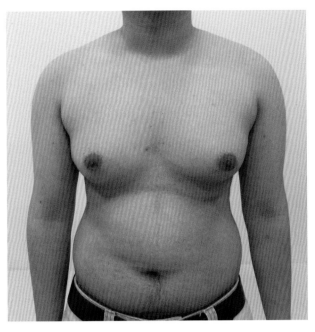

图 9.32 术前

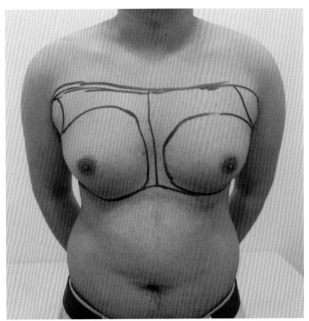

图 9.33 术前设计

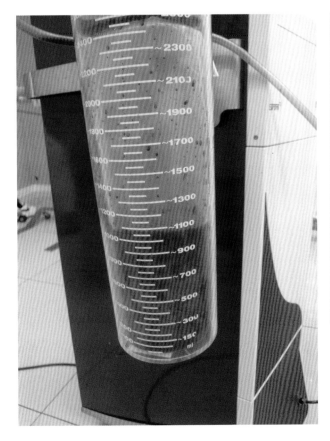

图 9.34 吸出的脂肪组织和乳腺组织

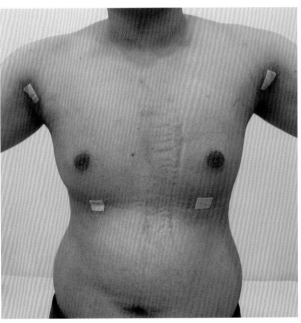

图 9.35 术后 1 周

10 缩胸吸脂术

乳房缩小手术中吸脂术是方法之一，但并不是一种通用的方法。这是一种仅有极少数整形外科诊所实施的手术方法，也很少有研究可供参考。

我根据几年的手术病例，简要地介绍缩胸吸脂术。

这种手术方法与切开法相比，非常安全，患者恢复快。而且，它不会留下瘢痕。在巨乳伴有乳房下垂的情况下，手术后可以有胸部提升效果。

副作用是在某些情况下有轻微的皮肤不平整和乳晕凹陷。对于乳房较大，脂肪较少，乳腺实质组织较多的患者不能进行该手术。

图 10.1 显示了一个 F 罩杯的女性使用吸脂术缩小乳房 3 个以上罩杯的效果。下垂的乳头有一个提升的效果（图 10.2）。

女性想要隐藏的秘密之一是过于丰满的胸部。许多医生仍然认为乳房缩小手术很困难的。这就是为什么患者不容易接受乳房缩小手术的原因。

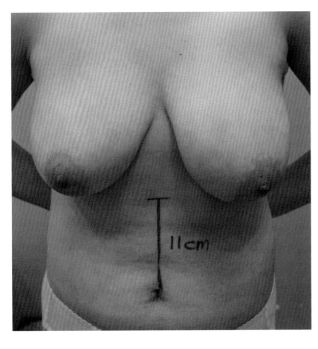

图 10.1 术前

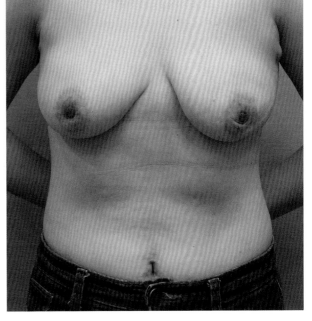

图 10.2 术后

J.Y. Park, *Liposuction*, https://doi.org/10.1007/978–981–10–6860–7_10

然而，随着医疗技术和设备的发展，与之相比，巨乳缩小手术已经成为一种简单的手术，患者的满意度很高。

因此，我想结合乳房手术的技巧和经验，对缩胸吸脂术进行说明。

吸脂手术对巨乳有显著的效果。

在 2010 年之前，乳房缩小手术主要采用切开法。由于并发症多，手术时间长，如乳房切口瘢痕严重、乳房感染风险大和皮肤坏死等，这种手术有一定的难度。

早在 2000 年以前，采用超声辅助脂肪成形术（UAL）进行乳房缩小手术一直断断续续地进行着。随着比过去价格低很多的脂肪超声乳化设备（Ultra-Z）的上市和新型空气振动抽吸设备（EVA）的推出，安全、效果显著的缩胸手术成为可能。

10.1　手术指征

已到更年期，乳房体积大，乳房内有大量脂肪组织，皮肤弹性好，乳腺实质组织少，有良好的手术指征。

20 多岁的年轻女性也可以接受这种手术。在这种情况下，各种检查，包括检测和触诊，是非常重要的。当组成巨乳的脂肪量足以减少时，手术是可行的。对于年轻女性，手术应避免损伤乳房组织。对于身材瘦小、乳房较大的患者，预计大部分乳房由乳腺实质组织构成。应进行检测后再确定是否手术。然而，对于这类患者，不建议进行手术。

对于体重较重和乳房较大的患者，他们的乳房旁边的腋下往往有大量的脂肪。在这种情况下，也应该进行腋下吸脂。

这样，可以缩窄胸部的宽度。当手臂下垂时，减少了手臂与乳房的接触，从而使活动更轻松。

腋前区脂肪被吸除后，当患者穿无袖上衣时，可增加其自信心。

我更喜欢在行缩胸吸脂术时进行腹部吸脂或手臂吸脂。其原因是，当腹部或手臂吸脂与乳房缩小手术一起进行时，与单独进行缩胸手术相比，手术时间要短。此外，如果手臂或腹部与乳房缩小术一起进行时，那么上半身可能看起来更漂亮。

10.2　巨乳造成的不便

（1）肩膀疼痛。

（2）乳房下皮肤糜烂。

（3）社交恐惧症。

（4）胸罩选择困难。

10.3 手术所需的设备

10.3.1 Ultra-Z

额定频率为 50Hz/60Hz。强大的脂肪超声乳化设备（Ultra-Z），功率 300W。

10.3.2 EVA

EVA 是世界上唯一的一种空气振动吸脂设备。它每分钟做 3000 次往复旋转，它是缩乳手术中最理想的吸乳设备。

10.4 术前设计

标记出乳房外侧边界（图 10.3），腋前区和腋下区也被标记，以便同时抽吸这些区域。

图 10.3 （a ~ d） 术前设计。同时抽吸腋前区和腋下区（4 张照片）

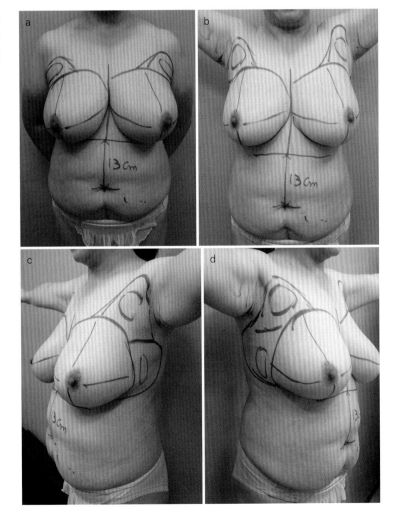

　　术前测量乳房下线到脐部的距离时，将其与术后的延长距离进行比较，有助于评估缩乳的效果。

　　此外，当测量从锁骨中线到乳头的距离时，你可以检查乳房是否对称。将缩乳前与术后缩短距离相比较，有助于评估乳房缩小的效果。

10.5　术前拍照

　　图 10.4 为患者站立时从正面拍摄，在患者放松时每旋转 45° 拍摄照片。

图 10.4（a～f）各种术前拍摄体位（6 张照片）

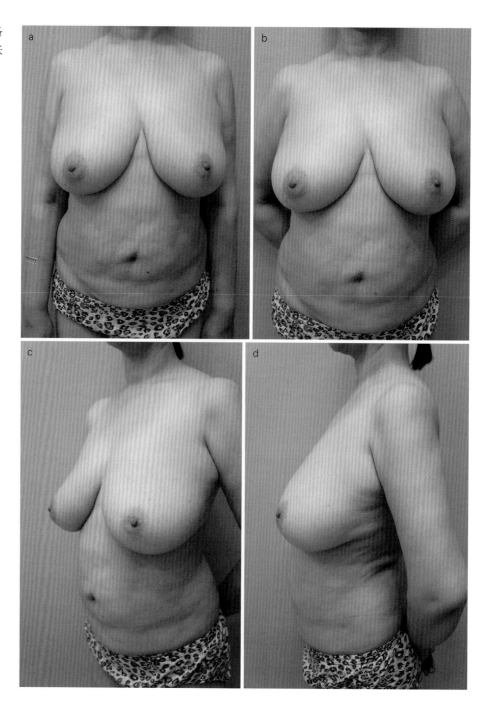

图 10.4 （续）

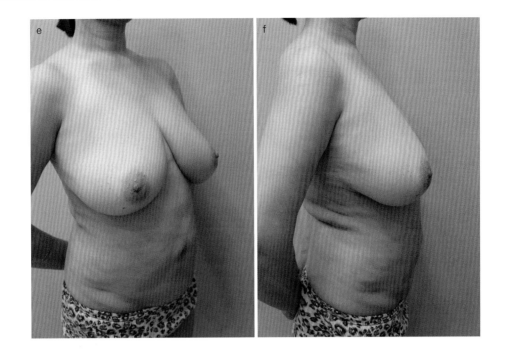

10.6 手术室设置

对于缩乳术，需要使用脂肪超声乳化设备（Ultra-Z）和振动吸脂设备 EVA（图 10.5）。

在操作前检查设备。两套设备一起放在操作台左侧。

手术所需的所有设备均放在手推车上（图 10.6）。

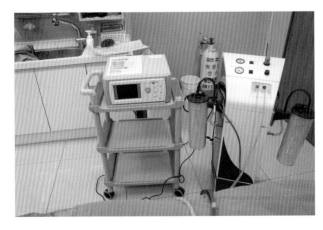

图 10.5 手术设备的摆放

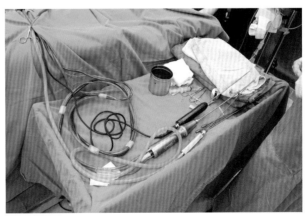

图 10.6 手推车上的手术工具

10.7 患者手术准备

图 10.7 显示了已经做好手术准备的患者。

图 10.7　手术准备完
成的患者

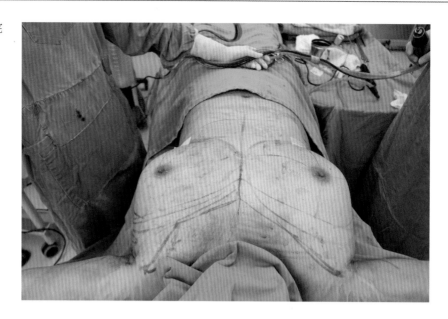

10.8　操作程序和操作时间

（1）术前设计：1min。
（2）消毒及手术准备：15min。
（3）注射肿胀液：10min。
（4）脂肪超声乳化设备（Ultra-Z）乳化脂肪：10 ~ 15min。
（5）用 EVA 抽吸脂肪和乳腺组织：20 ~ 30min。
（6）移至恢复室：15min。
（7）实际平均操作时间：小于 60min。

10.9　肿胀液

肿胀液的成分

生理盐水 1L+ 肾上腺素 1.5mg+2% 利多卡因 30mL+ 碳酸氢钠 10mL。

配制肿胀液 2000 ~ 3000mL。根据手术情况，注射的肿胀液的量可能存在因脂肪厚度和乳房大小的不同而存在差异。正常情况下，使用 2500mL 的肿胀液。

对于乳腺实质组织致密的患者，肾上腺素最多使用 2mg，通常使用 1.5mg。

使用足够的肿胀液可以减少出血和疼痛。

肿胀液应从胸大肌右侧注射，这是乳房的最低部分。肿胀液从中间层逐渐扩散到乳房浅表脂肪层。

当肿胀液注入乳房时不可能发生气胸。

图 10.8 将肿胀液放入温水中

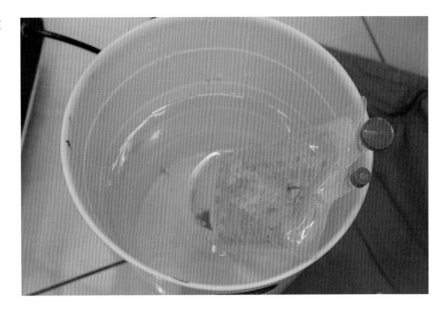

使用足够的肿胀液可以减少术后出血和减轻疼痛。将制备好的肿胀液置于温水中保存（图 10.8）。

10.10 麻醉

开始睡眠麻醉时，应先注射氯胺酮，然后再注射丙泊酚。然后，间歇性注射丙泊酚。在初始注射步骤后，可注射氯胺酮约 4 次。

如果可以只使用丙泊酚进行麻醉，应该避免使用氯胺酮。

在我的病例中，我用氯胺酮 0.4mL+ 丙泊酚 6~7mL 开始睡眠麻醉。

在患者从睡眠中醒来之前，我静脉注射 4mL 的丙泊酚，大致注射时间为 4min。我通过检查患者的睡眠程度来调整注射间隔。

我不建议使用丙泊酚注射泵连续注射丙泊酚。这是因为实际手术时间短（30~40min），通过间歇性丙泊酚麻醉可以很好地维持睡眠状态，因为之前已经注射了足够的肿胀液。

10.11 切口位置

一个切口在乳房下皱襞，一个切口在腋下皮肤褶皱处。

乳房下皱襞的切口是在一个可以被乳房遮挡的区域。

手术后留下的瘢痕无关紧要。

切口大小应在 3~4mm。使用 5-0 尼龙线缝合。缝合后，切口区域应覆盖敷料并用胶布固定（图 10.9）。

图 10.9 切口处覆盖
敷料，固定

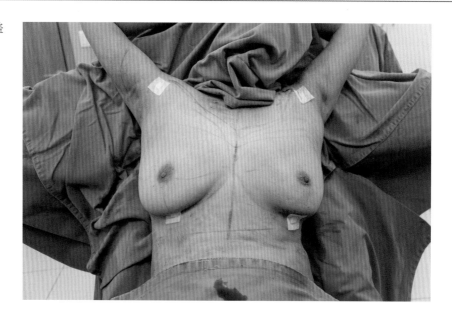

10.12 脂肪超声乳化设备的使用

插入脂肪超声乳化设备（Ultra-Z）探头，将功率模式设置为 100（最大）后开始操作。

通常情况下，Ultra-Z 每 100mL 的肿胀液使用 1min。也可以使用更短的时间。

对于巨乳，Ultra-Z 用于每个乳房 5 ~ 10min。

当使用 Ultra-Z 时，硬的组织会变软。这表示设备的效果是非常明显的。

10.13 EVA 的使用

首先，EVA 同时吸脂肪组织和乳腺实质组织，压力为 4、吸力为 –0.8，使用直径 4mm 的套管。当乳腺实质组织致密且非常坚硬时，将压力设置为 0，仅使用吸力进行抽吸。这就是所谓的手术技术。

这项手术的一个目的是缩小乳房，使患者不会因为乳房过大而感到不适。充分吸出乳腺脂肪和乳腺实质组织时，患者可以获得满意结果。

抽吸应在肌肉的上部开始，这是乳腺实质组织的最低部分。应该在乳腺实质组织下方的脂肪层吸走足够的脂肪，最后抽吸皮肤下面脂肪层的脂肪。

如果在皮下脂肪层抽吸过多，手术后皮肤会变得不平整。因此，在这一区域应避免过度抽吸。

10.14   平均抽吸量

以一个 75E 罩杯和 65kg 体重人为标准时，平均抽吸量大于 1500mL。这种抽吸量可以使乳房大小缩小 2 个罩杯以上。

10.15   手术后乳房下垂

皮肤弹性好的患者可能由于乳房体积大而出现乳房下垂，这主要是因为巨乳的重量造成的。因此，当通过吸脂术减轻乳房的重量时，这会对下垂的乳房起到提升作用。基于同样的原理，当从下垂的手臂吸出脂肪时，可以对手臂起到提升作用。

手术完成后，胸部得到提升。然而，吸乳后大约 10 天，整个乳房可能会变得坚硬。随着硬度的提高，提升效果可以逐渐增加，通过穿一件塑身衣来加压乳房。

然而，没有此手术适应证的患者，不能期望对下垂的乳房有提升效果。这些人很瘦，脂肪少，乳腺实质组织多，或乳房小，有严重的乳房下垂。

10.16   术后包扎

完成手术后，用 5-0 尼龙线缝合切口，覆盖敷料，用弹力胶带固定（图 10.10）。在手术当天，患者应使用弹力绷带。在术后第 2 天，患者开始穿塑身衣，穿 4 ~ 8 周。在大多数情况下，患者不必每天 24h 穿塑身衣，穿 12 ~ 16h 就够了。缝合可以在手术后的第 7 天进行。

图 10.10   手术后直接包扎

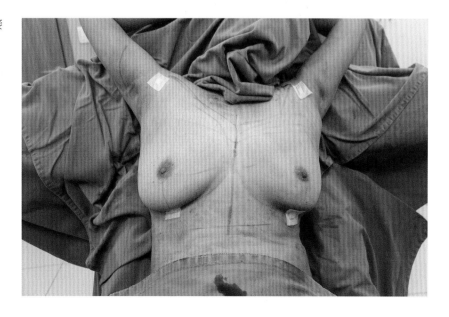

10.17 术后管理

（1）在术后的第 7 天进行缝合。

（2）术后第 10 天，超声空化治疗 30min。

（3）术后 15 天，采用超声空化治疗结合按摩治疗。

（4）术后 20 天，使用三极射频 + 低频动态肌肉激活治疗增加皮肤弹性。

（5）术后 2 个月，患者可以进行额外的激光提升，这是可选的。

10.18 装有吸出脂肪和乳腺组织的吸引瓶

图 10.11 显示吸出的脂肪组织和乳腺实质组织。

图 10.11 吸出的脂肪组织和乳腺实质组织

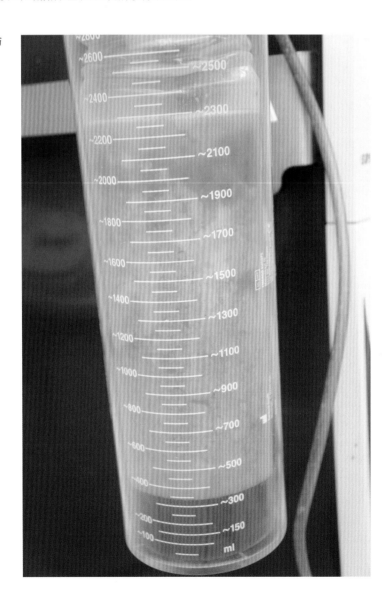

10.19　术后即刻

病例 1　（图 10.12 ~ 图 10.15）。

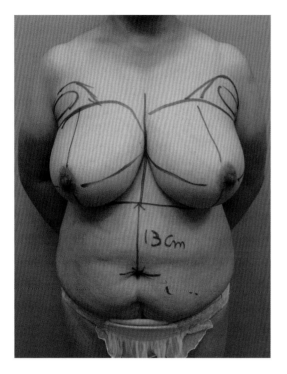

图 10.12　术前

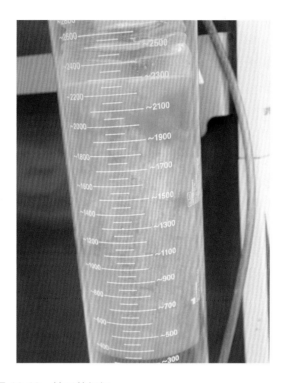

图 10.13　抽吸的组织

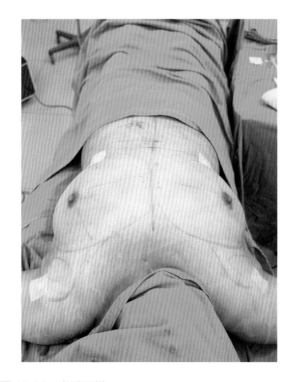

图 10.14　术后即刻

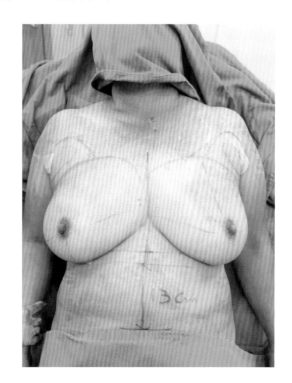

图 10.15　术后

　　吸脂总量 2000mL。图 10.14 为患者术后情况。没有出血及瘀伤。手术完成后也不会有太大的疼痛，可见患者乳房变小了。

　　术后即刻乳房缩小效果，患者满意度极高。

　　病例 2　（图 10.16、图 10.17）。

图 10.16　术后即刻

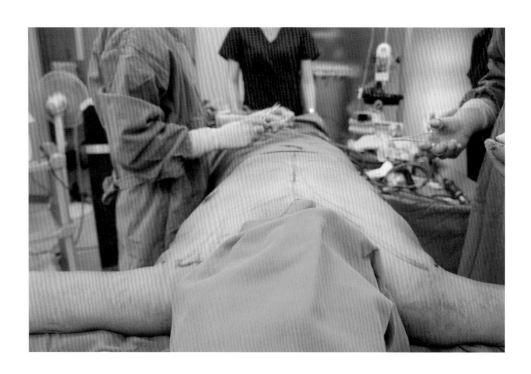

图 10.17　吸引瓶

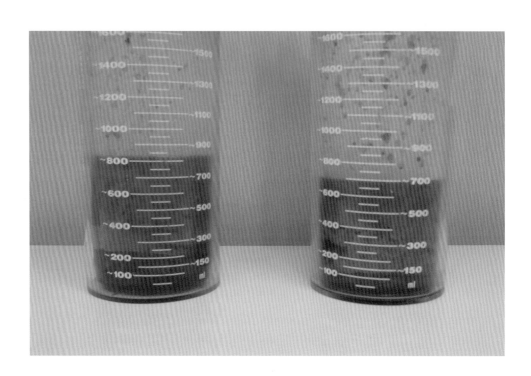

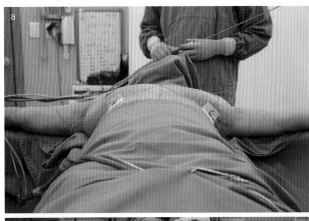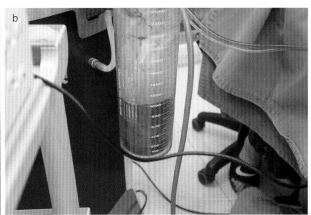

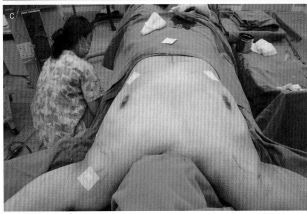

图 10.18 （a ~ c）术后即刻（3 张照片）

吸脂总量为 1200mL。患者躺在手术床上，胸部明显缩小。

病例 3（图 10.18）。

（1）与左胸相比，右胸的尺寸明显缩小。

（2）从患者的右胸部吸脂 750mL。

（3）两个乳房的抽吸完成。

10.20 手术前后对比

病例 1 不对称乳房吸脂治疗（图 10.19、图 10.20）。

该患者对小于 1000mL 的均匀抽吸术非常满意。乳房的不对称性得到了很大的改善。

- 年龄 40 岁，身高 150cm，体重 50kg，吸出量 600mL。
- 乳腺下皱襞距肚脐距离：术前 11cm，术后 15.5cm。

病例 2 乳腺癌手术后乳房不对称的治疗（图 10.21、图 10.22）。

左胸部仍然很紧实，但不对称性明显改善。

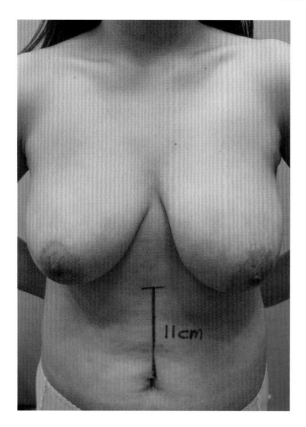

图 10.19　术前

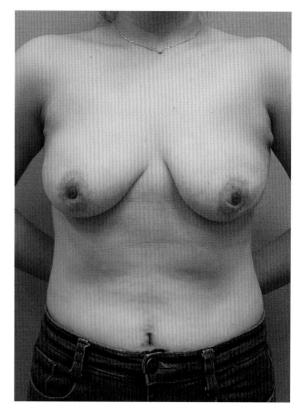

图 10.20　术后 3 个月

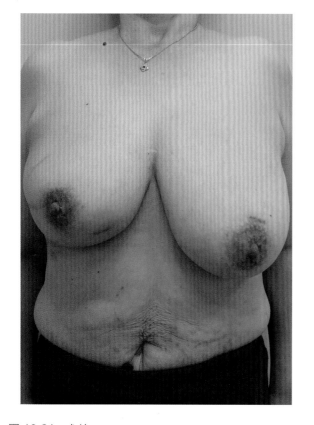

图 10.21　术前

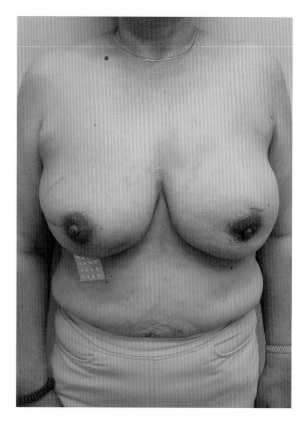

图 10.22　术后 8 周

- 年龄 56 岁，身高 152cm，体重 53kg，1 年前因右乳患乳腺癌行乳房切除术。这项手术的目的是治疗乳房不对称。
- 吸脂术仅在左乳进行，吸出量为 600mL。

病例 3　20 多岁的年轻女性行缩胸吸脂术（图 10.23、图 10.24）。

乳房缩小术后乳房减少了大约 2 个罩杯。我认为，对于年轻女性来说适度的缩胸比过度的缩胸更好。

- 年龄 23 岁，身高 165cm，体重 55kg，吸出量 700mL，胸罩尺寸 75F。
- 乳腺下皱襞距肚脐距离：术前 10cm，术后 15cm。

病例 4　一位 30 多岁的年轻女性行缩胸吸脂术（图 10.25、图 10.26）。

这个病例是一个非常成功案例。吸出量 1500mL，这是相当大的数量。手术前她穿了一件 80E 大小的胸罩。

- 年龄 38 岁，吸出量 1500mL，胸罩尺寸 80E。
- 乳腺下皱襞距肚脐距离：术前 14cm，术后 18.5cm。

病例 5　一位 30 多岁的年轻女性行缩胸吸脂术（图 10.27 ~ 图 10.29）。

当腹部吸脂和乳房吸脂同时进行时，手术时间较单独进行的时间更短。

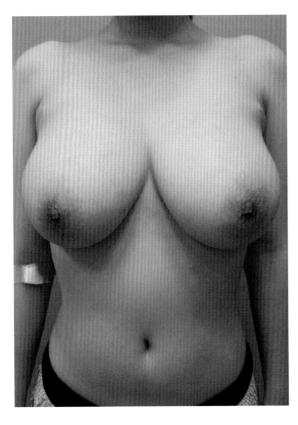
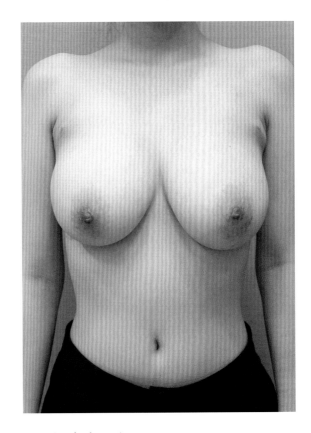

图 10.23　术前　　　　　　　　　　　　　　　　　　图 10.24　术后 21 天

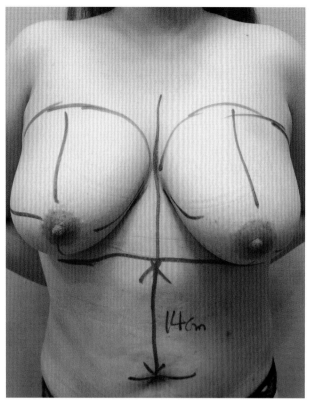

图 10.25　术前

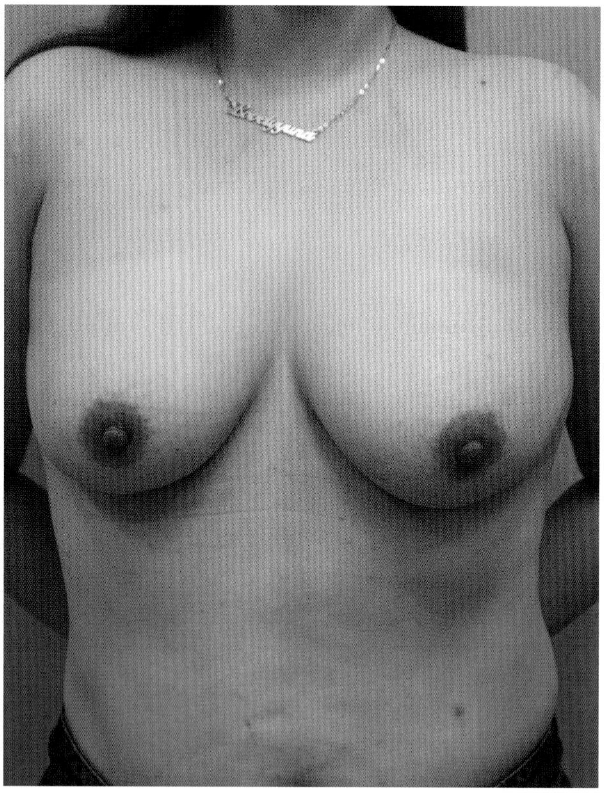

图 10.26　术后 1 个月

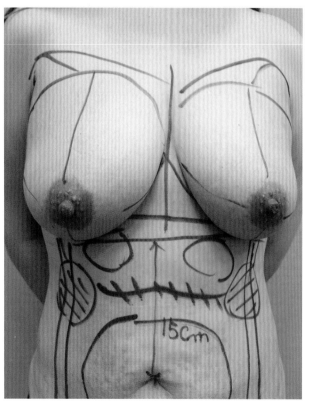

图 10.27　术前

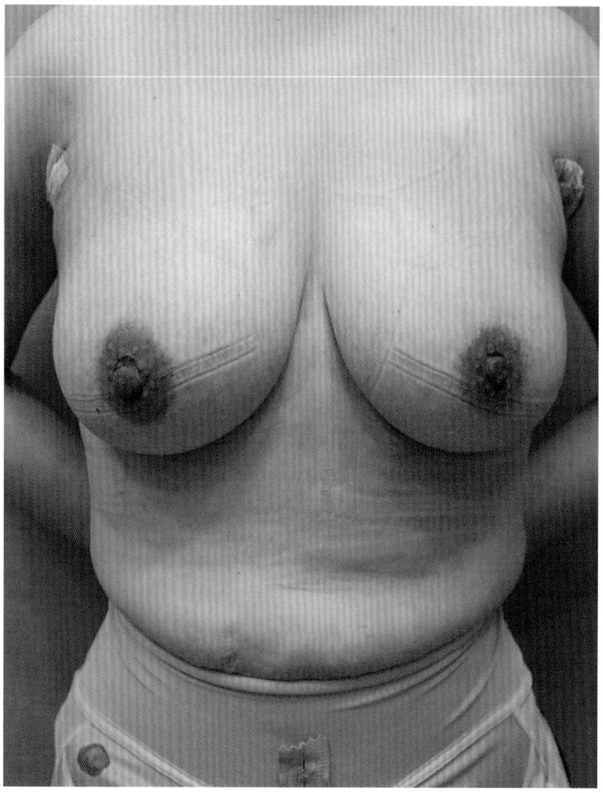

图 10.28　术后 1 天

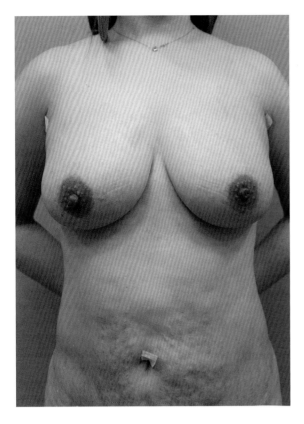

图 10.29 术后 1 周

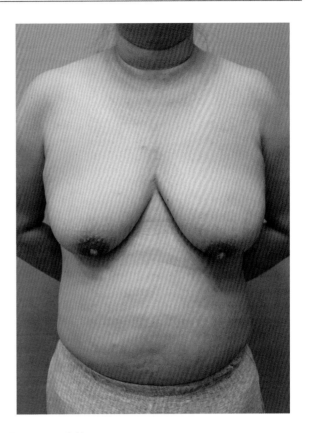

图 10.30 术前

术后次日及术后 1 周未见明显肿胀。皮肤硬度也很小。可见乳房被提升了一些。

- 年龄 35 岁, 身高 158cm, 体重 60kg, 胸罩尺寸 75E。
- 腹部吸脂同时行乳腺吸脂, 吸出量 1200mL。
- 乳腺下皱襞距肚脐距离: 术前 15cm, 术后 19cm。

病例 6 40 岁女性行缩胸吸脂术 (图 10.30、图 10.31)。

整体手术时间小于 30min。她对缩胸吸脂效果非常满意。

- 年龄 45 岁, 吸脂量 800mL, 胸罩尺寸 80E。

病例 7 乳房缩小术联合腹部和比基尼区吸脂术 (图 10.32、图 10.33)。

这个患者来做腹部和比基尼区吸脂术。决定对她进行少量的乳房吸脂。在腹部比基尼吸脂过

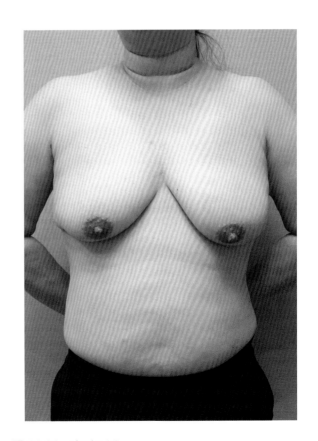

图 10.31 术后 2 周

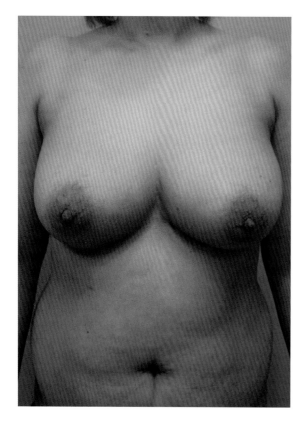

图 10.32　术前

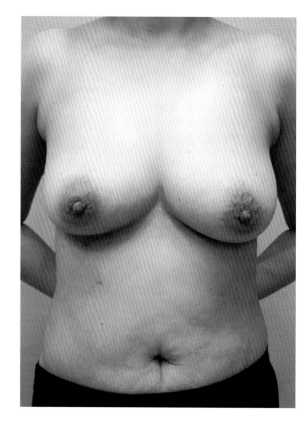

图 10.33　术后 5 周

程中，我吸出了 3200mL 的脂肪，这是相当大的数量。我从乳房上吸出 300mL 的量，虽然数量不过，但她对效果很满意。

　　我进行腹部和比基尼区吸脂术时的平均手术时间为 1h。在这种情况下，如果进行少量的乳房缩小术，增加的手术时间约为 15min。乳房吸脂与腹部吸脂可以同时进行。

- 年龄 45 岁，身高 163cm，体重 65kg，腹部和比基尼区吸脂伴乳房缩小术。
- 乳房吸脂量：300mL。
- 腹部和比基尼区吸脂量：3200mL。
- 乳腺下皱襞距肚脐距离：术前 10cm，术后 15cm。

案例 8　40 岁女性行腹部和比基尼区吸脂 + 减乳术（图 10.34、图 10.35）。

　　乳房是不对称的，右侧乳房比左侧乳房大得多。乳房缩小手术后，乳晕被抬高，对乳房有提升作用。腹部和比基尼区吸脂术也显示出良好的效果。

　　吸脂后下腹部折线得到改善。

- 年龄 45 岁，身高 158cm，体重 73kg。
- 乳房吸脂量：1600mL。
- 腹部和比基尼区吸脂量：2100mL。

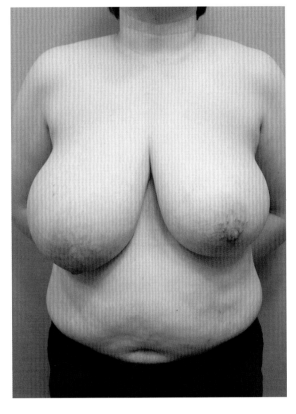

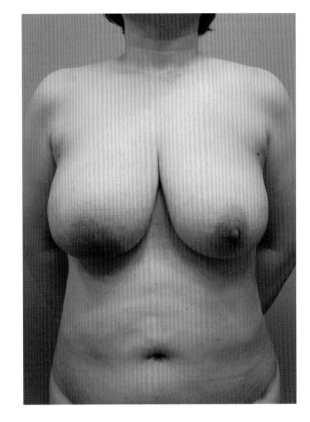

图 10.34　术前　　　　　　　　　　　　图 10.35　术后 1 个月

病例 9　1 例 50 多岁的女性行缩胸吸脂术（图 10.36、图 10.37）。

- 年龄 54 岁，身高 165cm，体重 70kg，吸脂量 1600mL。
- 她服用抗甲状腺药物（2T）治疗甲亢。

图 10.37 为缩胸吸脂术后 3 个月左右的患者。胸罩尺寸减少了 3 个罩杯。胸部过大引起的肩部疼痛得到缓解。

她对乳房缩小的结果非常满意。后来，她和她的女儿在我的诊所接受了腹部和比基尼区吸脂术。

即使患者有甲状腺疾病，如果甲状腺激素保持在稳定的水平，也可以进行手术。手术当天，她口服药物，然后进行手术。

病例 10　1 例 50 岁女性行缩乳吸脂术（图 10.38、图 10.39）。

- 年龄 51 岁，吸脂量 1100mL。
- 从乳腺下皱襞到肚脐的距离：术前 10cm，术后 18cm。

吸出量 1100mL，这是一个相当小的量，但从乳房下皱襞到肚脐的距离延长了 8cm。她对乳房缩小的效果非常满意。

病例 11　乳晕周围 O 形切口缩乳术（图 10.40 ~ 图 10.44）。

患者乳房有少量脂肪，有严重乳房下垂。因此，我采用 O 形乳晕周围切口方法进行缩乳。这类病

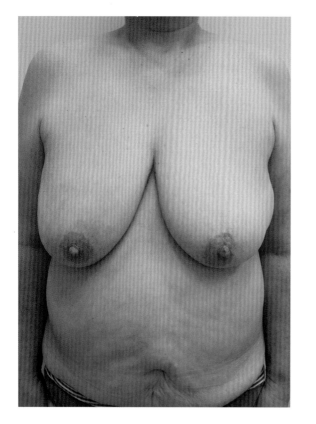

图 10.36　术前

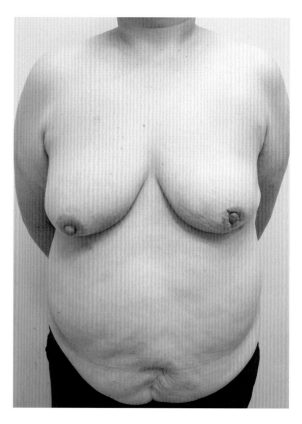

图 10.37　术后 3 个月

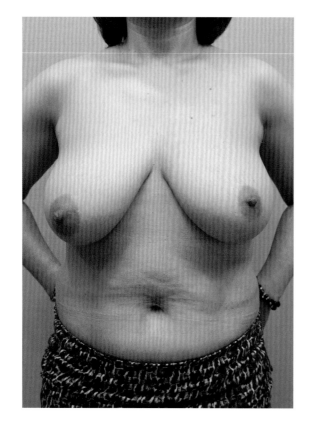

图 10.38　术前

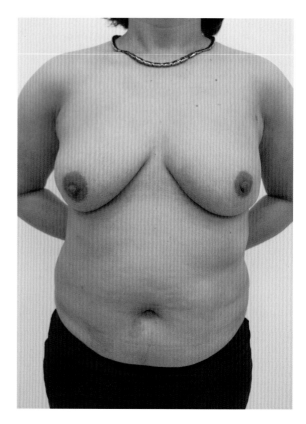

图 10.39　术后 2 个月

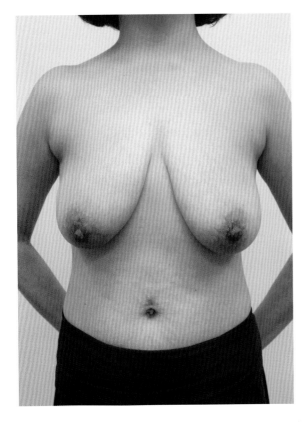

图 10.40 术前

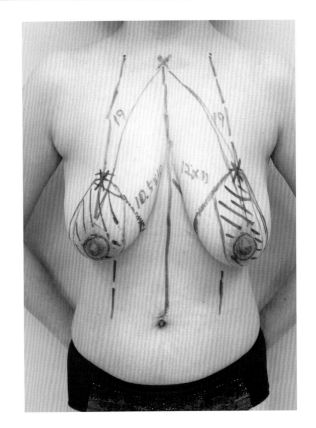

图 10.41 术前设计

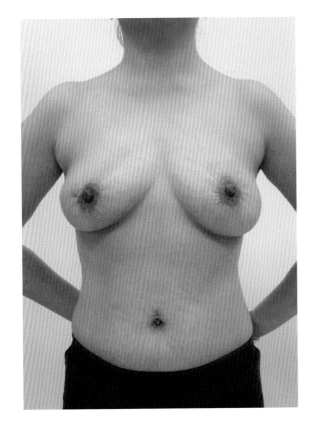

图 10.42 术后 5 个月

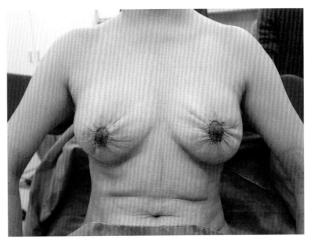

图 10.43 术后即刻

图 10.44 切除乳房的
乳腺组织和脂肪组织

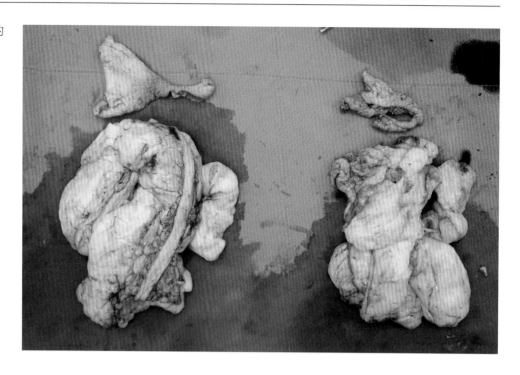

例采用切开方法效果更好。

- 年龄 44 岁，身高 159cm，体重 53kg。
- 采用 O 形乳晕周围切口进行乳房缩小。

病例 12 吸脂乳房缩小术合并乳晕缩小术，患者既往采用 O 形乳晕周围切口法行乳房缩小（图 10.45、图 10.46）。

- 年龄 47 岁，身高 168cm，体重 65kg，胸罩尺寸 85C，吸脂量 1200mL，采用乳晕复位手术进行缩乳术。
- 5 年前，她使用 O 形乳晕周围切口法进行乳房缩小。

病例 13 1 例女性患者行缩胸术吸脂，该患者曾采用 O 形乳晕周围切口法进行乳房缩乳（图 10.47、图 10.48）。

采用切口法缩乳，可缩小大部分的乳腺实质组织。然而，乳房内的脂肪不能充分去除。因此，当剩余脂肪变大时，吸脂减乳是一种很好的方法。

- 年龄 51 岁，身高 154cm，体重 53kg，吸脂量 1000mL。
- 20 年前，她使用 O 形乳晕周围切口法缩乳。然而，现在乳房又变大了。因此，她在我的诊所接受了缩胸吸脂手术。

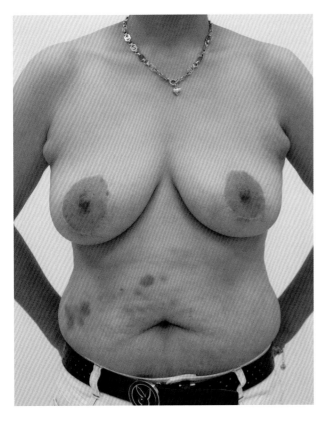

图 10.45 术前

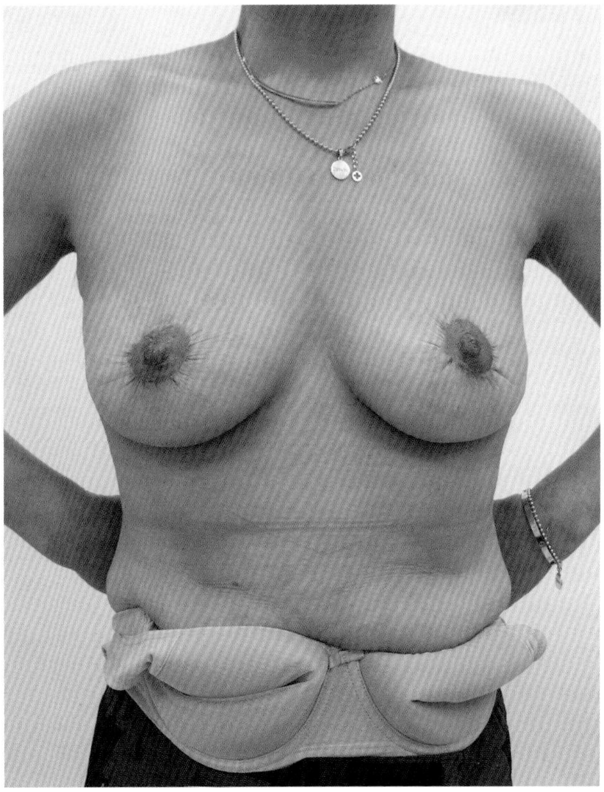

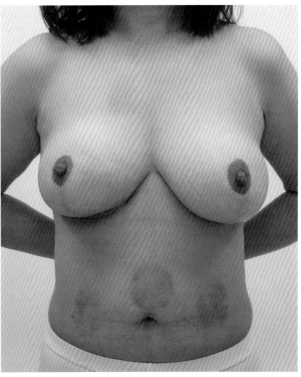

图 10.46 术后 2 个月

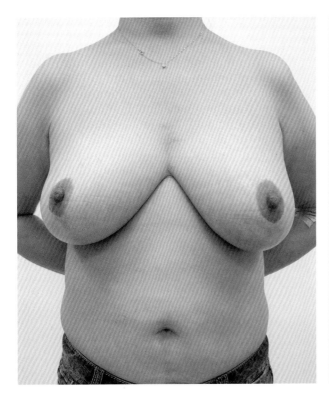

图 10.47 术前

图 10.48 术后 1 个月

病例 14　乳头并发症：乳头凹陷（图 10.49、图 10.50）。

缩胸吸脂术的并发症之一是乳头凹陷。

如果在复位手术后 1 年乳头凹陷仍存在，则需要进行手术治疗。吸脂量为 1600mL。

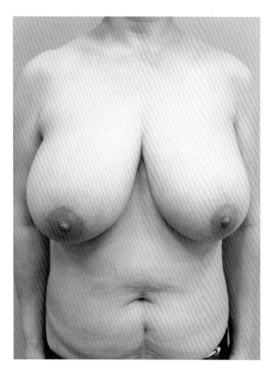

图 10.49　术前

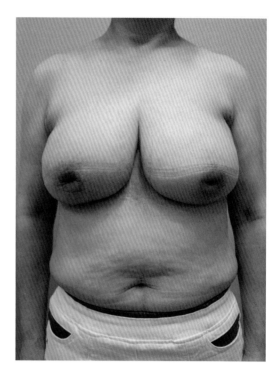

图 10.50　术后 1 年后，乳头皱缩

第二部分：脂肪移植术

11 面部脂肪移植

自体脂肪移植最常见的部位是面部。

成功的面部脂肪移植需要医生掌握专业的医学知识和系统化的脂肪移植过程，也需要医生和患者都感到舒适。

下面我将介绍脂肪移植的基本医学知识和如何优化手术过程。

11.1 面部脂肪层的分类

根据浅表肌肉腱膜系统（SMAS）对面部皮下脂肪层进行如下分类：

（1）浅表脂肪。

（2）深层脂肪。

11.1.1 浅表脂肪

它占面部的 37%，包括：

（1）鼻唇沟脂肪垫。

（2）颊脂肪垫。

（3）前额和颞部脂肪垫。

（4）眶脂肪垫。

（5）下颌脂肪垫。

（6）颈前脂肪垫。

11.1.2 深层脂肪

深层脂肪占面部脂肪的 43%。从解剖角度看，它支撑浅表脂肪。当这个区域的脂肪容积丢失或下垂时，就会影响面部的形状和轮廓，导致面部衰老。因此，该部位的脂肪移植对于面部提升和抗衰老非常重要。

面部深层脂肪垫如下（图 11.1）：

© Springer Nature Singapore Pte Ltd. 2018

J.Y. Park, *Liposuction*, https://doi.org/10.1007/978−981−10−6860−7_11

图 11.1　面部深层脂肪垫

面部深层脂肪垫

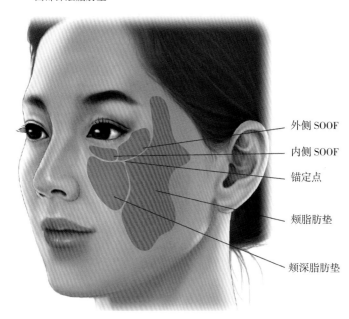

外侧 SOOF

内侧 SOOF

锚定点

颊脂肪垫

颊深脂肪垫

（1）眉间脂肪垫：这个区域位于前额下部和眉毛上部。那些额肌经常运动的人，比如有上睑下垂的人和经常皱眉的人，与额肌部常运动的人相比，眉间肌处的脂肪流失会快一些。在进行前额脂肪移植时，必须在这个区域注射足够量的脂肪。

（2）眉脂肪垫。

（3）眼轮匝肌下脂肪（SOOF）：脂肪容积的减少和该区域的下垂导致出现泪沟和颧颊沟凹陷，是导致中面部衰老的主要原因。

（4）颊下脂肪垫：当衰老发生时，这个区域的脂肪丢失会导致颊唇区凹陷。

（5）颊内侧深层脂肪：这是一个注射脂肪量相对较大的区域，在进行面颊脂肪移植时，可以提升凹陷的脸颊，改善脸颊的轮廓。

（6）侧颊深层脂肪：这是颧骨下凹处的外侧部分。随着年龄的增长，脂肪容积的丢失会使颧骨下方的区域看起来更凹陷。

应该避免在这一区域移植过多的脂肪，因为过多的脂肪可能会移动到太阳穴，使这一区域看起来更凹陷，移植的脂肪易形成团块。

（7）颊深脂肪垫：当该区域有大量脂肪时，一般采用颊脂肪垫脂肪去除术或颊脂肪垫吸脂术来治疗。相反，当此处脂肪较少时，颧骨前下方可能会有凹陷。

（8）颈阔肌下脂肪：这是颏下区域进行吸脂的主要区域。

11.2　脂肪处理技术

提取的脂肪可以通过使用离心法和脂肪洗涤法，将脂肪转化为可进行移植的脂肪细胞。

必须从提取的脂肪中去除肿胀液、血液、游离脂质和坏死碎片，以获得脂肪细胞进行移植，从而最大限度地减少细胞损伤。

在许多研究中，脂肪提取的好坏取决于所使用的技术。每个医生喜欢的提取技术是不同的。我更喜欢用离心法收集脂肪。原因如下：

(1) 与不进行离心分离的脂肪相比，临床结果没有差异。

(2) 手术操作简单，减少手术时间，最大限度地减少感染的可能。

(3) 离心脂肪是软的，因此易于注射。

在大多数诊所中，使用离心法收集脂肪是面部脂肪移植的首选技术。将生理盐水和头孢克洛混合后可进行脂肪洗涤。一般用于洗涤的脂肪和生理盐水的比例为 1∶1。离心 10~20min 后，排出下面的液体，剩余的脂肪备用。

我个人认为，并不需要通过注射胰岛素来增加脂肪的存活率。

不使用离心的方法是使用小孔径的不锈钢筛或滤纸过滤脂肪。

11.3 含有 PRP 和脂肪来源干细胞的 SVF 细胞

富血小板血浆（PRP）通过激活和分泌血小板 α 颗粒中的细胞因子和生长因子来帮助细胞组织的再生和损伤治疗。

已知生长因子如下：

(1) 血小板衍生生长因子。

(2) 转化生长因子。

(3) 血管内皮生长因子。

(4) 表皮生长因子。

根据最新的研究，PRP 的作用如下：

(1) 骨再生。

(2) 伤口愈合。

(3) 肌肉骨骼损伤的愈合。

(4) 提高脂肪移植的存活率。

Serra-Mestre 等（2014）发表的论文指出，移植物的存活率与 PRP 的使用量呈正比，PRP 可降低脂肪移植的副作用。

此外，2015 年 Seyhan 等指出当 PRP 和脂肪来源的干细胞一起使用时，可以有更好的结果。

11.4 吸脂方法

机械抽吸法和人工抽吸法

我想将机械抽吸定义为吸力超过 –0.6 个标准大气压，手动抽吸定义为吸力在 –0.6 标准大气压下。

当进行面部脂肪移植时，应吸出 180mL 脂肪。

这一数量可以通过使用螺口注射器手动抽吸来完成，因此不需要使用机械抽吸设备（如振动机和真空抽吸机）来吸取大量的脂肪。

然而，在乳房脂肪移植的情况下，需要抽吸大量的脂肪，如 600 ~ 1500mL（在干细胞脂肪移植的情况下），因此使用机械抽吸设备更好。

根据 1994 年 Niechajev 等发表的一篇论文显示，当吸入压力超过 –0.5 个标准大气压时，脂肪细胞膜会变形。

螺口注射器抽吸压力低于 –0.6 个标准大气压。然而，根据 1997 年 Lalikos 等发表的一篇论文显示，机械抽吸和人工抽吸在脂肪细胞损伤方面没有显著差异。

这两篇论文的结果是相反的。我认为，使用螺口注射器的手动抽吸方法和机械抽吸方法在脂肪移植结果上没有显著性差异。

11.5 脂肪采集区

根据两篇论文（Rohrich 等，2004；vonHeimburg 等，2004）显示，从腹部、大腿、腰部和臀部采集的脂肪细胞的存活率没有差异。

在积累了数千例患者的经验后，我从大腿的外侧及内侧、腰部、腹部和手臂抽吸脂肪进行移植，但脂肪细胞存活率似乎没有显著性差异。

我决定将大腿外侧作为首要的脂肪采集区。若超声检查发现大腿外侧脂肪厚度大于 3.0cm，就可以进行充分的抽吸。

选择大腿作为首要脂肪抽吸区域的原因如下：

（1）吸脂最简单。

（2）这是出血最少的区域。

（3）这是脂肪抽吸后不平整和凹陷发生最少的区域。

11.6 脂肪注射层

1999 年，RogerE 首次介绍了面部自体脂肪移植（FAMI）技术。这项技术是将脂肪注射到肌肉中，使得给面部注入更多的脂肪，增加面部饱满度成为可能。

根据 Amar 和 Fox（2011）的另一篇论文，当使用 FAMI 技术将脂肪注射到不同的肌肉层和面部深层时，80% ~ 90% 的患者可以通过移植脂肪永久地增加面部容量。

在总结了数千次脂肪移植经验后，在额头、太阳穴、下颌部位，最好将脂肪注射到不同层次，包括肌肉下层、肌肉层、皮下脂肪层。对于面颊部来说，最好将大部分脂肪注射到脂肪层。

11.7　脂肪存活率

Zhu 等（2016）在一项关于脂肪移植物存活率的研究中对 22 例患者在术后 3 个月、6 个月和 12 个月进行了 3D 扫描检测。

平均注射脂肪量为（18 ± 12.68）mL。平均存活脂肪量为 3 个月（11.61 ± 7.58）mL，6 个月（9.05 ± 5.59）mL，12 个月（7.97 ± 4.57）mL。

手术后 12 个月受体部位脂肪移植物残余量为 28.94% ± 56.25%（平均为 44.53% ± 6.32%）。

这篇论文解决了许多医生对脂肪存活率的疑问。然而，本论文的脂肪移植量并不高。当大量脂肪被移植时，存活率可能会有所不同。

我认为，作为一名从事脂肪移植的医生，应该研究脂肪的存活率。

最初的血液循环机制是由 Peer 在 20 世纪 50 年代通过吻合移植物与受区的血管发现的。根据 Pu(2016) 的一项研究显示，基于 Peer 旧的细胞生存理论和脂肪来源干细胞（ADSCs）的新的概念已经被提出。

11.8　脂肪吸出量（我的建议）

11.8.1　整张脸

在第一次移植 120mL，第一次和第二次共移植 180mL。

11.8.2　前额、面颊分开

在第一次移植 60mL，第一次和第二次移植共 90mL。

11.9　脂肪离心

使用 3000r/min 的速度离心 3min。在离心过程中，可以用定时器设定 3min（图 11.2）。

我主要使用的是图 11.3 中所示的离心机。因为我可以将一个完整的螺口注射器放入离心机中。

含有等量脂肪的注射器应对称放置。

如果同时使用两台离心机，可以缩短整个脂肪移植时间。

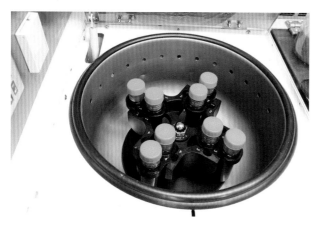

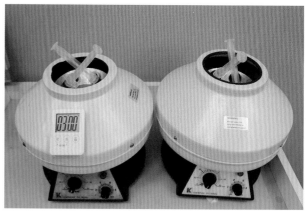

图 11.2　用于乳房自体脂肪移植的离心机。700g，3min　　图 11.3　用于面部自体脂肪移植的离心机，3000r/min，
3min

11.10　操作程序

11.10.1　手术室准备

（1）在手术台右侧准备肿胀液。将肿胀液输液泵放在操作台左下角。
（2）将放置手术用医疗工具的手推车置于右侧。
（3）使用一个大号的消毒单和两个中号的消毒单。

1 个 10mL 的螺口注射器（一次性消毒螺口注射器帽 1 个：单独准备），MES，脂肪注射钝针，肿胀液输注针，转移套管，6-0 尼龙线，碘伏，纱布和锥子是必需的（图 11.4 ~ 图 11.7）。

11.10.2　脂肪采集区

标记一个点向大腿外侧区域注入肿胀液（图 11.8）。这一区域应比鞍袋区更宽，以包括腘绳肌的外侧区域。

这是因为当在鞍袋区抽吸过多时，这个区域可能会凹陷。因此，最好避免在腘绳肌外侧区域在内的区域抽吸。

当大腿吸脂困难时，我倾向于将侧腹部作为采集脂肪的第二选择（图 11.9）。选择侧腹而不是腹部的原因是，腹部区域抽吸后很容易发生凹凸不平的情况。此外，如果腹部脂肪较少，需要的吸脂时间更多。

根据我的经验，腹部和侧腹部脂肪移植物存活率没有太大的差异。

图 11.4 脂肪采集
完成

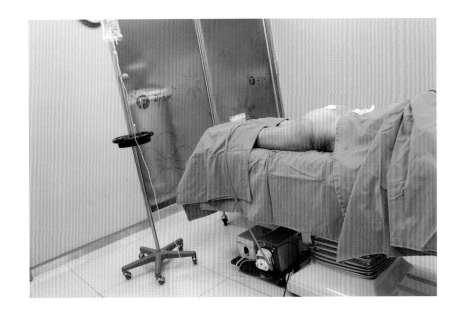

图 11.5 手术工具台

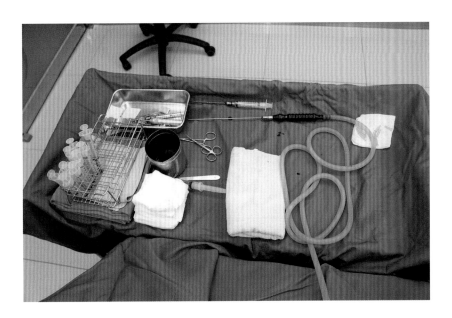

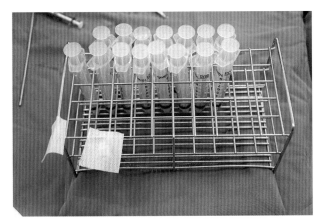

图 11.6 用于采集脂肪的螺口注射器的支架

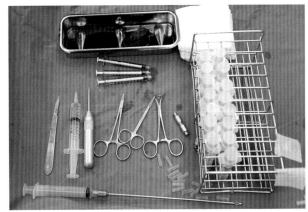

图 11.7 用于手术的医疗工具

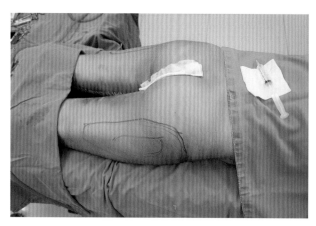
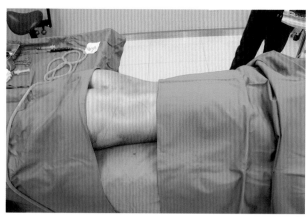

图 11.8　大腿外侧吸脂的位置　　　　　　　　　　　图 11.9　侧腹部吸脂的位置

11.10.3　肿胀液的注入

肿胀液成分：生理盐水 1000mL+ 肾上腺素 1mg+2% 利多卡因 30mL+ 碳酸氢钠 10mL。

正常情况下，在注入肿胀液时，使用氯胺酮 0.4mL+ 丙泊酚 6mL 进行睡眠麻醉。

根据 Goldman 等（2016）进行的一项研究显示，利多卡因对 ADSCs 的存活有负面影响。

在利多卡因肿胀液组，血管基质成分（SVF）细胞平均存活率为 68.0% ± 4.0%（28.5% ± 3.8% 凋亡，3.4% 坏死）。无利多卡因肿胀液组 SVF 细胞平均存活率为 86.7% ± 3.7%（11.5% ± 3.1% 凋亡，1.8% 坏死）。因此，建议不要使用利多卡因，因为当肿胀液不含利多卡因时，它可以减少 SVF 和 ADSCs 的凋亡。

然而，在使用干细胞进行脂肪移植时，上述 Goldman 的研究没有太大意义。在大多数正常脂肪移植的情况下，本研究的结果具有重要意义。

除了 SVF 细胞外的其他因素，如脂肪注射量和从业人员的技术水平对脂肪移植也是很重要的。因此，我认为应该对不使用利多卡因的有效性进行更多的研究（图 11.10）。有一些医生坚持认为，当切口较大时，套管摩擦引起的炎症后色素沉着（PIH）较少。一个不可否认的事实是，虽然小切口更好（图 11.11），但 PIH 的多少与切口大小无关。

减少套管对皮肤的往复摩擦（图 11.12），可以将 PIH 发生率降至最低。

注入 700 ~ 800mL 的肿胀液到两大腿（图 11.13 ~ 图 11.15）。有时可注入高达 1000mL 肿胀液。这是抽吸 180mL 脂肪的最优化肿胀液量。当注入少量肿胀液时，出血会增加。

11.10.4　吸脂

如果在肿胀液输注后 15min 后抽吸脂肪，可能几乎没有出血。

如果从超声检查中看到大腿外侧脂肪层的厚度超过 4cm，那么尽可能地向深层注射肿胀液。

抽吸时在深层脂肪区域进行抽吸。

原因：

（1）避免在浅表脂肪层抽吸脂肪时出现皮肤凹陷。

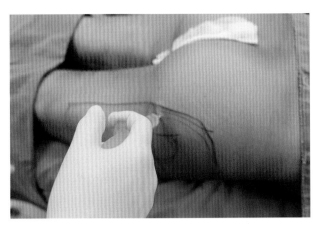

图 11.10　在切口处进行局部麻醉

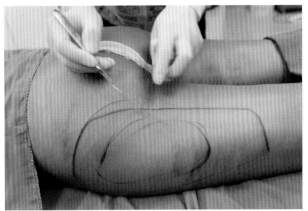

图 11.11　使用 MES 做一切口，大小为 2mm

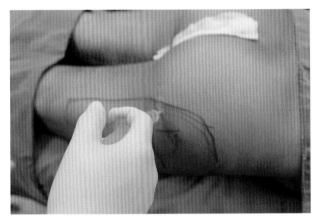

图 11.12　肿胀液注射针（钝针）

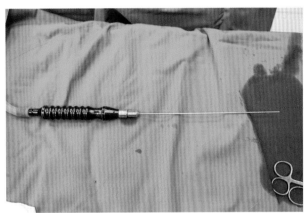

图 11.13　肿胀液注射针

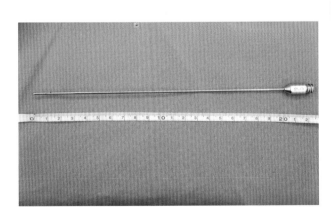

图 11.14　注射针长度 20cm，直径 2.0mm

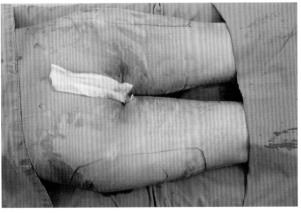

图 11.15　肿胀液输注完毕

（2）脂肪提取容易，出血少。

当观察提取的脂肪时，可以看到肿胀液位于抽吸套管的底部（图 11.16～图 11.18）。抽吸完后，戴上消过毒的一次性盖帽，然后离心。

11.10.5　脂肪离心

将 10mL 的脂肪放入 10mL 注射器中，使离心后平均可获得 6mL 的脂肪用于移植（图 11.19、图 11.20）。

11.10.6　准备脂肪

将脂肪从 10mL 螺口注射器转移到 1mL 螺口注射器内（图 11.21）。

11.10.7　剩余脂肪的储存

把写有患者个人信息的纸条放在密封塑料袋里。这是为了在进行第二次移植时正确识别患者（图 11.22、图 11.23）。

虽然我有一个使用液氮的极低冷冻储存系统，但对于正常的脂肪移植，我仅使用冷冻室来储存脂肪，它的温度可降低至 –27℃（图 11.24～图 11.26）。

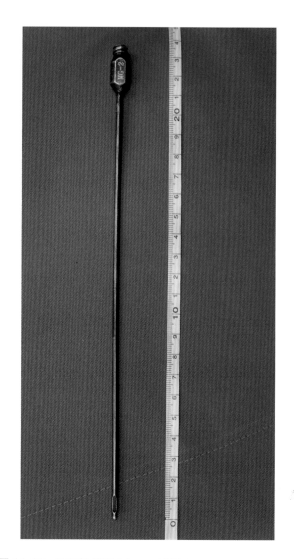

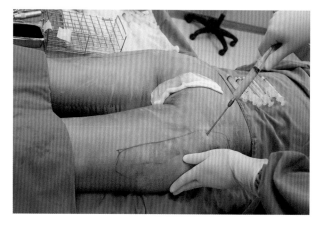

图 11.16　抽吸脂肪

图 11.17　吸脂针长度 20cm，直径 3mm

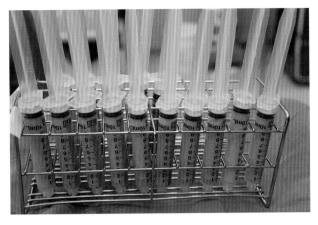

图 11.18 提取脂肪

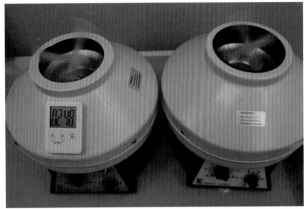

图 11.19 离心 3000r/min，3min

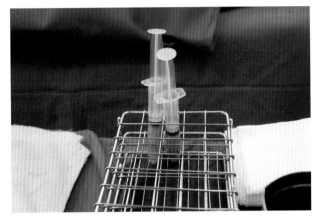

图 11.20 离心后剩余的脂肪

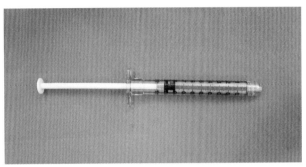

图 11.21 脂肪转移到 1mL 螺口注射器内

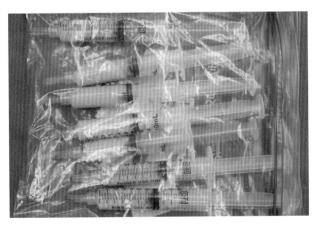

图 11.22 第二次移植所需的脂肪

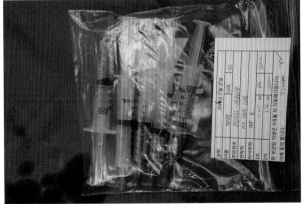

图 11.23 保存患者的个人资料

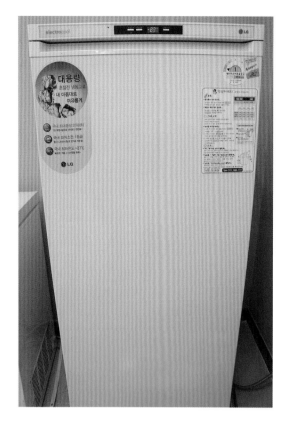

图 11.24　储存脂肪的冰箱

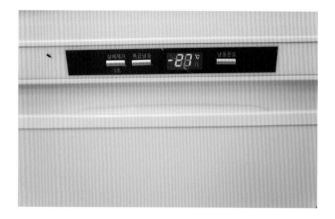

图 11.25　储存温度

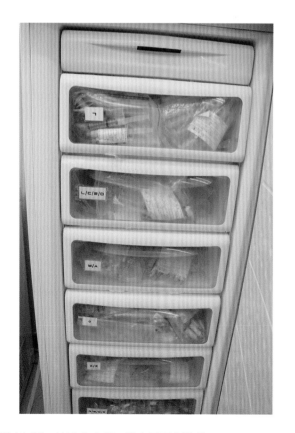

图 11.26　冷冻室内部，按字母顺序排列

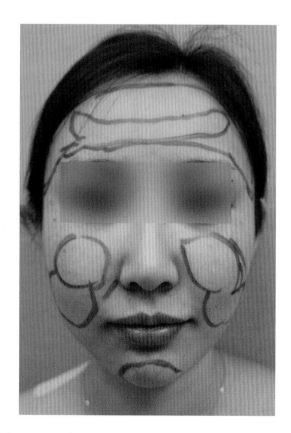

图 11.27　面部正面设计

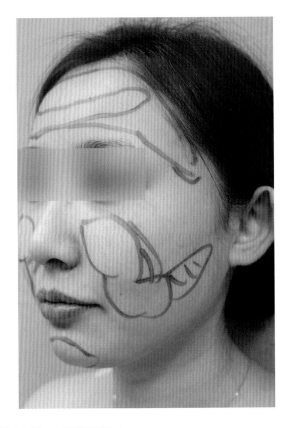

图 11.28 面部侧面设计

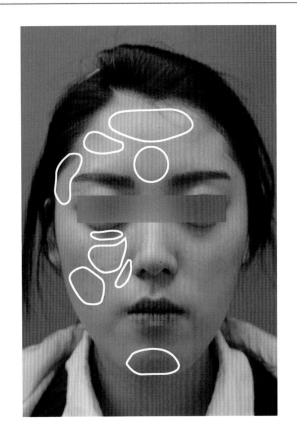

图 11.29 面部脂肪注射的区域

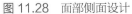

11.11 面部设计

图 11.27 和图 11.28 从不同的角度展示了人的面部设计。

11.12 面部移植

考虑到脂肪移植后会被吸收，应该注射比需要量更多的脂肪。脂肪注射后，大约在 1 个月时有新生血管产生。

移植后的时间不同，吸收量也有所不同。通常，45% 在 12 个月后被吸收。

11.12.1 脂肪注射的区域

脂肪可以注射到面部的以下区域（图 11.29）。

11.12.1.1 中面部

通常情况下，在耳朵前面和鼻唇皱褶处开口。有时，在眼睛下面的颧骨上开口。

除此之外，还可以在嘴唇的外侧开一个口，但由于会导致嘴唇肿胀，我没有在这个区域开口过。

在中面部，很容易将脂肪注射到皮下脂肪层。将脂肪注射到 SMAS 以下的深层脂肪层并不容易。两层都必须注射脂肪。然而，我将更多的脂肪注射到浅表脂肪层。

11.12.1.2 　下颏

可以在下颏两侧开口。我更喜欢在一侧开口。

至于下颏，我将脂肪注射到肌肉下层，同时将脂肪注射到肌肉层和皮下脂肪层。

11.12.1.3 　额部

在眉间开一个口，在前额上方的正中央再开一个口，在前额的外侧打开两个口。

在额部进行脂肪移植时，应考虑到额部隆起，眉间是凹陷的，由于前额骨架发达，眉毛上方的区域也是凹陷的。注射脂肪后皱眉头时，眉间会发生不规则改变。在注射脂肪前 3 天，应在眉间注射肉毒素。

在注射额部时，可以通过眉间的开口将脂肪注射到鼻梁上。当然，鼻梁处脂肪移植物的存活率很低。

11.12.1.4 　眼窝凹陷

1mL 脂肪的移植即可以使眼睑饱满。我有时会注射没有经过离心处理的脂肪。

11.12.2 　切口部位的麻醉

图 11.30 显示切口部位的麻醉给药。

11.12.3 　使用皮肤开孔器开孔

在面部脂肪移植时，我不使用 MES 进行开口。因此，术后无须缝合，也没有瘢痕（图 11.31、图 11.32）。

11.12.4 　脂肪注射

我建议新手用注射器逆向注射脂肪。

我用注射器以正向、逆向两个方向注射脂肪。如果医生对脂肪注射有一定了解，建议采用双向注射脂肪。

我使用的注射器手柄是 Ichida 手柄，要将注射器的末端固定在手的鱼际肌上。使用 1mL 螺口注射器吸入 0.7mL 脂肪（图 11.33）。使用这种手柄的注射器可以缩短注射时间。

在侧颊凹陷时，应避免注射过量的脂肪。当注射过多脂肪时，此处最容易发生硬结。

注射脂肪主要集中在颊内侧脂肪垫。将脂肪注射到颧前区的颊中沟和侧颊凹陷处（图 11.34）。脂肪可以通过鼻唇皱处的开口和眼睛外侧下方的开口注射到颧前区域（图 11.35）。

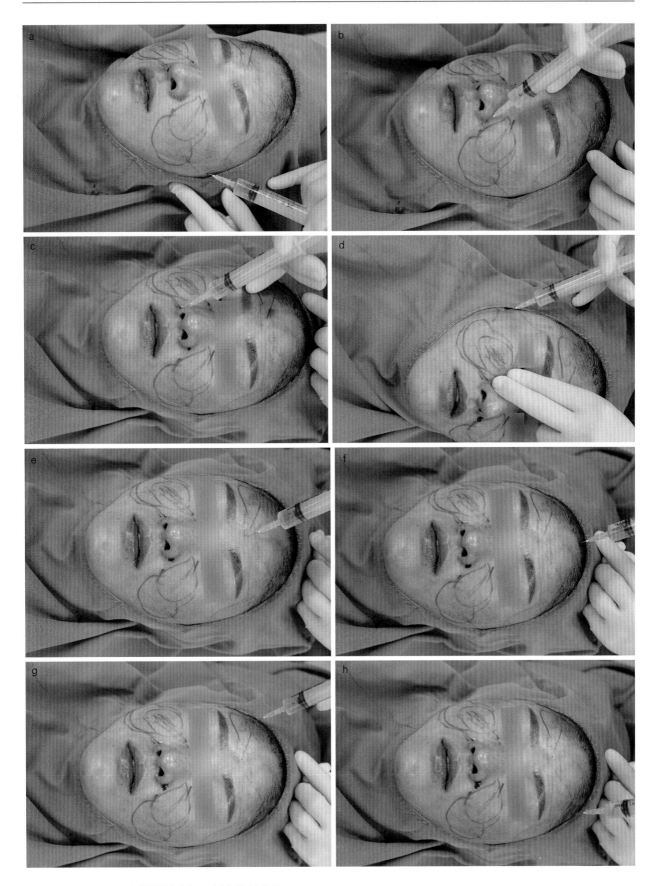

图 11.30 （a ~ h）用肿胀液在切口部位进行麻醉

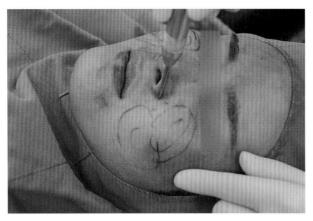

图 11.31　用皮肤开口器开口

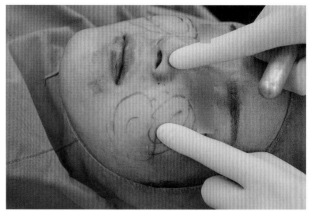

图 11.32　皮肤开口器所致的孔

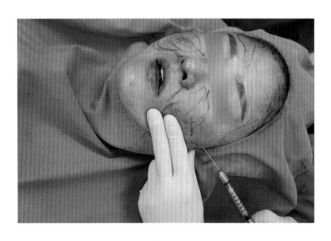

图 11.33　用 1mL 螺口注射器吸入 0.7mL 脂肪

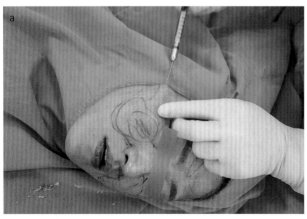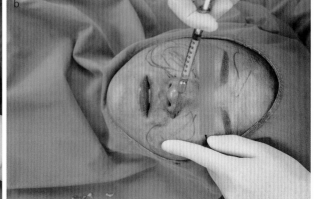

图 11.34　（a、b）颊部脂肪注射孔（此图为实际的注射过程）

在太阳穴区域，可以通过前额外侧上方的开口注射脂肪（图11.36）。也可以在面颊外侧的开口（颧骨的外侧）注射。这个开口是在做面颊移植手术时已经打好的。

脂肪移植后，太阳穴区域会变得非常肿胀。这是暂时性的肿胀，不是由出血引起的。它可以在加压10～20min内消失。

在额部脂肪移植时，通过4个注射孔进行移植：1个孔在前额发际线的中间（图11.37），2个孔在前额的两侧，1个孔在眉中间（图11.38）。通过4个注射孔交叉注射脂肪。

额部脂肪移植的最后一步是在眉间开口注射脂肪。这可以使脂肪更容易对称地注射到眉毛上方凹陷的区域，以及前额外侧的凹陷区域。

脂肪可以通过眉毛上的两个孔注射，以减少注射孔造成的瘢痕。但我认为最好在眉间做一个注射孔，并通过这个孔注射脂肪，以便于更加对称地注射脂肪。

11.12.5　其他可以进行脂肪移植的区域

11.12.5.1　上睑窝

我为每个眼睑注射1mL的脂肪。应避免过度注射。当出现严重的眼睑下垂时，不建议进行移植注射。

11.12.5.2　嘴唇

这个部位移植脂肪的存活率很低，是移植脂肪的困难区域。最大的问题是无法做出精确的形态。最近，我一直使用填充物来注射嘴唇。

在使用填充物时，可以更加精准地塑造唇形，例如提升口角，调整上、下唇的形状以及唇线。

11.12.5.3　下颏

这个区域可以注射大量的脂肪。如果患者想让这一区域更加饱满，首先建议只注射1～3mL的填充物。如果患者要使用脂肪注射下颏，平均需注射约5mL的脂肪（图11.39）。

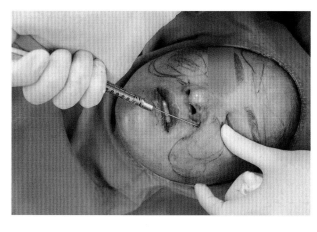

图11.35　向颧前区注射脂肪

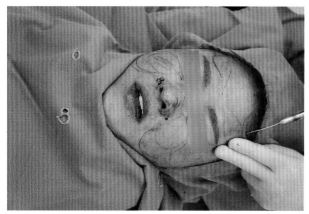

图11.36　太阳穴处的脂肪移植

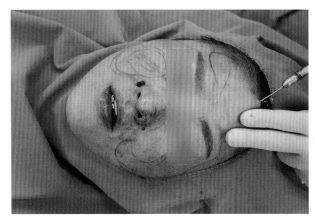

图 11.37　在发际线中点开一个口

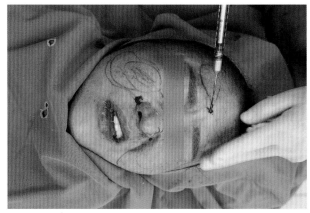

图 11.38　通过眉间的开口进行移植

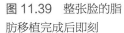

图 11.39　整张脸的脂肪移植完成后即刻

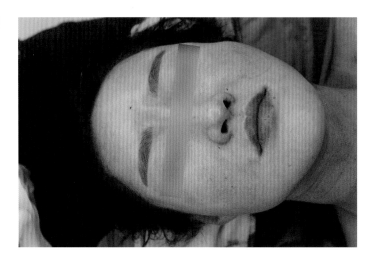

11.13　并发症

11.13.1　囊肿

发生囊肿的可能性很低，因为这不是大量的脂肪移植。由于脂肪移植后出现油性囊肿，可能会出现硬结。在油性囊肿形成后，当发生坏死或钙化时，可以触摸到硬块。这可能会引起疼痛，而且它有可能会突出于皮肤表面。因此，可能需要进行手术切除。

11.13.2　脂肪块

在注射过多脂肪的部位可能会出现脂肪块，或者脂肪聚集。

如果脂肪块不大，不需要进行特殊处理。如果患者感觉肿块很大或有疼痛感，就应该切除，切除可以很简单地完成。使用超声波检测该区域，将肿胀液正确地注入这个区域。然后，用 Ultra-Z 对脂肪团进行乳化，可以获得较好的效果。在某些情况下，可以使用螺口注射器抽吸该区域。

使用曲安奈德可以暂时改善。然而，在过量注射曲安奈德的情况下，随着肿块的消失，可能会出现皮肤凹陷的情况。

脂肪肿块通常发生在面颊区。

11.13.3　脂肪坏死引起的炎症

面部注射的脂肪量与乳房注射的脂肪量相比并不多，所以脂肪坏死引起的炎症并不多见。

11.13.4　感染

这是脂肪移植中最危险的并发症。在手术的过程中严格无菌操作是非常重要的。

11.13.5　肿胀

脂肪移植后 2~3 天肿胀最严重。大部分肿胀可能在第 7 天左右消失。

接受脂肪移植的患者可能会将此时的肿胀与脂肪移植的效果相混淆。他们可能会抱怨移植的脂肪吸收太快。因此，在与患者协商脂肪移植手术时应解释这种肿胀过程。

11.13.6　出血

脂肪移植后出血的发生率较低。当额头上有少量出血时，也可能转移到眼睛区域，这会增加患者的不满情绪。

11.13.7　移植脂肪下垂

如果过多的脂肪被移植到脸颊区域，或者过量的脂肪被注射到脸颊的下部，就会发生移植脂肪的下垂。

11.13.8　不对称

不对称性主要发生在左、右两侧注射的脂肪量不同的情况下。它也可能发生在移植物成活率不同的情况下。不对称性通常需要通过二次脂肪移植来治疗。

11.13.9　皮肤痤疮问题

脂肪移植后 1~2 个月，皮肤痤疮可能会短暂恶化。手术前需要对此进行充分的解释。

如果痤疮恶化，可能需要服用治疗痤疮的药物。

11.13.10　吸脂区的凹陷或不平整

不熟练地吸脂操作可能会导致在采集脂肪的区域出现凹陷或不平整。因此，熟练地掌握吸脂技能是至关重要的。在学习脂肪移植技术之前，医生必须足够熟悉吸脂技术。

11.14　术后管理

手术后不需要进行其他特殊管理。我用皮肤开孔器开一个口，没有缝合的必要。
术后 1 周内，建议使用冷敷，以减轻肿胀。

11.15　手术前后对比

图 11.40 ~ 图 11.53 显示了手术前、后的照片。

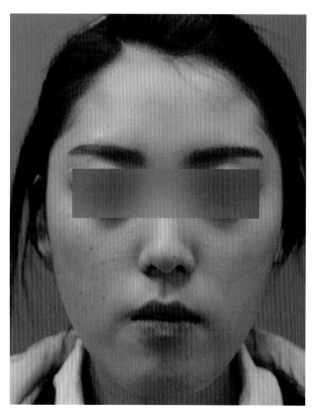

图 11.40　前额脂肪移植前

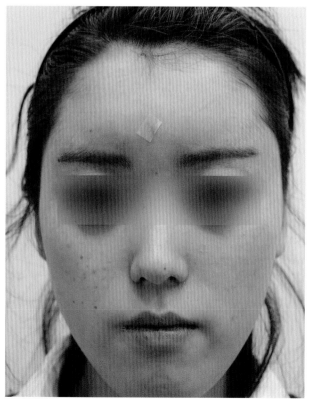

图 11.41　术后即刻

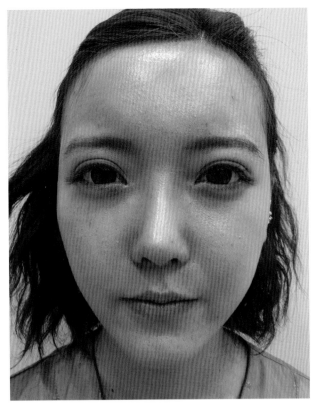

图 11.42　在整个面部脂肪移植前

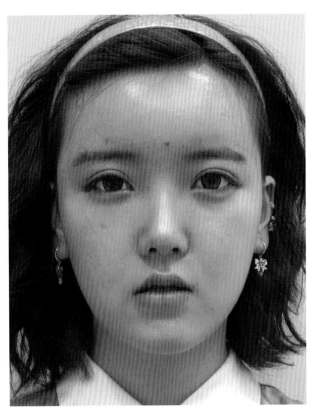

图 11.43　移植术后 3 天

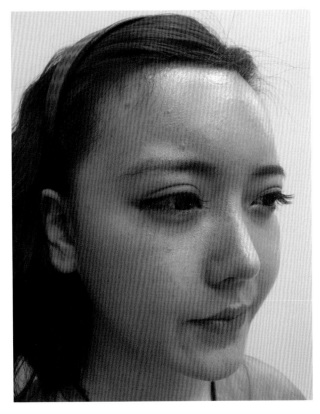

图 11.44　整个面部脂肪移植前

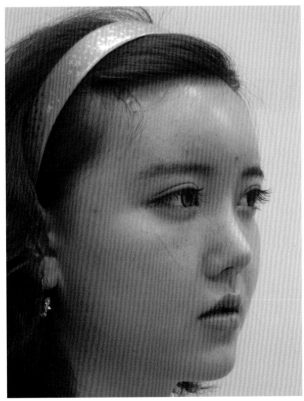

图 11.45　移植术后 3 天

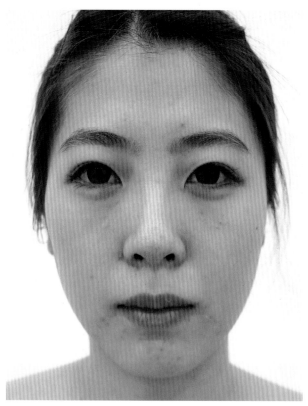

图 11.46 整个面部脂肪移植前

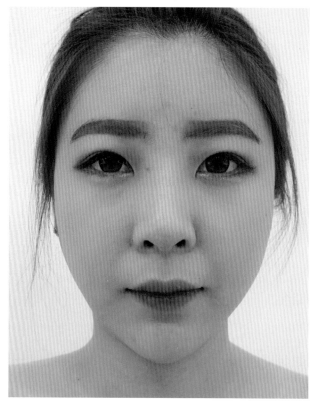

图 11.47 移植术后 3 个月

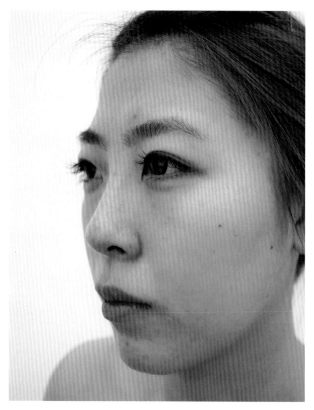

图 11.48 脂肪移植前

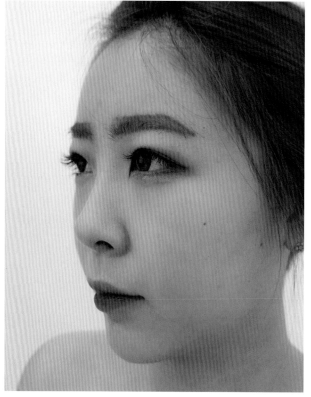

图 11.49 移植术后 3 个月

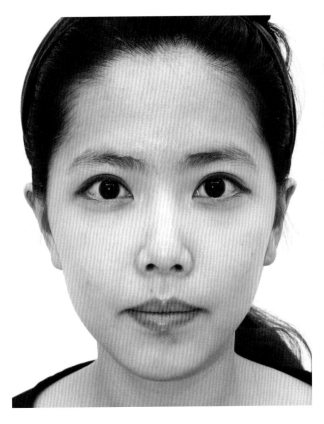

图 11.50　整个面部脂肪移植前

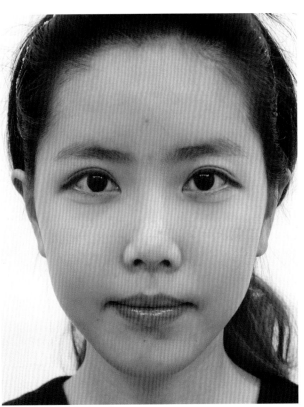

图 11.51　移植术后 3 个月

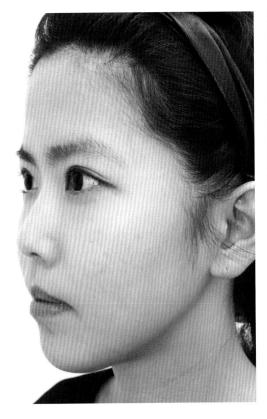

图 11.52　脂肪移植前

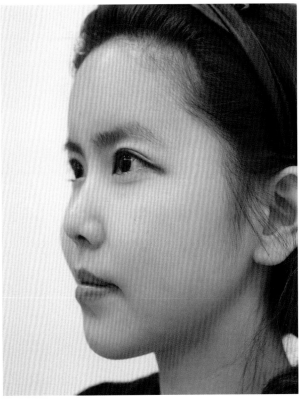

图 11.53　移植术后 3 个月

12 乳房自体脂肪移植

乳腺自体脂肪移植需要大量的脂肪和以下技术：

(1) 吸脂术。

(2) 脂肪处理。

(3) 脂肪注射。

如果医生未掌握以上 3 种技术中的任何一种，就不能进行成功和令人满意的乳房自体脂肪移植。

选择合适的患者也很重要。应通过吸脂术从患者身上获得足够的脂肪。患者乳房的容积也应该适中。如果患者的乳房太小就不太好，这些因素提高了患者在乳房自体脂肪移植手术后的满意度。

对于第一次接受乳房自体脂肪移植术的医生来说，以下 3 个问题是必须考虑的：

(1) 什么样的患者应该做此类手术？

(2) 乳房自体脂肪移植的存活率是多少？

(3) 乳房自体脂肪移植真的安全吗？

我想解答一下这些问题和我在乳房自体脂肪移植方面的经验。

乳房自体脂肪移植尚未成为一种标准的手术方法。它完全取决于从业者的技能操作和操作设备。

我个人认为，需要从长远的角度对乳房自体脂肪移植的有效性进行研究，也需要对乳房自体脂肪移植的并发症和与乳腺癌的关系进行长期观察。

12.1 脂肪移植存活率

Largo 等（2014）针对 1453 名移植患者开展了研究。6% 的患者出现了需要进行手术治疗的并发症。乳腺癌发生率为 0.1%。乳腺体积在脂肪移植后增加了 55%~82%。目前还没有确凿的证据证明自体乳房脂肪移植会导致乳腺癌，但需要对此进行长期观察。

Peter 等（2016）利用磁共振成像（MRI）分析了自体脂肪移植后的存活率（表 12.1）。

乳房自体脂肪移植 12 个月后，测量的脂肪存活率为 30%~90%。

乳房体积的变化应在手术后测量，因为乳房自体脂肪移植后可参照图 12.1 中 A、B 点看到乳房上

表 12.1 磁共振成像对乳房脂肪自体移植物存活率的研究

		手术前	＞3h	4 个月	12 个月	脂肪移植物（mL）
患者 1	右胸	0 (593.0)	332.2 (925.1)	212.2 (805.1)	152.0 (745.0)	300
	左胸	0 (592.7)	326.1 (918.8)	206.5 (799.1)	143.4 (736.5)	300
患者 2	右胸	0 (575.9)	308.2 (884.1)	119.5 (695.4)	171.5 (747.4)	260
	左胸	0 (543.3)	334.8 (878.1)	128.4 (671.7)	180.0 (723.3)	260
患者 3	右胸	0 (747.8)	391.6 (1139.4)	266.4 (1014.2)	296.7 (1044.5)	327
	左胸	0 (726.2)	383.6 (1109.8)	265.7 (991.9)	290.0 (1016.2)	330
患者 4	右胸	0 (967.8)	300.5 (1268.3)	202.9 (1170.7)	84.1 (1051.9)	280
	左胸	0 (933.5)	315.7 (1249.2)	188.7 (1122.2)	103.4 (1036.9)	250

乳房体积变化，总乳房体积（cm³）

图 12.1 考虑到手术前、后乳房形状的变化

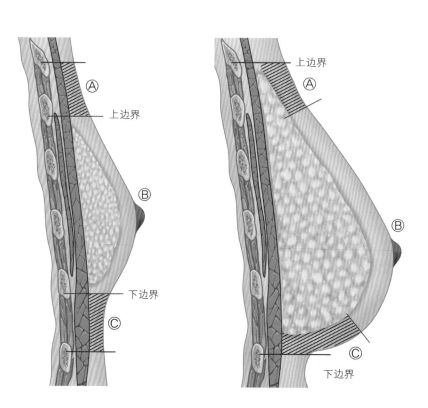

边界和下边界变化（图 12.1、图 12.2）。

图 12.3 显示了我对患者进行乳房自体脂肪移植后 1 个月的脂肪成活状态。可以看出，脂肪还没有完全成活。血管发育是由移植脂肪周围新生血管引起的。

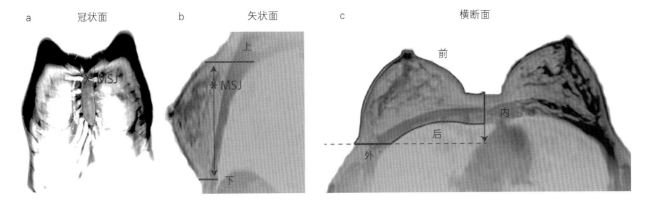

图 12.2 胸骨关节

图 12.3 脂肪移植 1 个
月后的乳房脂肪

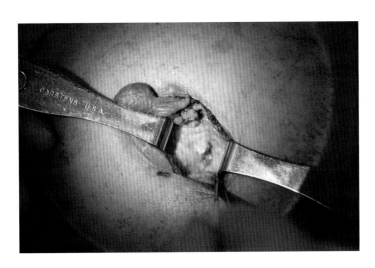

12.2 适合手术的乳房

（1）乳房在 A 罩杯以上。

（2）不对称的乳房。

（3）乳腺下垂在 2 级以下。

（4）因乳腺癌切除部分乳房的患者。

（5）从乳房中取出硅胶后的重建手术。

12.3 可吸脂的部位

手臂、腹部、比基尼区、大腿都可以吸脂。

如果患者对吸脂部位没有特别偏好，只是想做乳房自体脂肪移植，那么大腿外侧区域应该作为最优先的吸脂区域，因为这个区域是最容易吸脂的区域。

然而，如果患者在大腿部位做过吸脂术，或大腿部位脂肪不够，那么腹部或比基尼区应该被考虑为第二优先区域。

如果很难从腹部、比基尼区和大腿上吸脂，或者如果患者想吸手臂的脂肪，那么可以从手臂上吸脂，然后用这些脂肪做乳房自体脂肪移植也是很好的。

有人认为由于手臂中有许多纤维组织，从手臂中提取的脂肪存活率很低。然而，根据我的经验，从手臂中提取的脂肪的存活率与身体其他部位相比没有差别。

12.4 脂肪的采集方法

12.4.1 手动技术

12.4.1.1 使用螺口注射器的手动方法

对于乳房自体脂肪移植，大多数使用 10mL、20mL、50mL 螺口注射器。使用这种注射器不易抽吸大量脂肪。

12.4.1.2 使用真空设备用套管抽吸

这是一些诊所常用的器械，这些场所通常没有合适的器械，而且吸脂是使用廉价的器械进行的。通常被称为手动吸脂术，也就是使用在整形外科手术室很容易找到的抽吸器械。

最近，肿胀液输注器和真空抽吸设备的结合已经上市。

12.4.2 采用吸脂设备的方法

使用 EVA 和 Microair（美国制造）等吸脂设备，可以在短时间内吸出大量脂肪。

12.4.3 吸脂和分离脂肪设备的使用方法

市场上有 Lipokit 和 Harvest-jet 等设备。

对于没有使用 SVF 细胞的正常移植物，这些设备很好用。

12.5 使用振动设备采集到的脂肪细胞

从现有的常识来看，如果使用振动设备吸脂，由于脂肪细胞被破坏，脂肪存活率很低。但是，从提取脂肪的 5 次细胞组织检查结果来看，脂肪细胞没有差异，并且存活率无太大差异。脂肪移植后成活率很好。

我用 EVA 设备的两种不同的模式从 5 例患者大腿上抽吸脂肪，进行了脂肪细胞的分析。

一种方法是在振动开启时抽吸，另一种方法是在振动关闭时用非振动模式抽吸。

两种模式抽吸的脂肪细胞检查结果无显著性差异，没有表明哪种方法优于另一种方法。

我计划使用 EVA 的振动设备进行额外的研究，我期待看到其他诊所的优秀学术材料（图 12.4 ~ 图 12.13）。

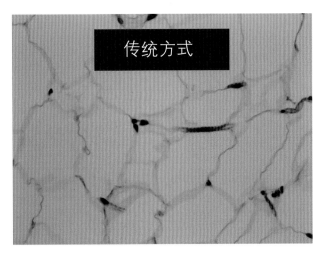

图 12.4　变形的脂肪细胞膜

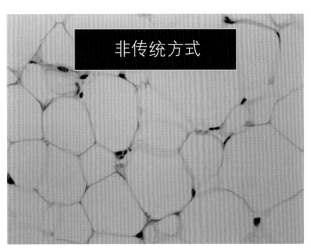

图 12.5　未变形的脂肪细胞膜

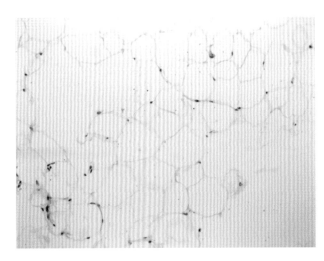

图 12.6　不使用振动设备抽吸出的脂肪细胞

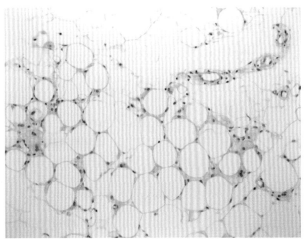

图 12.7　使用振动设备抽吸出脂肪细胞

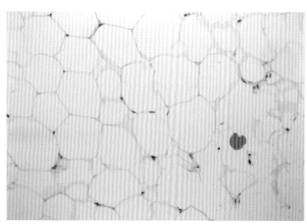

图 12.8　不使用振动设备抽吸出的脂肪细胞

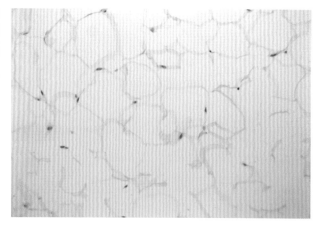

图 12.9　使用振动设备抽吸出的脂肪细胞

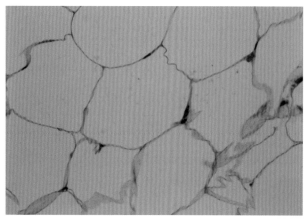

图 12.10　不使用振动设备抽吸出的脂肪细胞

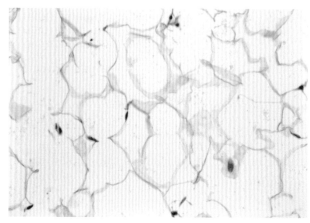

图 12.11　使用振动设备抽吸出的脂肪细胞

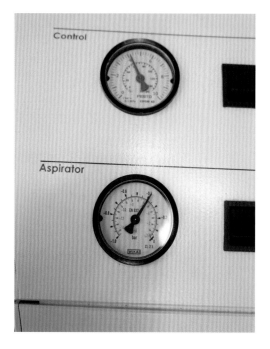

图 12.12　开启振动模式

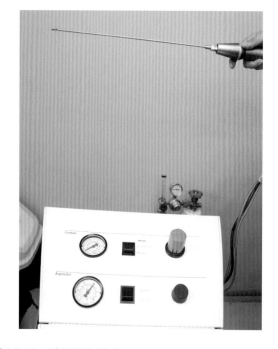

图 12.13　关闭振动模式

12.6 脂肪抽吸和提取过程

12.6.1 手术前完成手术室布置

当使用 EVA 进行乳房自体脂肪移植时，连接吸脂设备需要真空消毒吸引瓶（图 12.14）。将此连接到 EVA 手柄和 EVA 的主体。

这是用吸脂法将从手臂中抽吸的脂肪移植到乳房中。

12.6.2 将足够的脂肪吸入吸引瓶中

图 12.15 显示了吸引瓶中吸入的脂肪。

12.6.3 取出位于吸引瓶底部的红色液体

图 12.16 和图 12.17 显示剩余液体。

12.6.4 用 500mL 普通生理盐水清洗脂肪

图 12.18 为脂肪洗涤图。

12.6.5 脂肪洗涤后，取出吸引瓶底部的红色液体

图 12.19 和图 12.20 显示红色液体。

12.6.6 将吸引瓶内的脂肪转移到烧杯中，与头孢克洛混合

图 12.21 和图 12.22 显示脂肪被转移到烧杯中并使用抗生素。

12.6.7 将脂肪转移到 50mL 灭菌管中

医生需要在灭菌室工作，将移植脂肪离心（图 12.23）。医生需要提前消毒工作平台，整个过程必须严格无菌操作。

12.6.8 使用离心设备离心脂肪

图 12.24 显示了离心过程。

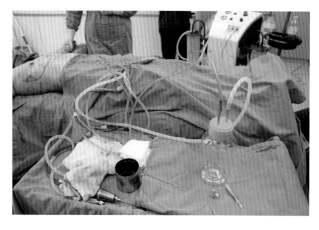

图 12.14　应用 EVA 进行乳房自体脂肪移植的吸脂设备

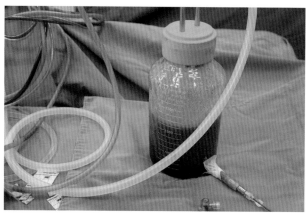

图 12.15　在吸引瓶内吸入脂肪

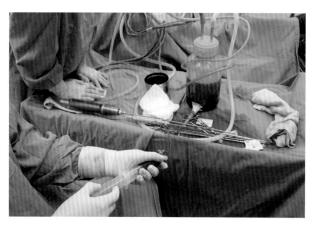

图 12.16　移除 50mL 螺口注射器

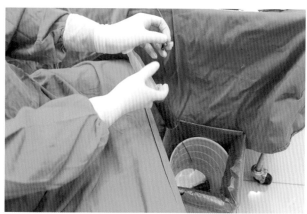

图 12.17　去除红色液体后的脂肪

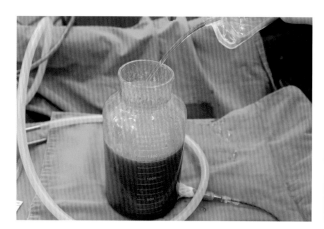

图 12.18　通过混合生理盐水清洗脂肪

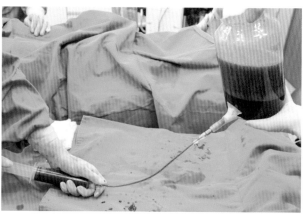

图 12.19　去除红色液体

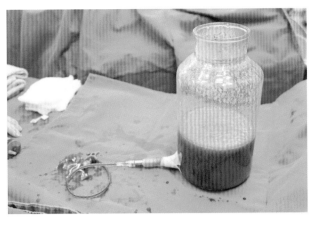

图 12.20　去除红色液体的脂肪

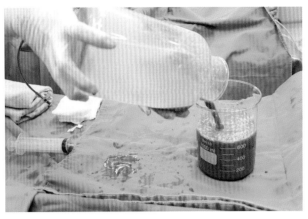

图 12.21　将脂肪转移到烧杯

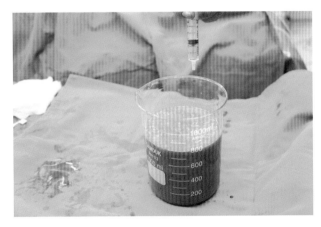

图 12.22　混合抗生素

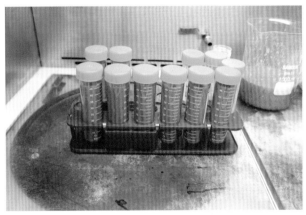

图 12.23　离心前制备的脂肪

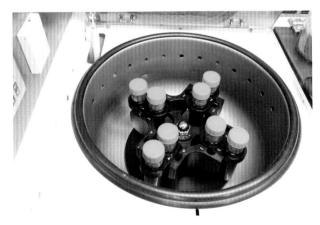

图 12.24　700g，离心 3min

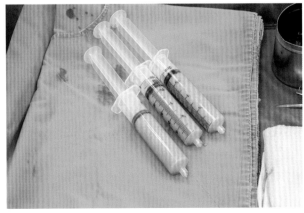

图 12.25　离心后的脂肪

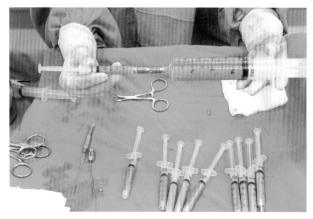 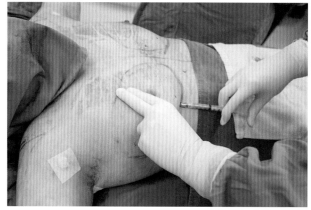

图 12.26　将脂肪从 50mL 螺口注射器转移到 3mL 螺口注　　图 12.27　用 3mL 螺口注射器注射移植脂肪
射器中

12.6.9　将离心脂肪转移到 50mL 的螺口注射器中

图 12.25 为离心后的脂肪。

12.6.10　转移脂肪到 3mL 螺口注射器中

图 12.26 显示了将脂肪转移到较小的螺口注射器中。

12.6.11　进行乳房自体脂肪移植

图 12.27 显示正在进行脂肪移植注射。

12.7　脂肪注射套管

可以使用 1mL、3mL、5mL 和 10mL 的注射器向乳房注射脂肪。

我认为，当使用 10mL 螺口注射器时，很难进行精细的脂肪注射。因为在这种情况下，注射器比较大，注射脂肪颗粒比较密集。

当使用 1mL 螺口注射器时，可以进行含有小颗粒脂肪的精细注射。缺点是延长了手术时间。

由于这些原因，我使用 3mL 螺口注射器注射脂肪（图 12.28）。

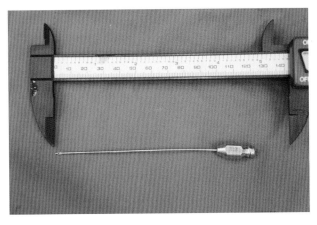

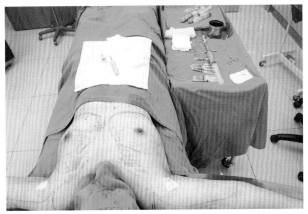

图 12.28　用于脂肪移植的 1.2mL×10cm 套管　　图 12.29　乳房自体脂肪移植手术室

12.8　乳房脂肪注射液

12.8.1　乳房脂肪注射前的手术室布置

图 12.29 为手术室布置。

12.8.2　切口

脂肪注射是在乳房下皱襞和腋前皱襞处进行的。使用套管在两个区域进行注射。用皮肤开口器做注射孔，而不是做切口（图 12.30、图 12.31）。使用皮肤开孔器的一个很好的理由是不需要在手术后缝合。通常情况下，乳晕周围不会有切口。

12.8.3　脂肪注射

脂肪通过两个孔从不同角度注入（图 12.32）。

12.8.4　乳腺层脂肪注射

通常将脂肪注射到乳腺实质的下方，即胸大肌的上方。

我还在乳房的皮下脂肪层注射了一些脂肪，此层位于乳房实质上方。

如果可能的话，不应将脂肪注入乳腺组织内。

医生注射脂肪时感觉自己好像在摸肌肉一样。当用手提起乳房注射脂肪时，脂肪可以很容易地注射到乳房的最底层（图 12.33）。

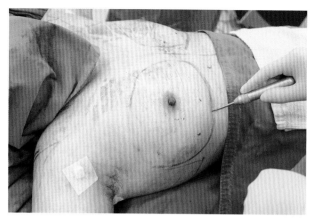

图 12.30　用皮肤开口器开口

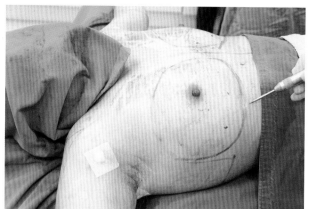

图 12.31　开口

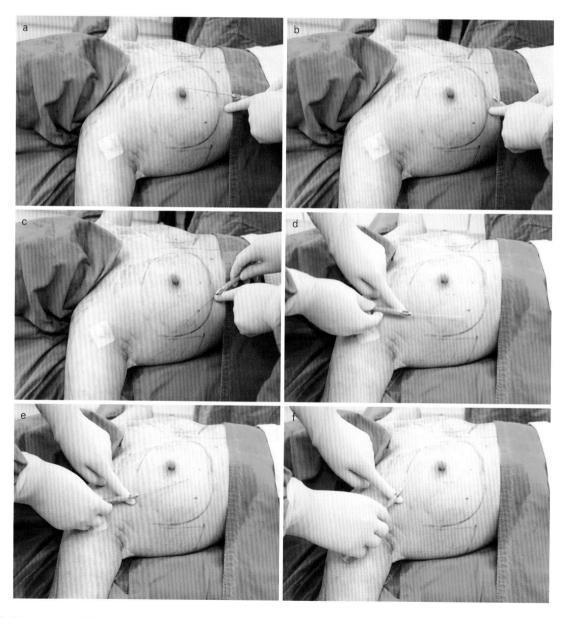

图 12.32　(a ~ f) 脂肪通过两个区域的口移植（6 张照片）

12.8.5 乳房自体脂肪移植后即刻

图 12.34 ~ 图 12.37 显示了刚完成乳房自体脂肪移植后的患者情况。

12.8.6 推荐脂肪成型工艺

这是为了缓解脂肪团。我认为成型不会对脂肪移植的存活产生不良影响。

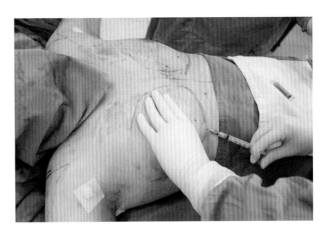

图 12.33　将脂肪注入乳房的最底层

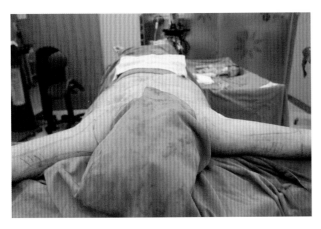

图 12.34　直接将 190mL 脂肪注入右侧乳房

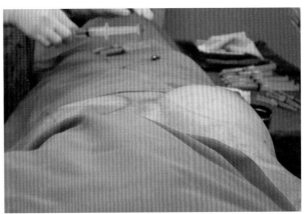

图 12.35　使用 SVF 细胞进行右侧乳房自体脂肪移植

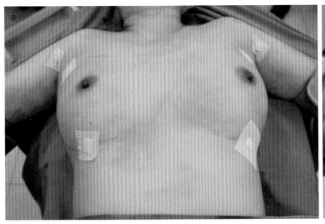

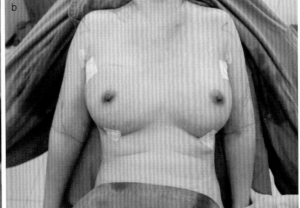

图 12.36　(a、b) 脂肪移植到两个乳房后 (2 张照片)

图 12.37 双乳使用
SVF 进行自体脂肪移植

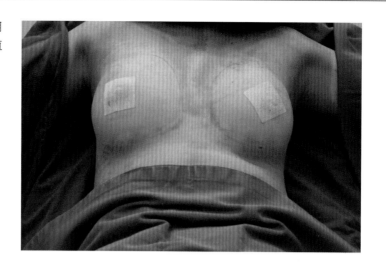

12.9 乳房自体脂肪移植的并发症

12.9.1 多发囊肿

常见的并发症是乳腺囊肿。一旦发生，不会轻易消失，但不需要进行特殊的治疗。

12.9.2 脂肪肿块

在注射过量脂肪的部位，可能会发生脂肪堆积结块。这种肿块很容易发生在乳房的下部。如果肿块较小，则不需要进行特殊处理。然而，如果患者抱怨感觉肿块大或有疼痛，那么肿块需要切除。

切除可以很容易地进行。使用超声检查该区域，正确地注入肿胀液到这个区域。然后，利用脂肪超声乳化设备（Ultra-Z）对凝固脂肪团进行乳化，可以获得较好的效果。在某些情况下，这个区域可以使用螺口注射器抽吸。

如果患者想切除一个小的脂肪肿块，那么应该去有乳腺外科的诊所进行切除。

如果肿块太大，无法用注射器抽吸，则应手术切除肿块。

我经治了 2 例用螺口注射器和 Ultra-Z 吸出脂肪肿块的案例。

12.9.3 脂肪坏死引起的炎症

由于脂肪坏死引起的炎症非常罕见，注射不均匀就会引起脂肪坏死，从而引起炎症。

12.9.4 血肿

血肿的发生很少见。

12.9.5　血清肿

可能发生，但并不常见。

12.9.6　乳房自体脂肪移植对乳腺癌的影响

乳房自体脂肪移植对乳腺癌的影响现在还没有确切的结论，今后需要继续对此进行研究。建议患者定期进行乳房 X 线检查、超声检查、CT 扫描和 MRI 检查。通常建议患者每年接受 1 次超声检查。

12.10　乳房自体脂肪移植并发症

当 120～200mL 的脂肪被注射到每个乳房中时，根据存活率不同，可能会出现乳房不对称的情况，有时患者可能会抱怨脂肪移植后乳房体积增加较小。

因此，我建议在可能的情况下，在脂肪移植之前可通过硅胶植入物来隆胸。

如果患者不想要进行硅胶植入，那么仍然建议进行乳房自体脂肪移植。这对于乳房不对称的患者也是很好的矫正方法。

12.11　脂肪储存

我有一个极低温的冷冻储存系统，可以利用冷冻脂肪进行第二次脂肪移植。然而，当使用储存在冰箱中的脂肪进行二次移植时需要额外的费用。极低温冷冻储存的额外费用如下：

（1）需要一个能放入液氮容器中的昂贵的 50mL 脂肪储存管。

（2）融化冷冻脂肪的药物费用。

（3）液氮的费用。

储存、冷冻和解冻 300mL 脂肪的费用为 3400～6800 元人民币（500～1000 美元）。

进行二次乳房自体脂肪移植，与面部脂肪移植相比，需要储存和使用大量脂肪。在我的经验中，在使用普通冰箱储存的情况下，会增加发生脂肪肿块和囊肿的概率，因此我不建议将从普通的冰箱中取出的脂肪进行二次脂肪移植。

12.12　术后管理

患者不加压包扎或不穿塑身衣。他们 1 个月不能穿胸罩。除此之外，患者需要避免饮酒和吸烟。他们应该吃富含抗氧化剂的蔬菜，避免吃肉。

患者需要避免使用机器按摩或射频治疗。

已知的高压氧舱有助于手术后恢复，对提高脂肪细胞的存活率也有帮助。然而，目前还没有客观的、结论性的研究结果。由于烧伤治疗中心使用高压氧舱进行治疗，以再生烧伤后的组织，我认为这可能也有助于提高移植脂肪的存活率。

然而，患者应该意识到，高压氧舱和当地诊所烧伤治疗中心有不同的压力设置。

12.13　术后检查

必须说明的是，乳房自体脂肪移植后 1 年要做乳房 X 线和超声检查，以便与以后的乳房检查做比较。

12.14　手术前后对比

病例 1　（图 12.38、图 12.39）。

病例 2　（图 12.40、图 12.41）。

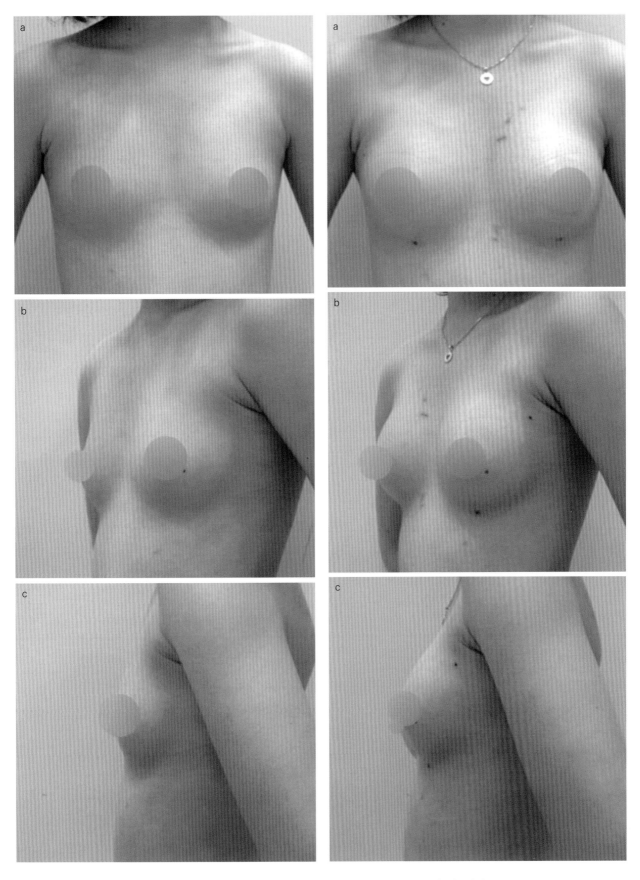

图 12.38 （a ~ c）术前　　　　　　　　　　　图 12.39 （a ~ c）术后 3 个月

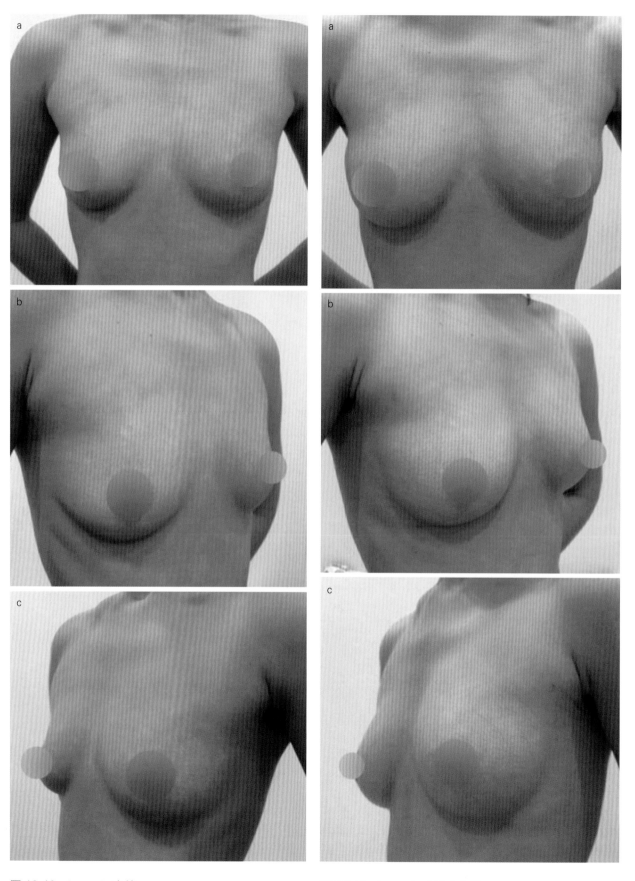

图 12.40 （a ~ c）术前   图 12.41 （a ~ c）术后 3 个月

13　脂肪干细胞移植

使用脂肪干细胞进行移植的优点是提高存活率，减少发生脂肪坏死、囊肿和脂肪肿块的可能性。因为脂肪干细胞移植物较普通脂肪移植物需要注入更多的软化脂肪。

由于许多医生还没有干细胞治疗的经验，所以仍然很难将干细胞用于美容治疗。因此，我想根据我多年的经验介绍一下使用干细胞的美容治疗，使患者更容易地接受这些治疗。

13.1　对 SVF 细胞和 ADSCs 的认识

脂肪干细胞移植分为血管基质成分（SVF）细胞脂肪移植和脂肪来源干细胞（ADSCs）脂肪移植。

（1）使用 SVF 细胞进行脂肪移植要在治疗当天提取脂肪后直接进行脂肪移植。

（2）使用 ADSCs 进行脂肪移植是通过 2 周的培养获得足够数量的干细胞后进行脂肪移植。

血管基质成分细胞是从脂肪细胞中提取的细胞集落（图 13.1）。它们含有间充质祖细胞 / 干细胞、前脂肪细胞、内皮细胞、周细胞、T 细胞和 M2 巨噬细胞。SVF 细胞分泌各种生长因子和细胞外基质蛋白，如胶原蛋白和透明质酸，激活血管和神经组织的再生。在 SVF 细胞中干细胞的比例为 3% ~ 10%。

从 50mL 的脂肪中可以产生数十万个 SVF 细胞（表 13.1）。如果我们培养这些 SVF 细胞，可以获得 1000 万个干细胞。如果我们将其培养 3 周，可以获得 1 亿个干细胞。

通过培养 2 周获得的 1000 万个干细胞是足够用于进行脂肪移植的干细胞数。通过培养 3 周获得的 1 亿个干细胞可用于静脉注射抗衰老治疗的方法。

与骨髓相比，脂肪组织可以制造出数百到数千倍的干细胞。且与骨髓相比，脂肪组织数量更多，因此它可以制造更多的干细胞。

脂肪来源干细胞于 2004 年首次被国际脂肪应用技术学会（IFATS）命名。

血管基质成分（SVF）细胞可以通过以下步骤制备。首先对脂肪进行离心，清洗脂肪，然后与胶原酶反应。经过过滤和清洗，得到 SVF 细胞。

在培养过程中，当 ADSCs 单层附着繁殖时，将 ADSCs 附着在带负电荷的玻璃容器或中等电荷的塑料容器（如聚苯乙烯）上，然后在 CO_2 培养箱中进行增殖。

在一篇关于细胞培养的论文中，主要用 Dulbecco 的改良 Eahle 培养基（DMEM）和牛血清白蛋白，

© Springer Nature Singapore Pte Ltd. 2018

J.Y. Park, *Liposuction*, https://doi.org/10.1007/978-981-10-6860-7_13

图 13.1 （a、b）SVF 细胞图片（2 张照片）(Simerman 等，2014)

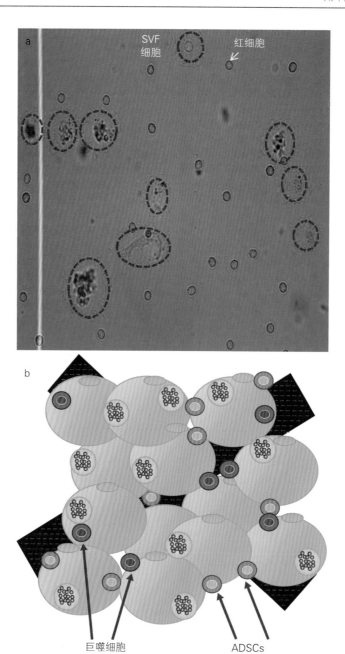

表13.1 各部位的干细胞产量

来源	脐带	骨髓	吸脂脂肪	切除的脂肪
产量	200 ~ 20,000CFU/mL	100 ~ 1000CFU/mL	3600 ~ 10,700CFU/mL	28,000CFU/g

luous and Steroidimas（2011）

这是主要培养基，包含其他生长因子。

在培养过程中，3 ~ 4 天后，干细胞开始附着在培养基上；10 天后，大多数干细胞附着在培养纸上，其他细胞悬浮起来。在这个过程之后，通过更换培养基开始培养干细胞。

13.2 ADSCs 对脂肪移植物的影响

ADSCs 与脂肪移植有关，在初始阶段增加新生血管形成、毛细血管密度和血管供应。我们已知 ADSCs 本身作为脂肪前体细胞，能分化为脂肪细胞，并提高了长期存活率。

脂肪移植时 ADSCs 的作用是：

（1）通过自我复制分化为脂肪细胞参与组织再生。

（2）分化为血管内皮细胞或血管壁细胞。

（3）通过表达血管生成生长因子 VEGF 和 IFG–1 来防止细胞凋亡，从而维持脂肪细胞的存活。

（4）通过防止纤维化和脂肪坏死来增加脂肪细胞的存活率。

我认为，使用 SVF 细胞进行脂肪移植的最大好处是通过新生血管增加移植脂肪的存活率（图 13.2）。

从 GFP 大鼠中新鲜分离出的 fSVF 和 cSVF 与来自非 GFP 大鼠的微血管碎片共同植入免疫受损小鼠

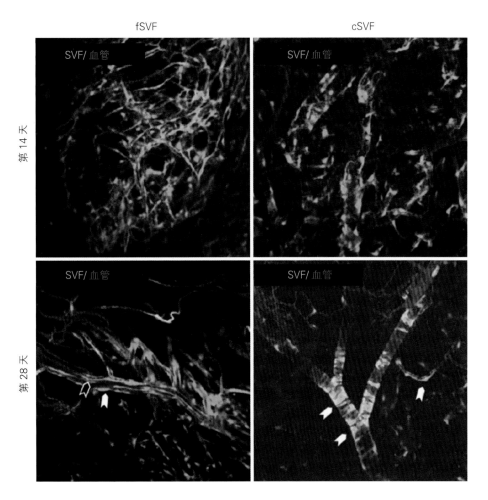

图 13.2 脂肪血管基质成分细胞有助于血管生成

14天或28天后进行观察研究（Nunes 等，2013）发现，新鲜分离和培养的 SVF 在融入新生血管的能力方面存在显著差异。

13.3　制备 SVF 细胞的方法

13.3.1　使用工作平台进行实验室操作

这是制备最大数量 SVF 细胞的方法，需要经验丰富的操作人员及设施。

13.3.2　自动干细胞设备的使用方法

韩国制备的设备，如 CELLDIS 和 CHA-Station，不需要专业研究人员操作，而且这个过程只需要 1～2h。然而，与使用工作平台进行实验室操作相比，这种方法产生的 SVF 细胞较少（图 13.3）。

13.3.3　干细胞试剂盒

这可以在不购买设备和设施的情况下完成，很经济。然而，我认为使用这种方法制备的 SVF 细胞数最少。

图 13.3　手术场景显示，我在使用自动设备

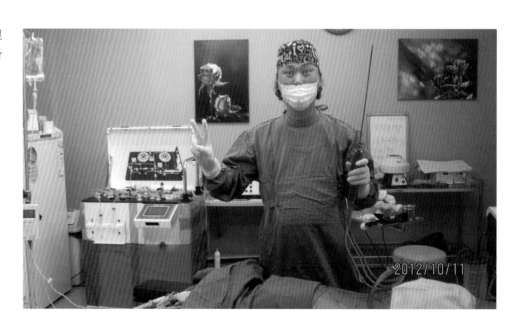

13.4 利用工作平台制作 SVF 细胞的方法

13.4.1 吸脂

准备用于脂肪移植和制备干细胞的脂肪（图 13.4、图 13.5）。

13.4.2 离心前准备移植脂肪量与制备干细胞的量应为 2:1

图 13.6 显示了提取的脂肪。

13.4.3 洗涤脂肪

离心两次（图 13.7）。用离心法分别制备脂肪和溶液（图 13.8）。

图 13.4 用于移植到乳房的提取脂肪

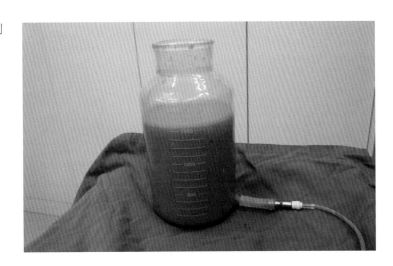

图 13.5 用于移植到面部的提取脂肪

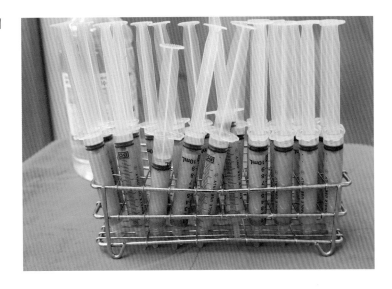

图 13.6 提取的脂肪

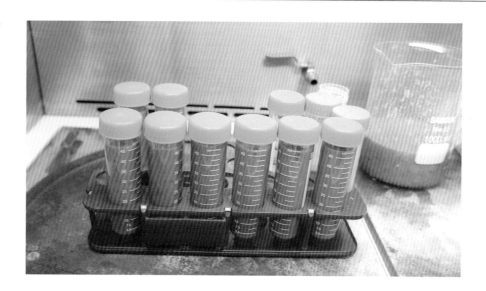

图 13.7 用于离心的
脂肪

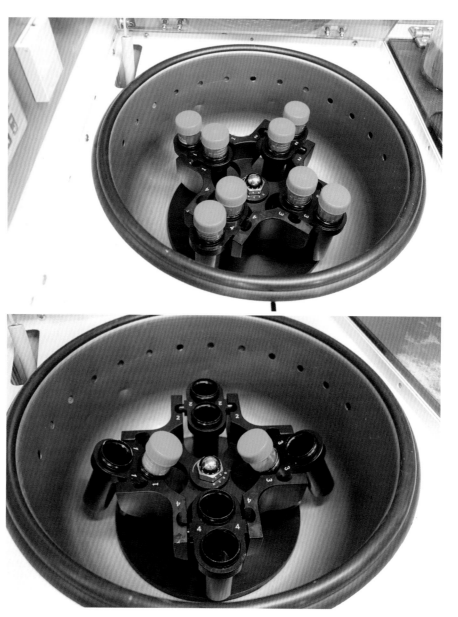

图 13.8 离心后的脂肪

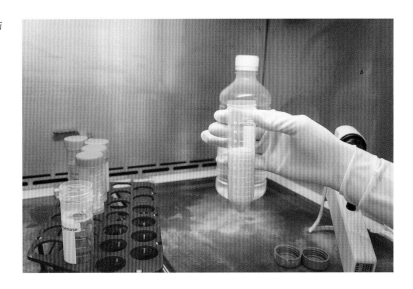

图 13.9 制备胶原酶

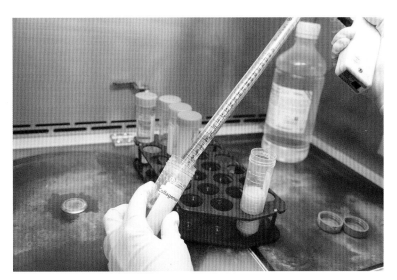

13.4.4 胶原酶处理

（1）制备胶原酶（图 13.9）。

（2）将胶原酶与脂肪混合（图 13.10）。

（3）在摇动培养箱中反应 30min（图 13.11）。

13.4.5 过滤和洗涤过程

图 13.12 和图 13.13 显示了过滤和洗涤过程。

去除上清液的脂肪（图 13.14）。

图 13.10　将胶原酶与脂肪混合

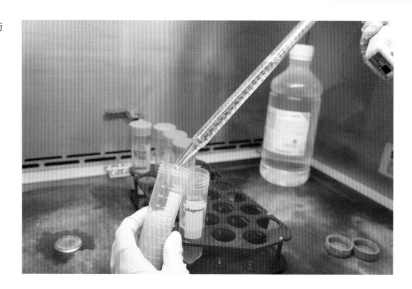

图 13.11　摇动培养箱

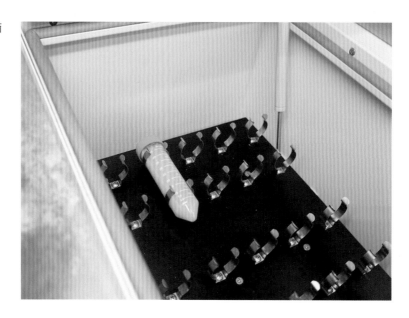

图 13.12　离心分离的细胞和脂肪的沉淀物

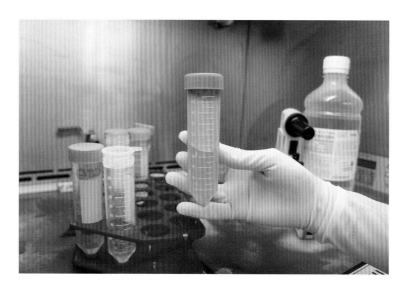

图 13.13 离心后的各层

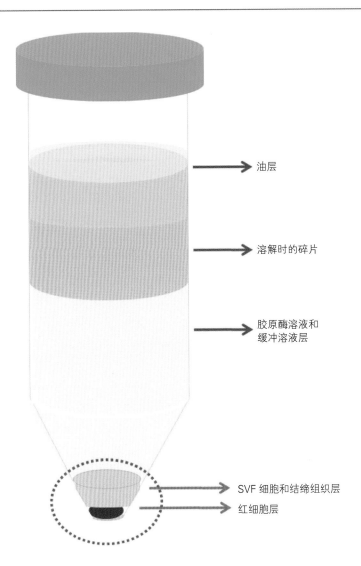

油层

溶解时的碎片

胶原酶溶液和
缓冲溶液层

SVF 细胞和结缔组织层

红细胞层

图 13.14 去除上清液
的脂肪

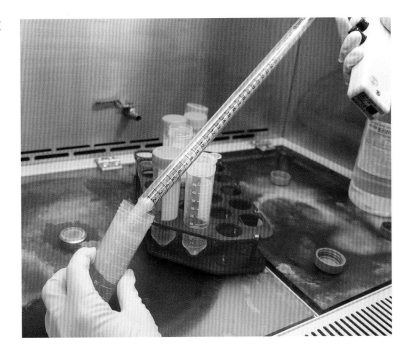

13.4.6 SVF 细胞制备完成

在生理盐水混合后通过离心获得血管基质成分细胞（图 13.15）。

血管基质成分细胞被转移到 1mL 注射器中（图 13.16）。

图 13.15 获得血管基质成分细胞

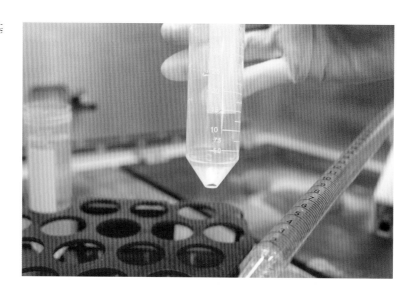

图 13.16 血管基质成分细胞被转移到 1mL 的注射器中

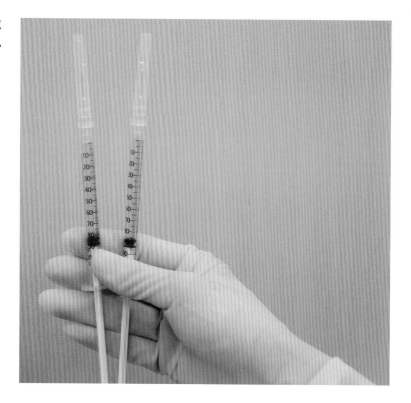

13.4.7 将 SVF 细胞与脂肪混合

（1）将离心脂肪与 SVF 细胞混合（图 13.17）。

（2）与 SVF 细胞混合的脂肪移植物（图 13.18、图 13.19）。

图 13.17 脂肪与 SVF
细胞混合

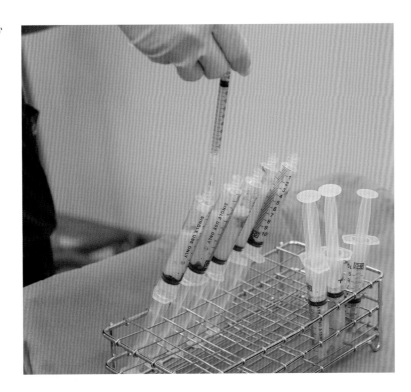

图 13.18 混合的脂肪

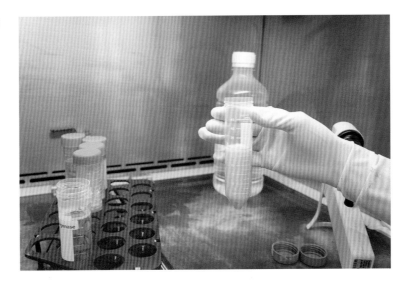

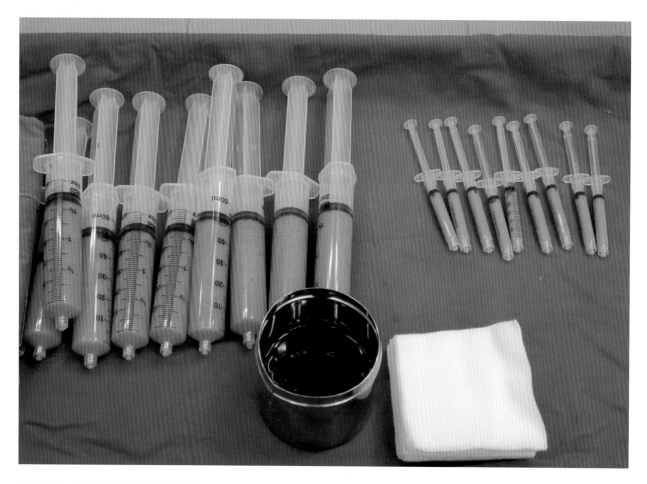

图 13.19　用于移植到乳房提取脂肪

13.5　SVF 细胞活性检查

13.5.1　细胞形态、产量、活性的检查

检查过程如图 13.20、图 13.21 所示。

13.5.2　测试活性细胞数量

图 13.22 和图 13.23 显示了活性细胞数量的测试。

SVF 细胞呈纺锤形，其大小和形状不固定，这使得区分细胞和碎片变得困难。因此，需要经过专业培训的研究人员对细胞和碎片进行区分。

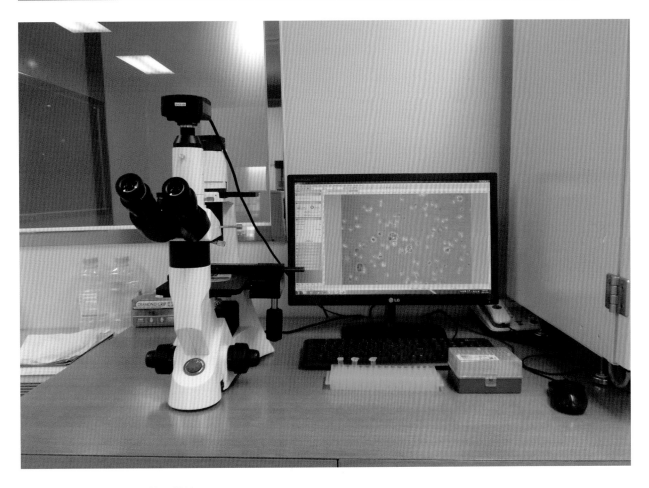

图 13.20 用于检测细胞的显微镜

图 13.21 SVF 细胞
被圈起来

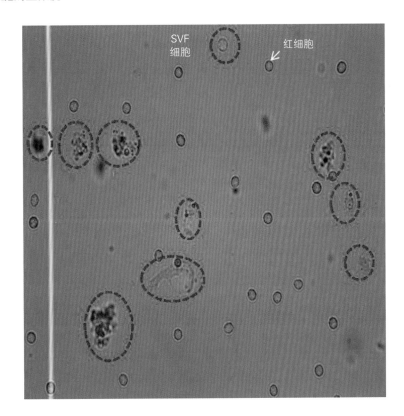

干细胞再生治疗证书	
医生的姓名	○　○　○
患者的姓名	○　○　○
年龄 / 性别	○　○　/ 女性
吸脂区域	大腿
总提取脂肪量	205 mL
存活细胞总数	68.2×10^{6}（82.6%）
细胞计数图片	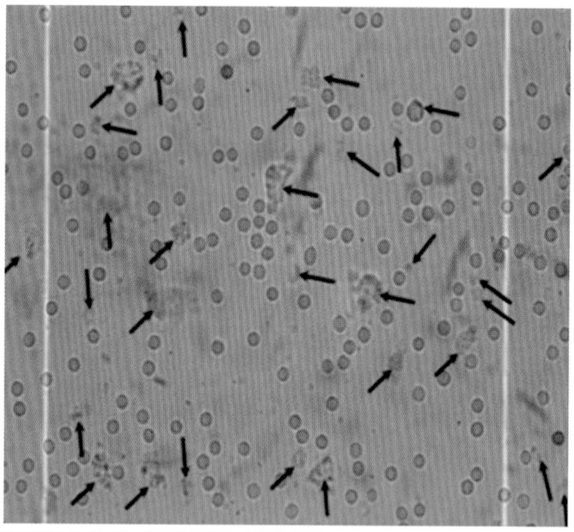
	2015. 00（月）. 00（日期） 医生 _____

图 13.22　细胞计数图片

图 13.23 研究人员测试 SVF 细胞

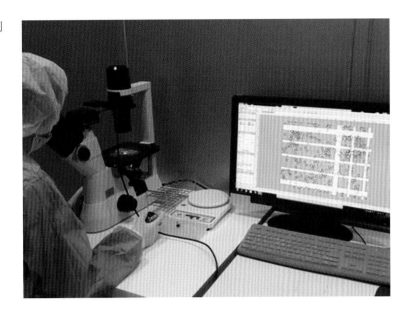

图 13.24 我的设备，它每分钟将干细胞的温度降低 1~2℃

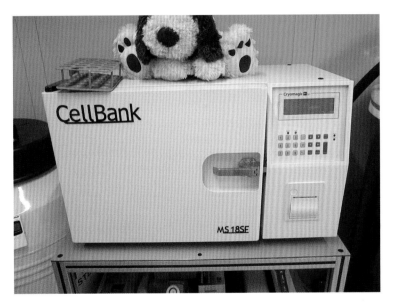

13.6 干细胞储存

13.6.1 普通冰箱（最低温度 -27℃）

很难储存 SVF 细胞和干细胞。

13.6.2 极低温冷冻储存系统：细胞库系统

为了最大限度地减少细胞内部的凝结来防止细胞膜受损，应该缓慢进行冷却，每分钟降温 0.1~2.0℃（图 13.24）。应采用极低温冷冻储存系统，在细胞和组织不会受损的情况下，可长期储存。

在该系统中，细胞被冷冻存于 –196℃的液氮中，细胞在低于 –130℃时代谢就会停止。

13.6.3 普通冰箱与超低温冷冻储存系统的比较

图 13.25 ~ 图 13.31 为两者的比较。

图 13.25 储存在普通
冰箱中

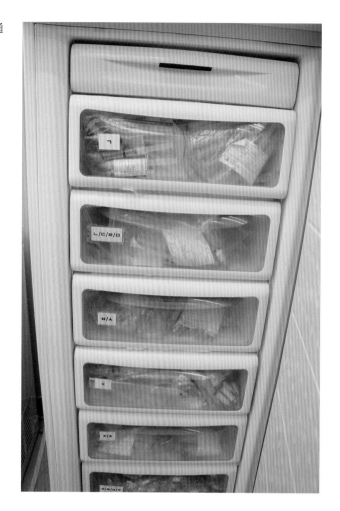

图 13.26 脂肪的形状
（载玻片）

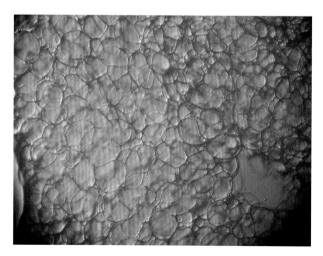

图 13.27 （a、b） 提
取 的 干 细 胞（SVF 细
胞）的形态

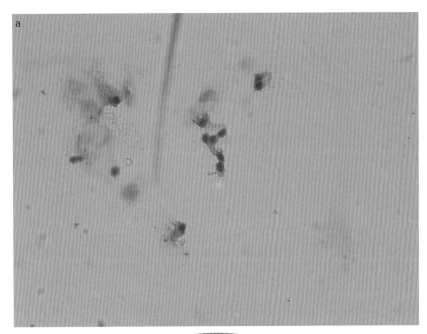

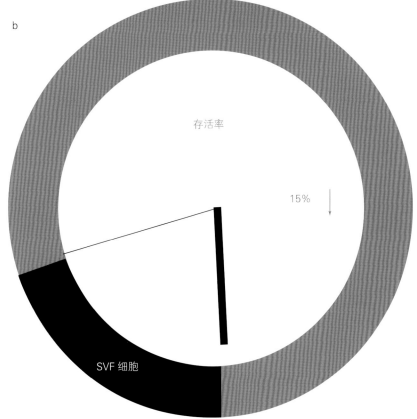

图 13.28　超低温冷
冻储存系统

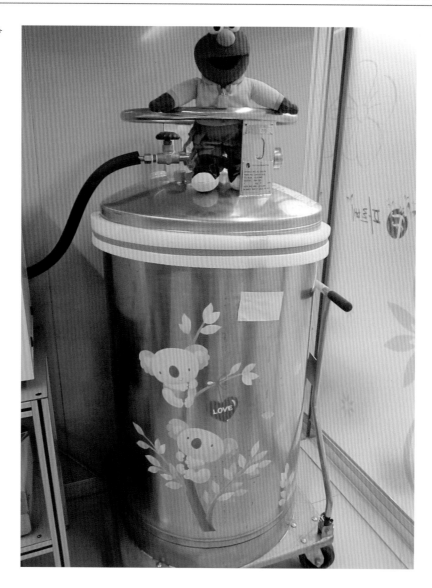

图 13.29　脂肪的形状
（载玻片）

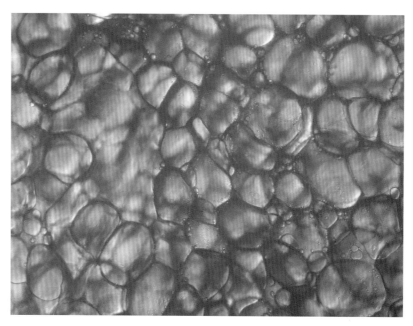

图 13.30 （a、b）提取的干细胞（SVF 细胞）的形状

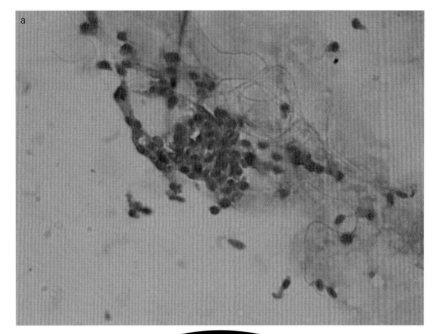

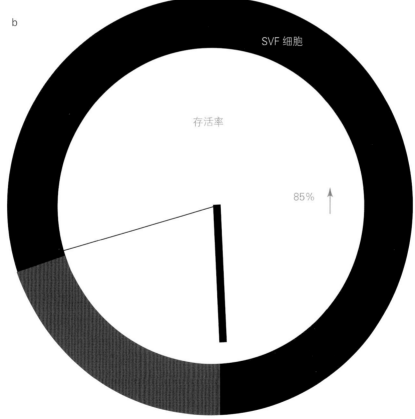

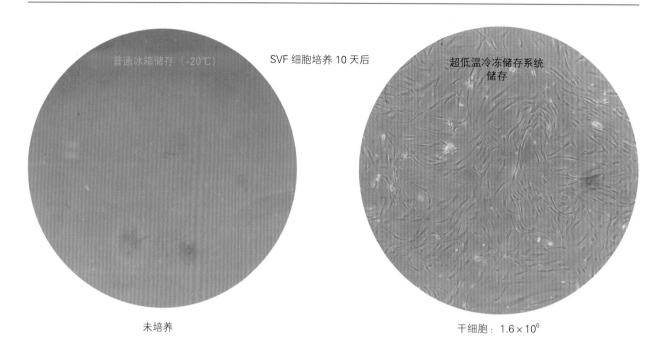

SVF 细胞培养 10 天后

图 13.31　比较培养到第 10 天的普通冰箱和超低温冷冻储存系统中的细胞

13.7　无菌室

要在无污染的环境中分离细胞，建议在无菌条件下进行此操作。

我在无菌实验室安装的工作平台（100 ~ 10,000 级）可安全地进行细胞分离的所有操作。

13.8　手术前后对比

病例 1　面部脂肪干细胞移植（图 13.32、图 13.33）。

病例 2　乳房脂肪干细胞移植（图 13.34、图 13.35）

病例 3　仅用于右乳的脂肪干细胞移植（图 13.36、图 13.37）。

患者的右胸比左胸小。

预计提取的脂肪量较小。已决定使用干细胞进行右乳房第一次（首次）移植（图 13.36、图 13.37）。

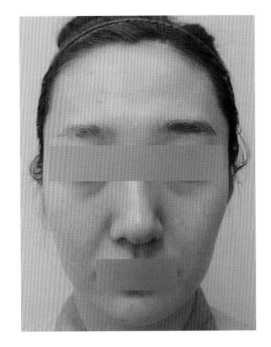

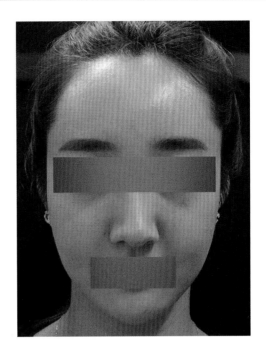

图 13.32   术前：全脸脂肪干细胞移植   图 13.33   术后 1 个月

图 13.34 （a ~ c）术
前

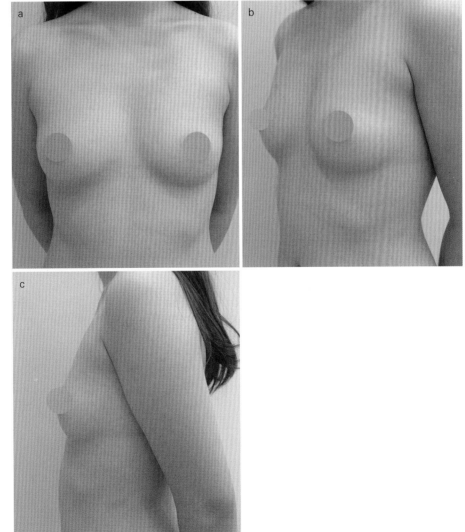

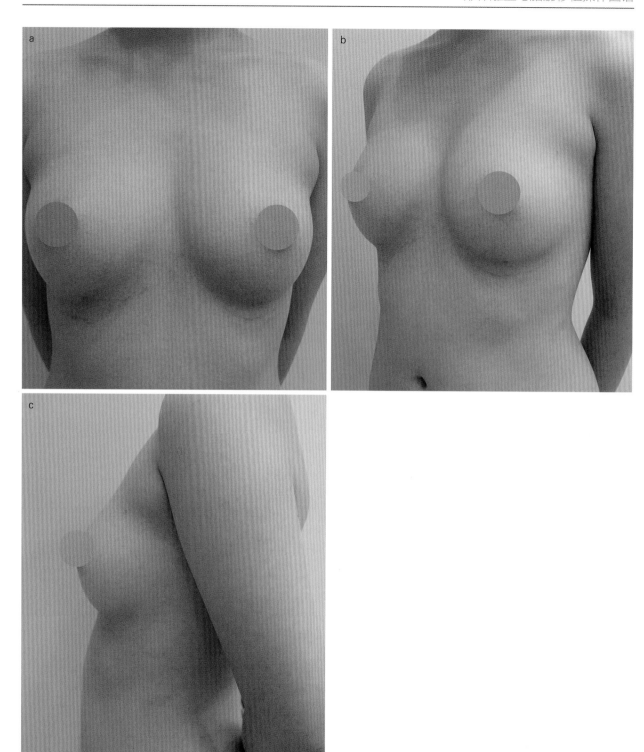

图 13.35 （a ~ c）术后 3 个月

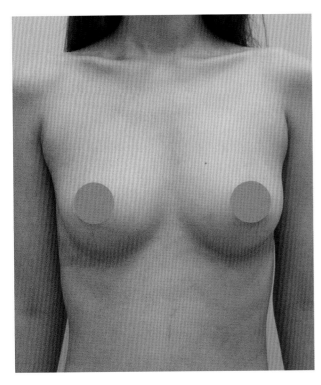

图 13.36　术前

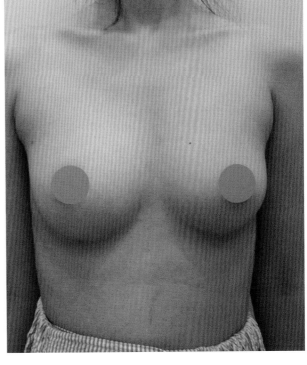

图 13.37　术后 3 个月

第三部分：腋臭

14　腋臭

15 年来，我有治疗超过 300 例腋臭的经验。随着设备的发展，手术方法也有所改进。腋臭由于气味的存在，会给生活带来不便，但只需要 40min 的简单手术操作就可以治疗。患者术后可立即恢复正常生活，并感到满意。我下面根据我的经验来介绍腋臭及其治疗。

14.1　腋臭的定义

腋臭患者由于其顶浆腺比正常人大且多（图 14.1、14.2），导致分泌物分泌过度。分泌物最初是无菌的、无臭的，但厌氧白喉菌在 2~3h 分解分泌物并产生气味。

顶浆腺位于真皮和皮下交界处（图 14.3）。有时汗腺和皮脂腺引起的气味易与腋臭的臭味相混淆。

图 14.4~图 14.6 显示了顶浆腺比汗腺更多、更大。图 14.4~图 14.6 是我在手术后拍摄的组织学照片。分泌物可见于顶浆腺内部。

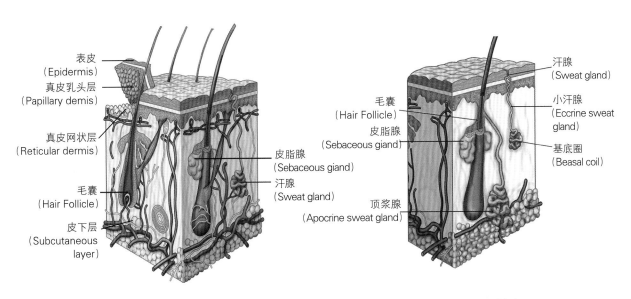

图 14.1　真皮的结构　　　　　　　　　　图 14.2　真皮层内的分泌腺和顶浆腺

© Springer Nature Singapore Pte Ltd. 2018
J.Y. Park, *Liposuction*, https://doi.org/10.1007/978–981–10–6860–7_14

图 14.3　顶浆腺组织学图（Hwan，2009年）

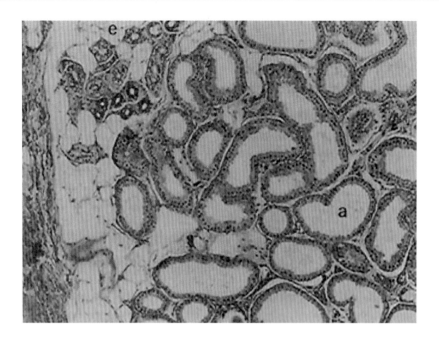

图 14.4　顶浆腺的低倍图像

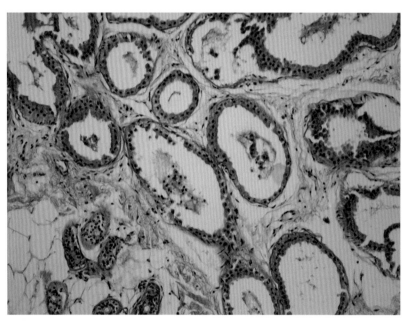

14.2　腋臭与腋毛的关系

　　腋毛会引起更多的气味。由于腋毛中集聚了分泌物、组织和细菌，所以如果把腋毛全部去除，由腋毛引起的气味就可以减少。

　　当我进行腋臭手术时，我会将患者的所有腋毛全部去除，在腋臭手术后 6 周，患者进行了以 2 个月为间隔，共 5 次激光脱毛治疗，以提高手术成功率。

图 14.5 顶浆腺的高倍图片

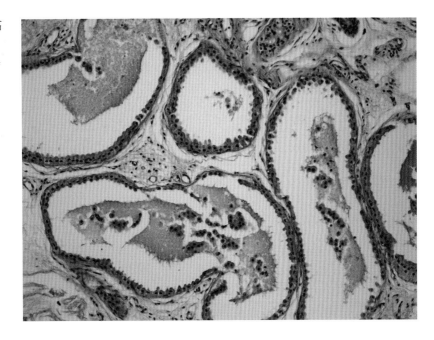

图 14.6 充满分泌物时顶浆腺的组织图

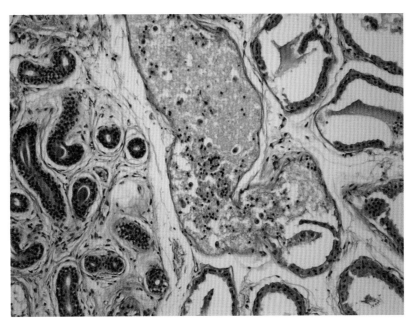

14.3 与多汗症区别

在腋下的分泌腺中有分泌腺和顶浆腺。出汗过多引起的气味有时会被误认为是腋臭。因此，准确区分腋臭和多汗症对于成功的治疗是非常重要的。

多汗症可以通过我推荐的手术方法治愈。我已经进行了 10 多次手术。但多汗症治疗成功率较腋臭手术的成功率低，成功率仅为 20% ~ 30%。在韩国，肉毒素的价格越来越便宜，因此可以使用肉毒素来治疗腋臭。我现在不通过手术来治疗多汗症。

14.4　腋臭的诊断

（1）遗传。

（2）从青春期开始。

（3）有刺鼻的、强烈的气味。

我所见过的数百位亚裔患者中，大多数都属于上述 3 种情况。当以上 3 种情况都存在时，我会做出腋臭的诊断。

14.5　腋臭发生的时间

我分析了我的诊所的大约 300 个病例，腋臭主要发生在女孩 13 岁和男孩 14 岁时。

14.6　腋臭的发生率

据统计，非洲裔美国人患腋臭的概率为 100%，西方人为 70% ~ 90%，日本人为 10% ~ 15%。目前还没有关于韩国人腋臭发生率的准确统计数据。我个人估计，韩国人中有 5% 的人可能患有腋臭。

14.7　腋臭家族史

当父母一方有腋臭时，孩子 50% 可能患有腋臭。当父母双方都有腋臭时，孩子 80% 可能患有腋臭。当没有家族史时，孩子 20% 可能患有腋臭。

14.8　腋臭的分级

第一级：其他人闻不到腋臭的气味。只有患者才能闻到。

第二级：其他人可以闻到腋臭的气味，但它不会令人不悦。

第三级：其他人可以闻到腋臭的气味，它会令人不悦。

14.9　腋臭的治疗

14.9.1　药物的应用

含有 20% 六水氯化铝的无水乙醇（Brysol）（20%）是最有效和最安全的外用药物。然而，它对有重度多汗症和重度腋臭症的患者作用有限。缺点是它必须每天使用，可能会引起皮肤刺激。

14.9.2　激光治疗

通过使用激光来破坏毛囊。它可能会破坏一些顶浆腺，激光破坏顶浆腺的治疗效果较差，不应建议其作为一种主要治疗方法。然而，它有助于减少腋臭手术后由腋毛引起的气味。

使用的激光类型：
- 强脉冲光。
- Nd:YAG 激光。
- 红宝石激光。
- 翠绿宝石激光。
- 半导体激光。

14.9.3　肉毒素

肉毒素能抑制神经传导物质乙酰胆碱的分泌，对多汗症有疗效。根据我的经验，当两个腋下分别注射 100～200U 的肉毒素时，效果可持续 3～6 个月。由于肉毒素治疗的价格便宜和方便，它可以结合手术治疗腋臭和伴随的多汗症。它可以单独使用。

14.9.4　搔刮法

它是过去常使用的，现在不用了。

14.9.5　超声乳化

利用脂肪超声乳化设备（Ultra-Z）破坏位于真皮和皮下交界处的顶浆腺，使脂肪乳化。一旦注入肿胀液并插入探针，就可以进行这种治疗。训练有素的医生可以在 20min 内完成手术。如果只使用超声波进行这项治疗，则应一直操作到皮肤变得略红或粉红色为止。

我个人认为这种方法不足以消除足够的顶浆腺。

14.9.6 波长为 1444nm 的激光治疗

这种激光采用二极管激光，具有燃烧脂肪的波长。它可以使用与超声波相同的方法来操作。我个人不相信这种方法的效果，许多使用这种方法进行治疗的患者都会再次进行手术，而且对臭味的消除效果很差。

14.9.7 Inaba 方法

本操作方法使用 Inaba 和 Ezahi 介绍的表皮层刮刀。首先，在距腋毛末端 5cm 处做一个约 3cm 的切口。然后，在皮下脂肪上方插入刮刀，切除表皮。

该方法的优点是可以在不到 20min 内非常简单地完成操作，结果优于简单的吸脂方法。

缺点是皮肤切口是使手臂靠近腋下处，容易造成瘢痕问题，而且臭味消除率较吸脂法 + 刮除法差。

14.9.8 手术切除

手术切除最大的问题是它容易造成瘢痕问题。在腋下手术区域做 1 ~ 2 个切口。即使做了切口，也很难在远离切口的区域做足够的切除。

血肿是切开法中最大的副作用，注射肿胀液后再做皮肤切口可以减少血肿的发生。

近年来，由于非切开法已成为一种趋势，因此采用切开法的情况越来越少。

14.9.9 吸脂法

这种方法是在注射肿胀液后，使用抽吸套管抽吸表皮层。这种方法能消除超过 30% 的顶浆腺。

当采用吸脂法进行治疗时，腋下手术区域的表皮层和脂肪层会变硬。

硬化组织至少需要 3 个月才能软化和恢复。在此期间，尽管不能很好地消除顶浆腺，但臭味在大多数情况下不会出现。

3 个月后，随着皮肤变软，臭味会从未充分消除的顶浆腺处出现。

尽管如此，许多诊所仍称这种症状为复发。然而，用复发这个词来形容它并不合适，这是顶浆腺清除不彻底的结果。

在采用吸脂方法时，选择合适的吸脂设备是很重要的。EVA 是一种空气振动吸脂设备，具有强大的旋转功能。它可以前后左右移动。它每分钟做 3000 个往复旋转。与其他设备相比，该设备可以被视为最优化的设备，因为它有抽吸作用，并能最大限度地减少组织损伤。

14.9.10 吸脂法 + 刮除法

这是一种用 Fatemi 套管吸脂后用刮除器去除顶浆腺的方法。

患者对这种方法具有较高满意度。根据我使用这种方法的经验来看，我认为 60% ~ 70% 的顶浆腺可以被去除。

14.9.11 超声辅助 EVA 吸脂 + 刮除法

这种方法是我最近常用的方法。注入肿胀液后，用脂肪超声乳化设备（Ultra-Z）破坏部分顶浆腺，使表皮层变软。

在此步骤之后，使用 Fatemi 套管和 EVA 吸脂设备进行三级抽吸。

最后，使用刮除术，在皮肤内部向各个方向去除表皮。该方法的目的是去除约 70% 的顶浆腺。这一手术的目的是使患者能够在没有难闻气味的情况下生活。大多数患者都对这种方法感到满意。

根据我的经验，这种方法在患者中显示出 95% 左右的满意度。

14.10 手术流程

14.10.1 先剃除腋毛

术前剃除腋毛，留 5mm 长。在腋臭手术中，当表皮被刮除时，毛囊也会随着腋毛而被清除。这有助于检查腋臭手术的进展。如果毛发太长，消除的毛发会留在皮肤内；因此，最好保持短毛发。

检查手术进度的方法之一是用镊子拔毛。当腋毛很容易拔起时，这意味着顶浆腺已经基本消除。

如果患者已经进行了永久性脱毛或使用石蜡去除腋毛，可以继续手术，而不用担心毛发的影响。

14.10.2 手术流程

（1）消毒：使用碘伏，对整个手臂进行消毒，包括两个手掌和整个上身及背部。

（2）静脉通路：优先选择脚背部。

（3）麻醉：我用肿胀液对患者进行麻醉，大多数情况下不使用静脉麻醉。如果患者想要采用静脉麻醉，我会用氯胺酮 0.4mL+ 丙泊酚 6 ~ 7mL。

（4）在手术前，所有的准备都已完成，如图 14.7 ~ 图 14.9 所示。

（5）手术切口：每侧腋下一个切口（3 ~ 4mm）足以进行手术。

（6）肿胀液注射：每侧腋下注射 300mL 左右的肿胀液。生理盐水 1L+ 肾上腺素 1.5mg+2% 利多卡因 30mL+ 碳酸氢钠 10mL。

（7）注射后等待 20min 有助于止血。

（8）使用 Ultra-Z（图 14.10）插入 Ultra-Z 脂肪乳化探针。对每侧腋下使用大约 3min。

（9）采用 EVA 振动抽吸设备进行 3 级抽吸。

（a）第一级抽吸。

用 3mm 套管分离表皮层和脂肪层（图 14.11）。套管顶着皮肤表面。开始逆向抽吸。

（b）第二级抽吸。

图 14.7　设备位于患者左侧

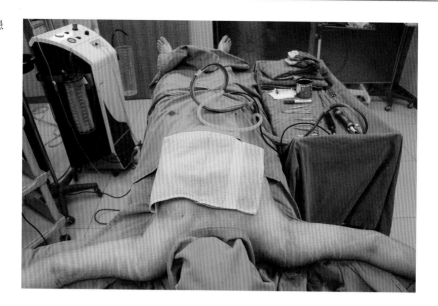

图 14.8　Ultra-Z 以及 EVA 吸脂设备在术中的应用

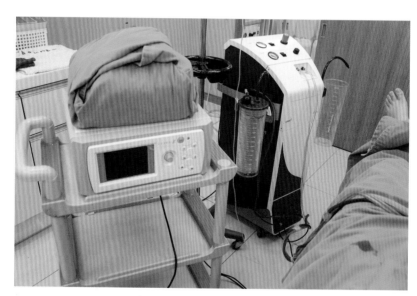

图 14.9　手术中使用的医疗器械

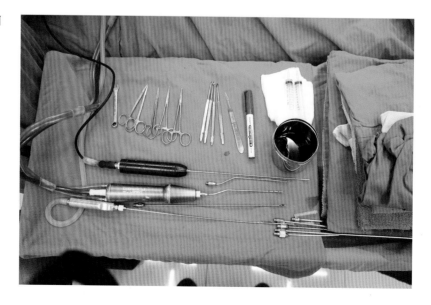

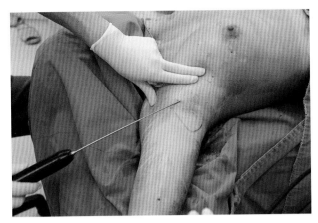

图 14.10 使用脂肪超声乳化设备

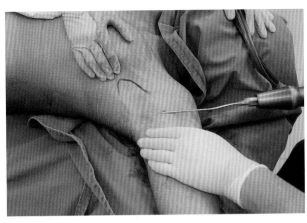

图 14.11 表皮层抽吸采用 3mm 套管

使用锋利的锯齿套管和 Fatemi 套管在表皮层进行强劲的抽吸（图 14.12）。抽吸时要将皮肤向两侧拉紧，以方便抽吸表皮层。

（c）第三级抽吸。

通过使用更细的 Fatemi 套管在表皮层进行细致的抽吸（图 14.13~图 14.15）。

在瓶中收集的抽吸液中不应发现脂肪。当过多的皮下脂肪被抽出时，腋下可能在手术后出现凹陷。因此，应该注意这一点。

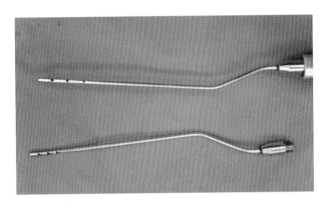

图 14.12 两种 Fatemi 套管

（10）刮除术。

这是最重要的一步。如果上述步骤能达到足够的消除效果，则用刮除法更容易达成（图 14.16）。

通过各种刮除操作去除足够多的表皮。如果医生不熟悉刮除术，他可能会划破皮肤，或者很难消除顶浆腺。

如果刮除组织过多，可能会增加皮肤损伤和皮肤坏死的可能性。手术后也会造成瘀伤。

医生应该定期检查刮匙的锐度，不应该使用钝的刮匙。

（11）决定何时完成操作。

在手术过程中一小切口可以增加到 5~7mm。通过切口，将皮肤抬起和翻出内侧，可以看到腋下皮肤的内部。可以直接检查粉红色顶浆腺的去除情况（图 14.17~图 14.19）。

（a）白色区域是消除了足够顶浆腺的表皮组织。

（b）切口内粉红色区域表明，这一部位顶浆腺消除不足。

（12）手术后的治疗。

切口必须缝合，并在大约 2min 内加压。其中应选择一种加压方法：穿塑身衣，使用紧身绷带，或使用弹力绷带。

我推荐了一种塑身衣，穿它是有效的，不影响日常生活，但是费用较高。

在大多数情况下，用 5-0 尼龙线缝合（图 14.20）。

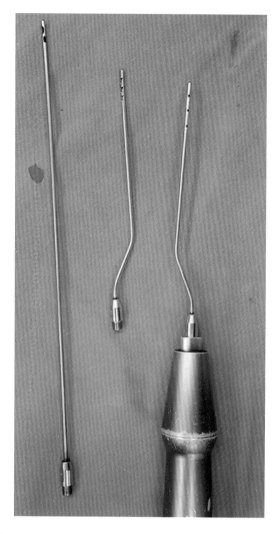

图 14.13　比较 3 种套管

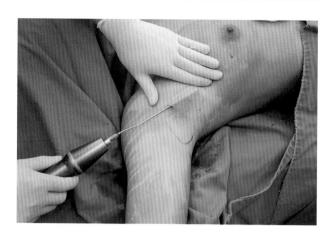

图 14.14　使用 Fatemi 套管的操作

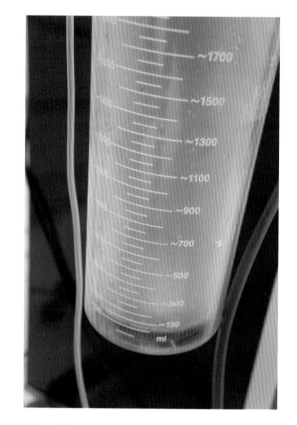

图 14.15　被吸走的组织

（13）管理：术后管理。

（a）由于可能发生皮肤损伤或皮肤坏死，应要求患者随访 2 天，并应使用高压氧舱进行氧疗。

（b）术后第 1 天，指导患者用手在腋下区域塑形，使皮肤平整。这可能会使皮肤变硬，但会防止皮肤不平整。

（c）术后射频治疗是不推荐的，因为其温度可达 42～44℃。超声治疗更有利于恢复。

（d）患者应穿塑身衣 7 天（图 14.21）。手术结束 24h 后，患者就可以间歇性地穿着。

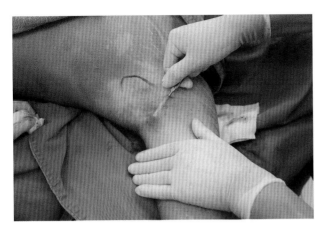

图 14.16　刮除手术

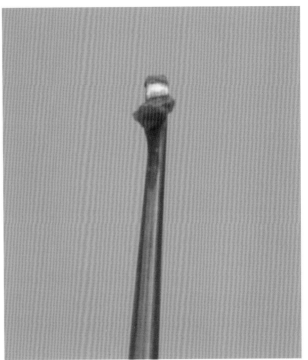

图 14.17　表皮粘在治疗器上，是粉红色的

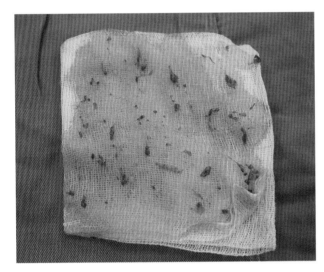

图 14.18　刮除表皮

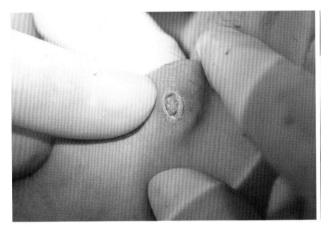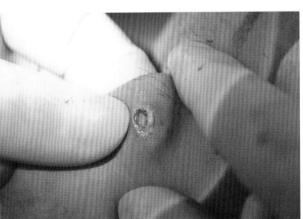

图 14.19　通过切口看到真皮

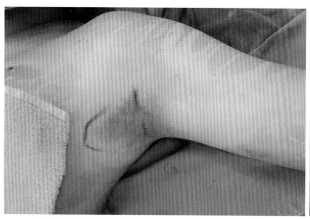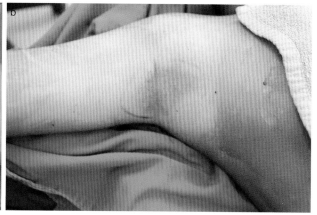

图 14.20 （a、b）完成皮肤缝合

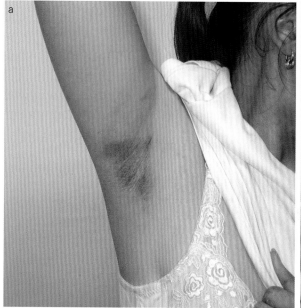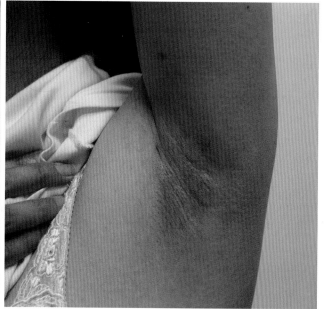

图 14.21 （a、b）到第 7 天，瘢痕几乎看不见

14.11　并发症

　　腋臭手术最常见的副作用是皮肤损伤，包括皮肤坏死。我的患者中大约有 5% 发生皮肤损伤。大多数情况下，2 周后好转，所有患者的并发症 100% 都会恢复。没有遗留后遗症的病例。有 1 例患者发生了血清肿，但在使用注射器抽吸 2 次后。没有任何副作用，包括皮肤不平整和粘连。

14.11.1　皮肤损伤，如坏死

　　对于包括皮肤坏死在内的所有皮肤损伤的治疗，我更喜欢使用干敷料，而不是湿敷料。恢复效果

更好。在 2 ~ 3 周后，大多数皮肤损伤就会消失。患者被要求间隔 3 天随访，并更换敷料，损伤部位应使用碘伏消毒。应尽可能缓慢地移除痂皮。使用 1.3 个标准大气压的高压氧舱有助于皮肤损伤的恢复（图 14.22）。

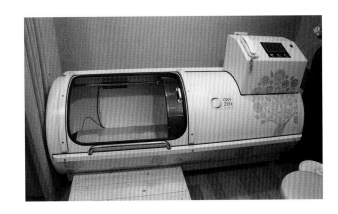

图 14.22　我的诊所的高压氧舱

14.11.2　血清肿

手术后 5 ~ 7 天可能出现血清肿。在其他体部位出现的血清肿最大的问题是疼痛，但是，在腋窝区域的血清肿可能会对皮肤恢复产生不利影响。必须立即使用 10mL 注射器抽吸。

血清肿可在 2 ~ 3 周逐渐消失。间隔 3 ~ 7 天进行抽吸检查。在此期间，不需要使用抗生素或镇痛药。

14.12　药物治疗

我建议使用头孢类抗生素 6 天。对于镇痛药，我建议服用 3 天，并确保患者只有在疼痛时才服用镇痛药。如果患者对头孢类抗生素过敏，我选择克林霉素作为替代品。

参考文献

[1]Abboud MH, Dibo SA. Power-assisted liposuction mammaplasty (palm): a new technique for breast reduction. Aesthet Surg J. 2016;36(1):35–48.

[2]Akyurek M. Contouring the inferior pole of the breast in vertical mammaplasty: suction-assisted lipectomy versus direct defatting. Plast Reconstr Surg. 2011;127(3):1314–1322.

[3]Al Sufyani MA, Al Hargan AH, Al Shammari NA, Al Sufyani MA. Autologous fat transfer for breast augmentation: a review. Dermatol Surg. 2016;42(11):1235–1242.

[4]Amar RE, Fox DM, Balin A. Cannulation and injection of the muscles of facial expression: a cadaver study. Dermatol Surg. 2010;36(3):331–338.

[5]Amar RE, Fox DM. The facial autologous muscular injection (FAMI) procedure: an anatomically targeted deep multiplane autologous fat-grafting technique using principles of facial fat injection. Aesthet Plast Surg. 2011;35(4):502–510.

[6]Aydogan F, Baghaki S, Celik V, Kocael A, Gokcal F, Cetinkale O, Unal H. Surgical treatment of axillary accessory breasts. Am Surg. 2010;76(3):270–272.

[7]Bang YH, Kim JH, et al. Histopathology of apocrine brombidrosis. Plast Reconstr Surg. 1996;98:288–292.

[8]Basile AR, Fernandes F, Basile VV, Basile FV. Fluid resuscitation in liposuction: a prospective analysis of infiltrate-to-total aspirate ratios lower than used for the superwet technique. Aesthet Plast Surg. 2006;30(6):659–665.

[9]Blumenschein AR, Freitas-Junior R, Moreira MA, Cysneiros MP, Pereira RN, Tufanin AT, Soares LR. Is the combination of fat grafts and platelet rich plasma effective in rats? Acta Cir Bras. 2016;31(10):668–674.

[10]Boni R. Tumescent power liposuction in the treatment of the enlarged male breast. Dermatology. 2006;213(2):140–143.

[11]Brenner P, Berger A, Schneider W, Axmann HD. Male reduction mammoplasty in serious gynecomastias. Aesthetic Plast Surg. 1992;16(4):325–330.

[12]Butterwick KJ. Fat autograft muscle injection (FAMI): new technique for facial volume restoration. Dermatol Surg. 2005;31(11 Pt 2):1487–1495.

[13]Butterwick KJ, Lack EA. Facial volume restoration with the fat autograft muscle injection technique. Dermatol Surg. 2003;29(10):1019–1026.

[14]Cai L, Johnstone BH, Cook TG. Suppression of hepatocyte growth factor production impairs the ability of adipose-derived stem cells to promote ischemic tissue revas-cularization. Stem Cells. 2007;25:3234–3243.

[15]Carrancio S, Lópe z-Holgado N, Sánchez-Guijo FM. Optimization of mesenchymal stem cell expansion proce-dures by cell separation and culture conditions modifica-tion. Exp Hematol. 2008;36:1014–1021.

[16]Chern E, Yau D, Chuang FC, WM W. Arthroscopic shaver with refinement for axillary osmidrosis. Int J Dermatol. 2010;49(7):813–817.

[17]Choudry UH, Hyza P, Lane J, Petty P. The importance of preoperative hemoglobin evaluation in large volume liposuction: lessons learned from our 15-year experience. Ann Plast Surg. 2008;61(3):230–234.

[18]Chung S, Yoo WM, Park YG, Shin KS, Park BY. Ultrasonic surgical aspiration with endoscopic confirmation for osmidrosis. Br J Plast Surg. 2000;53(3):212–214.

[19]Cinpolat A, Bektas G, Seyhan T, Ozad U, Coskunfirat OK. Treatment of a supernumerary large breast with medial pedicle reduction mammaplasty. Aesthet Plast Surg. 2013;37(4):762–766.

[20]Clayman MA, Clayman ES, Seagle BM, Sadove R. The pathophysiology of venous thromboembolism: implications with compression garments. Ann Plast Surg. 2009;62(5):468–472.

[21]Cohen L, Engdahl R, Latrenta G. Hypoxia after abdominal and thigh liposuction: pulmonary embolism or fat embolism? Eplasty. 2014;14:ic19.

[22]Ding Z, Zheng J. A comparison of two different sub-dermal trimming techniques for the treatment of axillary osmidrosis. J Plast Reconstr Aesthet Surg. 2013;66(11):1569–1574.

[23]Emsen IM. Treatment with ultrasound-assisted liposuction of accessory axillary breast tissues. Aesthet Plast Surg. 2006;30(2):251 - 252.

[24]Ersek RA. Transplantation of purified autologous fat: a 3-year follow-up is disappointing. Plast Reconstr Surg. 1991;87:219 - 227.

[25]Esme DL, Beekman WH, Hage JJ, Nipshagen MD. Combined use of ultrasonic-assisted liposuction and semicircular periareolar incision for the treatment of gynecomastia. Ann Plast Surg. 2007;59(6):629 - 634.

[26]Fan J. Removal of accessory breasts: a novel tumescent liposuction approach. Aesthet Plast Surg. 2009;33(6):809 - 813.

[27]Firat D, Idiz O, Isik A, Peker K, Atar N, Gul E. Spontaneous milk fistula from an accessory breast: an extremely rare case. Breast J. 2015;21(5):554 - 555.

[28]Gentile P, Izzo V, Cervelli V. Fibroadenoma in the bilateral accessory axillary breast. Aesthet Plast Surg. 2010;34(5):657 - 659.

[29]Glovinski PV, Herly M, Müller FC, Elberg JJ, KØlle S-FT, Fischer-Nielsen A, Thomsen C, Drzewiecki KT. Avoiding a systematic error in assessing fat graft survival in the breast with repeated magnetic resonance imaging. Plast Reconstr Surg Glob Open. 2016;4(9):e1023.

[30]Goldman JJ, Wang WZ, Fang XH, Williams SJ, Baynosa RC. Tumescent Liposuction without Lidocaine. Plast Reconstr Surg Glob Open. 2016;4(8):e829.

[31]Habbema L. Breast reduction using liposuction with tumescent local anesthesia and powered cannulas. Dermatol Surg. 2009;35(1):41 - 50.

[32]Habbema L, Alons JJ. Liposuction of the female breast: a histologic study of the aspirate. Dermatol Surg. 2010;36(9):1406 - 1411.

[33]Han S, Sun HM, Hwang KC, Kim SW. Adipose-derived stromal vascular fraction cells: update on clinical utility and efficacy. Crit Rev Eukaryot Gene Expr. 2015;25(2):145 - 152.

[34]Hanke CW, Bernstein G, Bullock S. Safety of tumescent liposuction in 15,336 patients. National survey results. Dermatol Surg. 1995;21(5):459 - 462.

[35]Hong JP, Shin HW, Yoo SC, Chang H, Park SH, Koh KS, Hur JY, Lee TJ. Ultrasound-assisted lipoplasty treatment for axillary bromidrosis: clinical experience of 375 cases. Plast Reconstr Surg. 2004;113(4):1264 - 1269.

[36]Hwang SB, Choi BS, Byun GY, Koo BH, Lee SR. Accessory axillary breast excision with liposuction using minimal incision: a preliminary report. Aesthet Plast Surg. 2017;41(1):10 - 18.

[37]Hyakusoku H, Ogawa R, Ono S, Ishii N, Hirakawa K. Complications after autologous fat injection to the breast. Plast Reconstr Surg. 2009;123(1):360 - 370.

[38]Illous Y-G, Steroidimas A. Adipose stem cells and regenerative medicine. Berlin: Springer; 2011. 17p.

[39]Jakubietz RG, Jakubietz DF, Gruenert JG, Schmidt K, Meffert RH, Jakubietz MG. Breast reduction by liposuction in females. Aesthet Plast Surg. 2011;35(3):402 - 407.

[40]Jeong JH, Hong JM, Pak CS, Kim JH, Heo CY. Treatment of axillary osmidrosis using a laser with a 1,444-nm wavelength. Dermatol Surg. 2014;40(8):851 - 857.

[41]Jin R, Zhang L, Zhang YG. Does platelet-rich plasma enhance the survival of grafted fat? An update review. Int J Clin Exp Med. 2013;6(4):252 - 258.

[42]Kakagia D, Pallua N. Autologous fat grafting: in search of the optimal technique. Surg Innov. 2014;21(3):327 - 336.

[43]Kaplan B, Moy RL. Comparison of room temperature and warmed local anesthetic solution for tumescent liposuction. A randomized double-blind study. Dermatol Surg. 1996;22(8):707 - 709.

[44]Kenkel JM, Lipschitz AH, Luby M, Kallmeyer I, Sorokin E, Appelt E, Rohric RJ, Brown SA. Hemodynamic physiology and thermoregulation in liposuction. Plast Reconstr Surg. 2004;114(2):503 - 13; discussion 514 - 515.

[45]Kenworthy W, Langridge B, Patel N, Waterhouse N. Use of platelet preparations in facial rejuvenation and wound healing remains unproven. Aesthet Plast Surg. 2016;40(2):329 - 330.

[46]Keramidas E, Rodopoulou S. Radiofrequency-assisted liposuction for neck and lower face adipodermal remodeling and contouring. Plast Reconstr Surg Glob Open. 2016;4(8):e850.

[47]Khalil AA, Ibrahim A, Afifi AM. No-drain single incision liposuction pull-through technique for gynecomastia. Aesthetic Plast Surg. 2017;41(2):298 - 303.

[48]Kilmer SL, Burns AJ, Zelickson BD. Safety and efficacy of cryolipolysis for non-invasive reduction of submental fat. Lasers Surg Med. 2016;48(1):3 - 13.

[49]Kim HG. A new osmidrosis procedure, the scrape and suction technique: review of 4,322 patients. Aesthet Plast Surg. 2014;38(2):282 - 287.

[50]Kim H, Yang EJ, Bang SI. Bilateral liponecrotic pseudocysts after breast augmentation by fat injection: a case report. Aesthet Plast Surg. 2012;36(2):359 - 362.

[51]Kimura Y, Ozeki M, Inamoto T, Tabata Y. Adipose tissue engi-neering based on human preadipocytes combined with gela-tin microspheres containing basic fibroblast growth factor. Biomaterials. 2003;24:2513 - 2521.

[52]Klein JA. Tumescent technique for local anesthesia improves safety in large-volume liposuction. Plast Reconstr Surg.

1993;92(6):1085 – 1098; discussion 1099 – 1100.

[53]Klein JA, Kassarjdian N. Lidocaine toxicity with tumescent liposuction. A case report of probable drug interactions. Dermatol Surg. 1997;23(12):1169 – 1174.

[54]Lalikos JF, Li YQ, Roth TP, Doyle JW, Matory WE, Lawrence WT. Biochemical assessment of cellular damage after adipocyte harvest. J Surg Res. 1997;70(1):95 – 100.

[55]Largo RD, Tchang LA, Mele V, Scherberich A, Harder Y, Wettstein R, Schaefer DJ. Efficacy, safety and complications of autologous fat grafting to healthy breast tissue: a systematic review. J Plast Reconstr Aesthet Surg. 2014;67(4):437 – 448.

[56]Liao HT, Marra KG, Rubin JP. Application of platelet–rich plasma and platelet–rich fibrin in fat grafting: basic science and literature review. Tissue Eng Part B Rev. 2014;20(4):267 – 276.

[57]Lim SY, Jee SL, Gee T, Nor Aina E. Axillary accessory breast carcinoma masquerading as axillary abscess: a case report. Med J Malaysia. 2016;71(6):370 – 371.

[58]Luiz S. Refinements in facial and body contouring. Toledo, M.D Sao Paulo, Brazil; 1999.

[59]Mellul SD, Dryden RM, Remigio DJ, Wulc AE. Breast reduction performed by liposuction. Dermatol Surg. 2006;32(9):1124 – 1133.

[60]Moskovitz MJ, Baxt SA, Jain AK, Hausman RE. Liposuction breast reduction: a prospective trial in African American women. Plast Reconstr Surg. 2007;119(2):718 – 726.

[61]Mysore V, IADVL Dermatosurgery Task Force. Tumescent liposuction: standard guidelines of care. Indian J Dermatol Venereol Leprol. 2008;74(Suppl):S54 – 60.

[62]Nicoletti G, Scevola S, Faga A. Breast sculpturing: overcoming the limits of traditional approaches in breast reduction. Aesthet Plast Surg. 2009;33(2):204 – 212.

[63]Niechajev I, Sevćuk O. Long–term results of fat transplantation: clinical and histologic studies. Plast Reconstr Surg. 1994;94(3):496 – 506.

[64]Nunes SS, Maijub JG, Krishnan L, Ramakrishnan VM, Clayton LR, Williams SK, Hoying JB, Boyd NL. Generation of a functional liver tissue mimic using adipose stromal vascular fraction cell–derived vasculatures. Sci Rep. 2013;3:2141.

[65]O'Donoghue JM, Chaubal ND, Haywood RM, Rickard R, Desai SN. An infiltration technique for reduction mammaplasty: results in 192 consecutive breasts. Acta Chir Plast. 1999;41(4):103 – 106.

[66]Ozmen S, Kusza K, Ulusal BG, Pryor L, Siemionow M, Zins JE. Hemodynamic changes and fluid shifts after large–volume fluid infiltration: results from a porcine model. Ann Plast Surg. 2010;64(1):83 – 88.

[67]Park YJ, Shin MS. What is the best method for treating osmidrosis? Ann Plast Surg. 2001;47(3):303 – 309.

[68]Park B, Kong JS, Kang S, Kim YW. The effect of epidermal growth factor on autogenous fat graft. Aesthet Plast Surg. 2011;35:738 – 744.

[69]Pu LL. Mechanisms of fat graft survival. Ann Plast Surg. 2016;77(Suppl 1):S84 – 86.

[70]Qian JG, Wang XJ. Radical treatment of axillary osmidrosis by subdermal excision of apocrine glands: a prospective study in 31 cases. J Plast Reconstr Aesthet Surg. 2006;59(8):860 – 864.

[71]Qian JG, Wang XJ. Effectiveness and complications of subdermal excision of apocrine glands in 206 cases with axillary osmidrosis. Plast Reconstr Aesthet Surg. 2010;63(6):1003 – 1007.

[72]Rehman J, Traktuev D, Li J. Secretion of angiogenic and antiapoptotic factors by human adipose stromal cells. Circulation. 2004;109:1292 – 1298.

[73]Rohrich RJ, Sorokin ES, Brown SA. In search of improved fat transfer viability: a quantitative analysis of the role of centrifugation and harvest site. Plast Reconstr Surg. 2004;113(1):391 – 395; discussion 396 – 397.

[74]Rosing JH, Wong G, Wong MS, Sahar D, Stevenson TR, Pu LL. Autologous fat grafting for primary breast augmentation: a systematic review. Aesthet Plast Surg. 2011;35(5):882 – 890.

[75]Samdal F, Amland PF, Bugge JF. Plasma lidocaine levels during suction–assisted lipectomy using large doses of dilute lidocaine with epinephrine. Plast Reconstr Surg. 1994;93(6):1217 – 1223.

[76]Seo SH, Jang BS, Oh CK, Kwon KS, Kim MB. Tumescent superficial liposuction with curettage for treatment of axillary bromhidrosis. J Eur Acad Dermatol Venereol. 2008;22(1):30 – 35.

[77]Serra–Mestre JM, Serra–Renom JM, Martinez L, Almadori A, D'Andrea F. Platelet–rich plasma mixed–fat grafting: a reasonable prosurvival strategy for fat grafts? Aesthet Plast Surg. 2014;38(5):1041 – 1049.

[78]Seyhan N, Alhan D, Ural AU, Gunal A, Avunduk MC, Savaci N. The effect of combined use of platelet–rich plasma and adipose–derived stem cells on fat graft survival. Ann Plast Surg. 2015;74(5):615 – 620.

[79]Shi Y, Yuan Y, Dong Z, Gao J, Lu F. The fate of fat grafts in different recipient areas: subcutaneous plane, fat pad, and muscle. Dermatol Surg. 2016;42(4):535 – 542.

[80]Shukla S, Sehgal S, Rai P, Agarwal K. Carcinoma in ectopic breast: a cytological diagnosis. Breast Dis. 2015;35(3):217 – 219.

[81]Simerman AA, Dumesic DA, Chazenbalk GD. Pluripotent muse cells derived from human adipose tissue: a new perspective on regenerative medicine and cell therapy. Clin Transl Med. 2014;3:12.

[82]Tan SS, Ng ZY, Zhan W, Rozen W. Role of adipose-derived stem cells in fat grafting and reconstructive surgery. J Cutan Aesthet Surg. 2016;9(3):152 – 156.

[83]Tang X. Mammotome-assisted liposuction: a novel technique for accessory breasts. Aesthet Plast Surg. 2017;41(3):517 – 523.

[84]Trelles MA, Mordon SR, Bonanad E, Moreno Moraga J, Heckmann A, Unglaub F, Betrouni N, Leclère FM. Laser-assisted lipolysis in the treatment of gynecomastia: a prospective study in 28 patients. Lasers Med Sci. 2013;28(2):375 – 382.

[85]Tsai RY, Lin JY. Experience of tumescent liposuction in the treatment of osmidrosis. Dermatol Surg. 2001;27(5):446 – 448.

[86]Tung TC. Endoscopic shaver with liposuction for treatment of axillary osmidrosis. Ann Plast Surg. 2001;46(4):400 – 404.

[87]Tung TC, Wei FC. Excision of subcutaneous tissue for the treatment of axillary osmidrosis. Br J Plast Surg. 1997;50(1):61 – 66.

[88]Valizadeh N, Jalaly NY, Zarghampour M, Barikbin B, Haghighatkhah HR. Evaluation of safety and efficacy of 980-nm diode laser-assisted lipolysis versus traditional liposuction for submental rejuvenation: a randomized clinical trial. J Cosmet Laser Ther. 2016;18(1):41 – 45.

[89]von Heimburg D, Hemmrich K, Haydarlioglu S, Staiger H, Pallua N. Comparison of viable cell yield from excised versus aspirated adipose tissue. Cells Tissues Organs. 2004;178(2):87 – 92.

[90]Wan D, Amirlak B, Rohrich R, Davis K. The clinical importance of the fat compartments in midfacial aging. Plast Reconstr Surg Glob Open. 2014;1(9):e92.

[91]Wang ZG, Chen ZY, Kuang RX, Liu S, Li HC, Zhang WN, Miao YX, Xu QC. Effect of the tumescent infiltration solution temperature on body temperature. Zhonghua Zheng Xing Wai Ke Za Zhi. 2010;26(4):269 – 272. Chinese.

[92]Wang C, Wu H, Du F, Le S, Zheng S. Axillary osmidrosis treatment using an aggressive suction-curettage technique: a clinical study on paired control. Aesthet Plast Surg. 2015a;39(4):608 – 615.

[93]Wang R, Yang J, Sun J. A minimally invasive procedure for axillary osmidrosis: subcutaneous curettage com-bined with trimming through a small incision. Aesthet Plast Surg. 2015b;39(1):106 – 113.

[94]Wen H, Ma L, Sui Y, Jian X. The application of facial liposuction and fat grafting in the remodeling of facial contour. Zhonghua Zheng Xing Wai Ke Za Zhi. 2015;31(2):89 – 92.

[95]Wolfenson M, Hochman B, Ferreira LM. Laser lipolysis: skin tightening in lipoplasty using a diode laser. Plast Reconstr Surg. 2015;135(5):1369 – 1377.

[96]Wu WH. Ablation of apocrine glands with the use of a suction-assisted cartilage shaver for treatment of axillary osmidrosis: an analysis of 156 cases. Ann Plast Surg. 2009;62(3):278 – 283.

[97]Yuhang S, An J, Yuan H. Comment to "Orange peel excision of gland: a novel surgical technique for treatment of Gynecomastia". Ann Plast Surg. 2017;78(1):119 – 120.

[98]Zheng DN, Li QF, Lei H, Zheng SW, Xie YZ, Xu QH, Yun X, Pu LL. Autologous fat grafting to the breast for cosmetic enhancement: experience in 66 patients with long-term follow up. J Plast Reconstr Aesthet Surg. 2008;61(7):792 – 798.

[99]Zhu M, Zhou Z, Chen Y. Supplementation of fat grafts with adipose-derived regenerative cells improves long-term graft retention. Ann Plast Surg. 2010;64:222 – 228.

[100]Zhu M, Xie Y, Zhu Y, Chai G, Li Q. A novel noninvasive three-dimensional volumetric analysis for fat-graft survival in facial recontouring using the 3L and 3M technique. J Plast Reconstr Aesthet Surg. 2016;69(2):248 – 254.

[101]Zimmerlin L, Donnenberg VS, Pfeifer ME. Stromal vas-cular progenitors in adult human adipose tissue. Cytometry A. 2010;77:22 – 30.